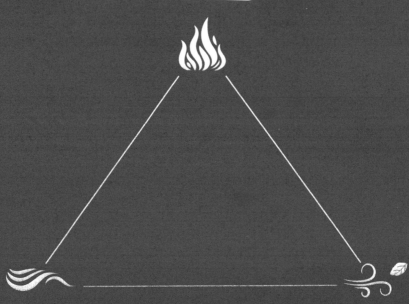

調整風、火、水能的黃金比例，
找回出生時的健康體質設定

阿育吠陀療法

The Complete Book of Ayurvedic Home Remedies

Based on the Timeless Wisdom of
India's 5000-Year-Old Medical System

維桑特・賴德（Vasant Lad）著

繆靜芬 譯

阿育吠陀個人體質快速檢測表

開始閱讀前，你可先透過這份評量表，來找出自己的獨特體質及主導的生命能量。

使用方法：

1 建議填寫兩次自我評量表。

2 首先，勾選多年來最符合你整體生活的描述，這將指出你的「自然體質」。

3 接著，考量你在最近一、兩個月來的感受，據此勾選第二次表格，這是你的「失衡體質」或是當前的現狀。

4 勾選好之後，請個別加總風能、火能、水能的打勾數，以求從「自然體質」與「失衡體質」中發現如何才能使你的生命能量達致平衡。

5 加總完畢後，再算出三者的比例，以3作爲最大值。舉例來說，假設你得到風能＝10，火能＝6，水能＝3，三者比例即爲「風能3火能2水能1」。在確定自己主導的生命能量後，可直接參閱37至52頁內容說明。

自我評量表：

觀察項目	風能	火能	水能
體型	□苗條	□適中	□巨大
體重	□過輕	□適中	□過重
皮膚	□薄、乾、冷、粗糙、色深	□平滑、多油、溫暖、紅潤	□厚、多油、涼、白、蒼白
毛髮	□枯黃、漆黑、糾結、脆、稀薄	□直、多油、金黃、灰、紅、禿	□厚、捲曲、多油、波浪狀、濃密、各種顏色均有
牙齒	□突出、大、寬、牙齦薄	□適中、軟、牙齦柔嫩	□健康、白、牙齦強健
鼻子	□形狀凹凸不平、鼻中隔偏曲	□長而尖、鼻頭紅	□短而圓、鼻塌
眼睛	□小、深陷、乾澀、靈活、黑、棕、神經質	□銳利、明亮、灰、綠、黃/紅、對光敏感	□大、美、藍、冷靜、慈愛
指甲	□乾燥、粗糙、脆、易斷裂	□尖銳、有彈性、粉紅、有光澤	□厚、多油、平滑、光亮
嘴唇	□乾燥、有裂紋、略帶黑/棕色	□紅、紅腫、帶黃色	□平滑、多油、蒼白、帶白色

自我評量表：（續前頁）

觀察項目	風能	火能	水能
下巴	□薄、有角	□尖細	□圓、雙下巴
臉頰	□有皺紋、凹陷	□平滑、平坦	□圓、豐滿
脖子	□細、長	□適中	□粗大、有皺褶
胸部	□平坦、凹陷	□適中	□寬闊、圓
腹部	□薄、平坦、凹陷	□適中	□巨大、大腹便便
肚臍	□小、不規則形、突出	□橢圓、淺	□大、深、圓、撐開
臀部	□修長、瘦薄	□適中	□沉重、大
關節	□冷、劈啪作響	□適中	□寬大、滑潤
食慾	□時好時壞、量少	□消化旺盛、食量大	□吃得慢、但食量穩定
消化	□時好時壞、易脹氣	□快、造成灼熱	□時間長、形成黏液
味道的偏好	□甜、酸、鹹	□甜、苦、澀	□苦、辛辣、澀
口渴狀態	□時而這樣，時而那樣	□經常口渴	□很少口渴

排便	□容易便祕	□形狀鬆散	□粗厚、多油、排便遲緩
生理活動	□過動	□適中	□久坐不動
心智活動	□總是積極主動	□適中	□遲鈍、緩慢
情緒	□焦慮、恐懼、不確定、靈活	□憤怒、仇恨、猜忌、決斷	□冷靜、貪婪、依戀
信仰	□多變、可變	□熱切、極端份子	□一致、深入、老練成熟
對於問題	□回應快速、不求完美	□回應精確	□緩慢但確實
記憶力	□短期記憶好、長期記憶差	□明白清楚	□緩慢但持久
夢境	□快速的、積極的、大量的、恐懼的	□火爆的、戰爭、暴力	□湖泊、雪、浪漫的
睡眠	□不足、斷斷續續、失眠	□少、但睡得好	□深沉、時間長
說話	□快速、但語意不清	□精準、一針見血	□緩慢、聲音單調
財務	□錢花在瑣碎的東西上	□錢花在奢侈品上	□善於存錢
總計			

衷心將本書獻給我最愛的妻子烏莎（Usha），
以及我的孩子阿帕兒娜（Aparna）與普拉納夫（Pranav）。

目錄

【作者序】療癒系統之母——阿育吠陀的古老智慧 16

第一部 阿育吠陀的理論基礎 21

第1章 生命與長壽的科學：使身、心、靈回歸健康的宇宙法則 22

三種宇宙性質：悅性、變性、惰性 22
五大元素：空、風、火、水、土 24
三大生命能量：風能、火能、水能 28
二十項成對特性：療癒的重要關鍵 31

第2章 找出你的獨特體質：探究生命能量類型 34

自然體質與失衡體質 35
如何評斷你的體質類型 36
風型人的身體、心智、行為特徵 37
火型人的身體、心智、行為特徵 42

水型人的身體、心智、行為特徵 46
找出自己獨特體質的好處 51

第3章 人爲什麼會生病：檢視影響健康的因素 53
阿育吠陀對健康的定義 53
導致疾病的十大因素 56
疾病形成的六個階段 66

第二部 阿育吠陀的養生應用 75

第4章 阿育吠陀的目標：保持健康，遠離疾病 76
方法一：保有覺知力 76
方法二：採取行動，針對原因做調整 77
方法三：回復平衡 78
方法四：排毒與淨化身體 79
方法五：簡易的居家淨化法 82
方法六：恢復活力的回春療法 85
方法七：培養自尊、自信和自重 88

第5章 阿育吠陀的生活型態：終極的預防醫學 89
讓生活與大自然的規律同調 89
阿育吠陀日常作息的特色 90
依照季節循環的法則生活 103

第6章 阿育吠陀調息法：六種呼吸練習 115
調息對神經系統的助益 115
六大呼吸法的技巧 117

第7章 阿育吠陀的心靈修行：靜心之道 121
空碗靜心 124
「嗖唅」靜心 125
雙向觀照的練習 126

第8章 阿育吠陀的飲食法則：使身體歸於平衡 128
適合三大生命能量的飲食指南 128
六大基本味道 155
健康與不健康的飲食習慣 161

不相容的食物搭配 163
食物與三大屬性的關係 165

第三部 阿育吠陀的自癒祕訣 173

第9章 如何使失衡回歸平衡：從移除症狀到根除病因 174
阿育吠陀療法的診斷程序 175
診斷的必要性 176
療癒時的注意事項 180

第10章 125種家常疾患與照護全集（按A至Z排列） 182
1 腹部絞痛（Abdominal Cramps）……182
2 痤瘡（Acne）……182
3 上癮（Addictions）……186
4 過敏（Allergies）……189
5 貧血（Anemia）……195
6 憤怒與敵意（Anger and Hostility）……201
7 心絞痛（Angina）……203
8 焦慮（Anxiety）……205
9 食慾不振（Appetite, Low）……208
10 關節炎（Arthritis）……209
11 氣喘與喘鳴聲（Asthma and Wheezing）……213
12 香港腳（Athlete's Foot）……217

⑬ 背痛（Backache）…… 218
⑭ 口臭（Bad Breath）…… 221
⑮ 禿髮（Baldness）…… 223
⑯ 蚊蟲叮咬（Bites and Stings）…… 225
⑰ 膀胱問題（Bladder Problems）…… 227
⑱ 外出血（Bleeding, External）…… 229
⑲ 內出血（Bleeding, Internal）…… 231
⑳ 疔瘡（Boils）…… 232
㉑ 哺乳問題（Breastfeeding Problems）…… 234
㉒ 乳房疼痛（Breasts, Sore）…… 237
㉓ 脆甲症（Brittle Nails）…… 239
㉔ 燒燙傷（Burns）…… 241
㉕ 黏液囊炎（Bursitis）…… 242
㉖ 口瘡（Canker Sores）…… 244
㉗ 白內障（Cataracts）…… 246
㉘ 橘皮組織（Cellulite）…… 247
㉙ 膽固醇（Cholesterol）…… 248
㉚ 慢性疲勞（Chronic Fatigue）…… 251
㉛ 傷風與流行性感冒（Colds and Flu）…… 251
㉜ 大腸炎（Colitis）…… 255
㉝ 結膜炎（Conjunctivitis）…… 257
㉞ 便祕（Constipation）…… 259
㉟ 孕期便祕（Constipation During Pregnancy）…… 263
㊱ 咳嗽（Cough）…… 263
㊲ 腹部絞痛（Cramps, Abdominal）…… 267
㊳ 經痛（Cramps, Menstrual）…… 267
㊴ 頭皮屑（Dandruff）…… 268
㊵ 抑鬱症（Depression）…… 269
㊶ 糖尿病（Diabetes）…… 273
㊷ 腹瀉（Diarrhea）…… 274
㊸ 嬰兒腹瀉（Diarrhea-Babies）…… 278
㊹ 頭暈（Dizziness）…… 280
㊺ 皮膚乾燥（Dry Skin）…… 280
㊻ 耳朵痛（Earache）…… 282
㊼ 耳朵嗡嗡響（Ears, Ringing）…… 284
㊽ 耳垢（Earwax）…… 284

49 飲食失調（Eating Disorders）…… 286
50 水腫（Edema）…… 289
51 眼睛發炎（Eye Irritation）…… 292
52 阿育吠陀眼睛護理法（Eyes-Ayurvedic Care）…… 294
53 眼睛疲勞（Eyestrain）…… 297
54 昏眩與頭暈（Fainting and Dizziness）…… 298
55 疲勞與慢性疲勞（Fatigue and Chronic Fatigue）…… 302
56 發燒（Fever）…… 305
57 乳房纖維囊腫（Fibrocystic Breast Disease）…… 310
58 食物過敏（Food Allergies）…… 311
59 頻尿（Frequent Urination）…… 315
60 孕期頻尿（Frequent Urination During Pregnancy）…… 315
61 性冷感（Frigidity）…… 316
62 膽結石（Gallstones）…… 316
63 氣體與胃腸脹氣（Gas and Flatulence）…… 319
64 青光眼（Glaucoma）…… 321
65 牙齦疾病（Gum Disease）…… 322
66 毛髮護理祕訣（Hair Care Secrets）…… 324
67 宿醉（Hangover）…… 327
68 頭痛（Headaches）…… 328
69 失聰（Hearing Loss）…… 333
70 阿育吠陀心臟護理法（Heart-Ayurvedic Care）…… 335
71 心口灼熱與胃酸過多（Heartburn and Acid Stomach）…… 340
72 痔瘡（Hemorrhoids）…… 342
73 疱疹（Herpes）…… 345
74 打嗝（Hiccups）…… 347
75 高血壓（Hypertension）…… 349
76 低血糖症（Hypoglycemia）…… 355
77 陽萎（Impotence）…… 359
78 尿失禁（Incontinence, Urinary）…… 360
79 消化不良（Indigestion）…… 361
80 趾甲內生症（Ingrown Toenail）…… 364
81 失眠（Insomnia）…… 364

82 腸躁症（Irritable Bowel Syndrome）…… 367
83 時差綜合症（Jet Lag）…… 368
84 腎臟問題（Kidney Problems）…… 369
85 腎結石（Kidney Stones）…… 370
86 性慾低落（Low Libido）…… 372
87 記憶減退（Memory Problems）…… 376
88 更年期問題（Menopause Problems）…… 381
89 月經不順（Menstrual Difficulties）…… 383
90 偏頭痛（Migraine）…… 388
91 孕期晨吐（Morning Sickness）…… 390
92 肌肉抽筋與痙攣（Muscle Cramps and Spasms）…… 393
93 鼻腔痂皮（Nasal Crust）…… 396
94 噁心與嘔吐（Nausea and Vomiting）…… 399
95 夢魘（Nightmares）…… 402
96 流鼻血（Nosebleed）…… 406
97 肥胖（Obesity）…… 408
98 骨質疏鬆症（Osteoporosis）…… 414
99 飲食過量（Overeating）…… 416
100 體重過重（Overweight）…… 419
101 經前症候群（PMS）…… 419
102 早洩（Premature Ejaculation）…… 422
103 攝護腺問題（Prostate Problems）…… 426
104 皮疹與蕁麻疹（Rashes and Hives）…… 428
105 直腸出血（Rectal Bleeding）…… 429
106 肛門發癢（Rectal Itching）…… 432
107 鼻竇問題（Sinus Problems）…… 433
108 阿育吠陀肌膚護理法（Skin-Ayurvedic Care）…… 436
109 睡眠呼吸中止症（Sleep Apnea）…… 440
110 吸菸（Smoking）…… 442
111 喉嚨痛（Sore Throat）…… 444
112 痙攣性大腸症候群（Spastic Colon）…… 446
113 扭傷與拉傷（Sprains and Strains）…… 447
114 胃痛／肚子痛（Stomachache）…… 448
115 壓力（Stress）…… 451
116 曬傷（Sunburn）…… 455

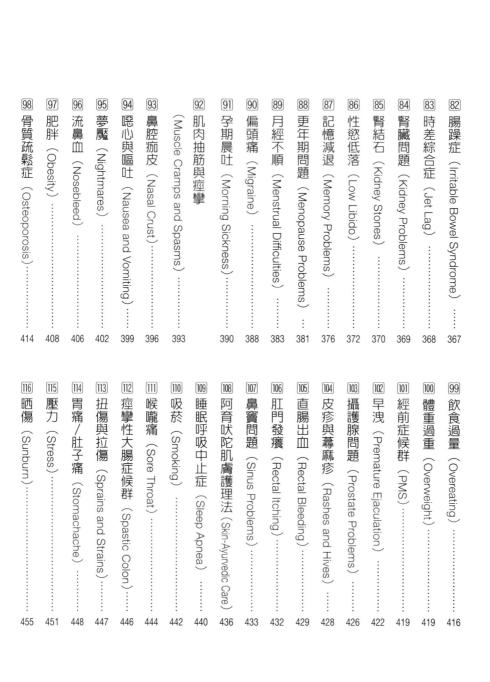

117 妊娠水腫（Swelling (Edema) During Pregnancy）……457
118 阿育吠陀牙齒與牙齦護理法（Teeth and Gums-Ayurvedic Care）……460
119 肌腱炎（Tendinitis）……461
120 耳鳴（Tinnitus）……463
121 腳趾甲感染（Toenail Infection）……464
122 牙痛（Toothache）……465
123 潰瘍（Ulcers）……466
124 尿失禁（Urinary Incontinence）……468
125 酵母菌感染（Yeast Infections）……470

【結　語】為自己的健康負責：如何將阿育吠陀的智慧整合到日常生活中　472
【附錄一】來自大自然的能量：善用金屬、寶石、色彩、香氣的療癒屬性　475
【附錄二】準備和使用草本、印度酥油與藥用油品指南　490
【附錄三】特殊的阿育吠陀療程　497
【附錄四】圖解瑜伽體位　501
致謝　511
詞彙表　512

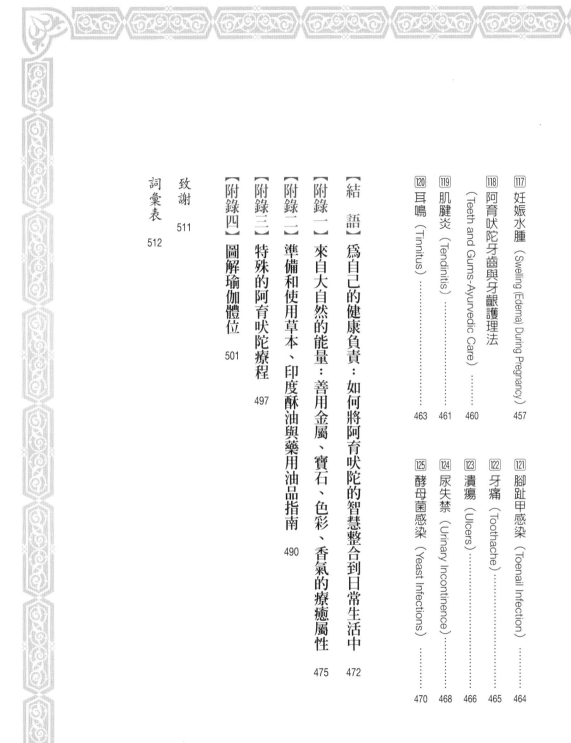

【作者序】

療癒系統之母——阿育吠陀的古老智慧

三大生命能量與四大生命目標

「阿育吠陀」是每天與大自然法則和諧相處的藝術，它是健康與療癒的古老天然智慧，也是一門生命的科學。這門科學的目標與目的是要保持健康人士的健康，以及療癒不健康之人的疾病。預防（維持身心健康）與療癒，都是以完全合乎自然的方法執行。

根據阿育吠陀的說法，健康是人體三大基礎能量（風能、火能、水能）之間處於完美的均衡狀態，而且身體、心智、以及靈魂或意識之間呈現同等重要的平衡。

阿育吠陀是深奧的生活科學，包括生命的整體，以及將個人的生命關聯到宇宙的生命。它是一套最爲名副其實的整體性療癒系統。身體、心智與意識不斷地交互作用，且與他人和環境不斷地建立關係。在努力創造健康的過程中，阿育吠陀將這些不同的生命層面和它們的相互關聯性，全都列入考量。

阿育吠陀是自我療癒的科學，包含飲食與營養、生活型態、運動、休息和放鬆、靜心、呼吸鍛鍊、藥用草本，以及療癒身、心、靈的潔淨與回春程序，也可以採納聲音、色彩、芳香療法之類數不清的附屬療癒方法。本書的宗旨是要讓讀者熟悉這些合乎自然的方法，如此，你才能夠做出生活型態的選擇，學會適合你的自我療癒方式，從而創造、維持或回復健康與平衡。

「阿育吠陀」是一個梵文詞彙，意思是「生命與長壽的科學」。根據這門科學的說法，每一個人既是一件宇宙能量的創作，也是一個獨特的現象，一個獨特的人格。阿育吠陀教導說，我們每一個人都具有一種體質，那是個人心理生物學上的組成。從受孕那一刻開始，這個個人體質就被空、風、火、水、土五大宇宙能量創造出來了。

這五大元素結合成三大基礎能量，或稱「生命能量」。乙太與風構成「風能」，是移動的能量；火和水構成「火能」，是消化或代謝的法則，將物質轉化成能量；水和土構成「水能」，是結構與潤滑的能量。當男性的精子與女性的卵子在受精那一刻結合時，來自父母身體且在這個片刻最爲活躍、最占優勢的風能／火能／水能因子，基於季節、時間、情緒狀態、兩人關係的品質等緣故，形成了一個新的個體，帶有一系列特殊的性質。

在現代詞彙中，我們將這個個體的藍圖稱爲個人與生俱來的「基因編碼」。自古以來，阿育吠陀就稱之爲我們的「自然體質」或個人體質——一生不變的常數因子。它是我們自己獨特的能量模式，我們的生理、心智、情感特徵與癖性的組合。

儘管「自然體質」的潛在結構是一個既定的事實（個人的主基地或本質個性），但它時常遭到爲數眾多的力道轟炸。年齡與外在環境的變化，隨著季節流逝所造成的冷熱交替，我們不斷轉換的念頭、感覺和情緒，持續吃下食物的品質與數量，在在影響著我們。不健康的飲食、過大的壓力、休息不夠或運動量不足、以及被壓抑的情緒，全都會打亂個人生命能量的平衡。視變化的類型與個人的潛在體質而定，形形色色的病痛可能逐漸形成：

- 有些個人經驗到水能的增強或惡化，導致傷風、充血、打噴嚏、過敏之類的症狀，以及依戀、貪婪、占有。

- 火型人有可能變得極度吹毛求疵、容易生氣、或是追求完美，也可能罹患胃酸過多性消化不良、心口灼熱、腹瀉、痢疾、蕁麻疹、皮疹、或是痤瘡之類的疾病。
- 風能失衡可能顯現成便祕、腹部鼓脹、坐骨神經痛、關節炎、或失眠，外帶恐懼、焦慮、不安全感之類的心理症狀。

所有這些疾病與症狀，不但是因爲導致人類受苦的無數其他原因，更是由於人體內在生態環境的改變。這些打亂了個人的平衡，製造出最終帶來疾病的微妙生物化學變化。因此，阿育吠陀的醫學系統談到，需要將療癒獻給各行各業的每一個人。

當生活的內在與外在條件改變時，如果我們要繼續保持健康，就需要不斷地調整，才能維持均衡。這類調整，基於人體設計的優美智慧與才能，有些會自動發生，但許多則需要有意識的抉擇。

爲了維持健康與平衡，我們必須藉由三大生命能量變魔術，依照症狀的要求，採取行動來增強或減弱風能、火能或水能。這需要時時刻刻的覺知、時時刻刻的意識、時時刻刻的療癒。

因此，療癒——健康、平衡、有意識地生活在當下片刻的充實當中——其實是一種生活方式。阿育吠陀不是一種被動的療癒法，而是要求每一個個人爲自己的日常生活負起責任。透過個人的飲食、關係、工作、數不清的責任、以及將日常生活視爲一個整體，我們可以採取簡單的行動，達成預防、自我療癒、完整圓滿、以及朝向充實滿意成長的目標。

根據阿育吠陀的說法，人的生命有一個目的。簡單地說，那個目的是要知道或認識到「造物主」（宇宙意識），同時理解我們與造物主的關係，這徹底影響著我們的日常生活。這個偉大的目的可以藉由均衡生命的四大基礎面向而達成，亦即：「達摩」（*dharma*，法），職責或正行；「阿爾塔」（*artha*，利），物質的成功或財富；「卡瑪」（*kama*，慾），正向的慾望；以及「莫克夏」（*moksha*，解脫），心靈的解脫。這些稱爲四大「普茹夏莎」（*purushartha*，人生目標），也就是，任何個人生命中的四大目標或成就。

所有這些生命層面的基礎是健康。若要維持「法」，完成對自己與他人的職務與責任，我們必須是健康的。同樣地，爲了創造富裕，貫徹行動成功，身體健康是必不可少的。若要擁有具創造力、正向的慾望，我們需要健康的心智與意識、健康的身體、以及健康的感知。（慾——卡瑪——有時被詮釋成「性」，意指子孫和家庭生活，但它其實是慾望的正向能量或力道，產生並驅動任何有創造力的工作。）而莫克夏或心靈的解脫，不過是身體、心智、意識或靈魂的完美和諧。因此，若要在人生中有所成就且充實滿意，其實完全仰賴身心健康。

帶著愛與光的療癒之道

在行醫的四分之一個世紀當中，我一直致力於外科手術、婦科醫學、產科醫學、小兒科學、以及全科醫學，治療過處在人生各個階段與各行各業的數千名患者。我一再觀察到，生活型態的選擇，例如，飲食、運動、日常作息，可以是療癒的強力來源，也可以是疾病的成因。許多的健康問題，似乎都與日常生活的壓力、家庭與關係問題、以及對工作和金錢的擔憂交織糾纏；而其他健康問題，則直接與吃進不當類型的食物或運動過度或不足相關。

我也日益覺察到，疾病向我們發出自我蛻變的邀請函，這是一次機會，可以改變我們的思考、感覺、飲食、以及整體關懷自己與自我生命的方式。不斷令我驚訝與欣喜的是，單單透過適當的飲食、草本、靜心、適切的運動計畫、以及其他純粹天然的方法，生命就可以非常迅速且強而有力地步上正軌、重獲平衡。

本書的療癒方法來自我個人實際的臨床經驗，奠基於發展了好幾個世紀的原理與實務。阿育吠陀的傳統可溯及五千多年來不間斷的日常實踐，從古至今；它不是最近才被開發出來的「另類療癒」系統，而是一門不朽的生命科學，從不曾失去它的誠信與本質。你可以想像，歷經五千多年的時光，它囊括了多少的智慧，累積了多少的實用知識。

大約三千年前（西元前九百年左右），長久以來口耳相傳的阿育吠陀展現新姿。當時，三位偉大的學者——遮羅迦、妙聞、婆拜塔——寫下了這套古老智慧的原理。他們的教材至今仍被印度境內各地阿育吠陀醫學校與醫學院的學生們、執業者與教師們所使用。

就深層意義而言，阿育吠陀是所有療癒系統之母。從它的八大分支（小兒科、婦科與產科、眼科、老人病專科、耳鼻喉科、毒物學、一般內科、外科），衍生出今日執業的醫學各大支派，以及許多的現代療癒法，包括按摩、飲食與營養諮商、草本療法、整型手術、精神病學、極性療法、肌肉動力學、指壓按摩、穴位指壓與針灸、色彩與寶石療法、以及靜心。所有這一切均源自於阿育吠陀的哲學與實務。

阿育吠陀醫學的創始人之一，即偉大的醫聖遮羅迦曾說：「一位醫者，儘管精通疾病的知識與治療方法，假使沒有帶著光與愛進入患者的內心，將無法療癒病患。」我一生竭盡所能地遵循這則建言，而我也要敦促你，在運用這門知識幫助他人和療癒自己的過程中，同樣要聽從這則忠告。

愛是生命的本質。我帶著愛撰寫本書，並且將它呈獻給你——親愛的讀者，希望書中提供的建議，將會成為你自我療癒與持續安康的重要部分。

【第一部】

阿育吠陀的理論基礎

1 生命與長壽的科學：使身、心、靈回歸健康的宇宙法則

印度與其他偉大的古文明一樣，不曾將科學從哲學與宗教分離出來，反而是將所有知識看作是整體的一部分，這樣的設計，旨在促進人類的快樂、健康與成長。

「哲學」是對眞理的愛；「科學」是透過實驗而發現眞理；「宗教」是眞理的體驗，並將眞理應用在日常生活中。

阿育吠陀是生命的科學，它不僅是系統化的知識，而且是實用的智慧，亦即它囊括了生命所有階段，是一門身體、心智、靈魂全數含納的健康生活藝術。它跟所有的科學一樣，包含實用與理論兩方面。爲了充分利用本書後續提出的實用建議，理解阿育吠陀理論的本質將會有所幫助。第一章可能看似有些抽象，但請耐著性子仔細研讀，因爲它構成了後續所有內容的基礎。

三種宇宙性質：悅性、變性、惰性

根據阿育吠陀的說法，所有存在的源頭是普世通用的「宇宙意識」，由此顯化成男性與女性的能量。「普茹夏」（*Purusha*，原人）往往與男性能量相關聯，它是無選擇、被動、純粹的覺性。女性能量「普茹克

瑞提」（*Prakruti*，原質）是主動、有選擇的意識。普茹夏與普茹克瑞提兩者都是永恆、無時間性、不可量測的。這兩種能量存在於所有的生物體內，包括每一個男人和女人、以及無生物之中。

普茹夏是無形無狀的，超越屬性，它是不顯化的純粹存在，超越因果，超越時空。普茹夏在創造中並不扮演積極主動的角色，而是沉默的見證者。

普茹克瑞提有形狀、色彩、屬性，它是神的創造意向，跳著創造之舞。普茹克瑞提是成爲許多的那個「一」。普茹夏是愛人的，普茹克瑞提是被愛的。這個宇宙的創造透過他們的愛而發生。大自然的一切是那個孩子，從「神聖母親」普茹克瑞提的子宮誕生下來。

大自然從普茹克瑞提顯化時，第一個表現是「馬哈德」（*Mahad* 或 *Mahat*），也就是：智能或宇宙秩序。在人類身上，它被稱爲「菩提」（*Buddhi*），也就是：智力。接下來是「阿罕卡拉」（*Ahamkar*）或小我，亦即：自我感、身分感，人類意識的中心，我們由此發想、行動、反應。「阿罕卡拉」以如下三種宇宙特性表現它自己：

「悅性」是穩定、純淨、清醒、本質、清明與光。

「變性」是動態的移動，帶來體受、感覺和情緒。

「惰性」是慣性、陰暗、無知與沉重的傾向。惰性負責深度睡眠與困惑迷惘期。它還引領物質的創造。

從「悅性」的本質生出心智、五感機能和相關器官（用來聽的耳朵，用來感知觸碰的皮膚，用來觀看的眼睛，用來品嚐的舌頭，用來聞嗅的鼻子），以及五種運動器官或行動的器官：嘴巴（用來講話）、雙手、雙腳、生殖器官、以及排泄器官。

「變性」是積極主動的力道，在感覺與運動器官的移動之後。

「惰性」導致形成物質創造基礎的五大元素：空（乙太）、風、火、水、土。

人類是宇宙意識的一件創作，被認爲是小宇宙，屬於囊括天地萬物的整個大宇宙。不論宇宙之中存在著什麼，人類之中就存在著同樣的東西。人類是大自然的縮影。

五大元素：空、風、火、水、土

五大元素的概念，是阿育吠陀科學最基礎的概念之一。這五大元素（空、風、火、水、土）存在於一切物質中，包括有機體與無機物。由於人類是自然界中的小宇宙，因此，五大元素也存在於每一個人之內。我們的心理傾向、以及我們的五種感官和身體運作的各個面向，全都直接與五大元素有關聯。

根據阿育吠陀的說法，五大元素從「空」開始依序顯化，它們來自純淨、統一、未顯化的宇宙意識，也就是一切萬有的源頭。

空

「空」有時被稱爲「乙太」，它是虛空、輕盈、精細、四處彌漫、無所不在、全面圍繞的；它是普遍的、不動的，無形無狀。「空」是核能，它出現在純淨未顯化的意識開始振動、且與聲音和聽覺相關聯之時。我們需要「空」才能生活、移動、成長與溝通。身體內的空間包括嘴巴、鼻子、胃腸道、呼吸道、腹腔與胸腔。在心理上，「空」帶來自由、平和、意識的擴展，負責愛與慈悲，以及分離、孤立、空虛、不踏實、不安全、焦慮和恐懼的感覺。

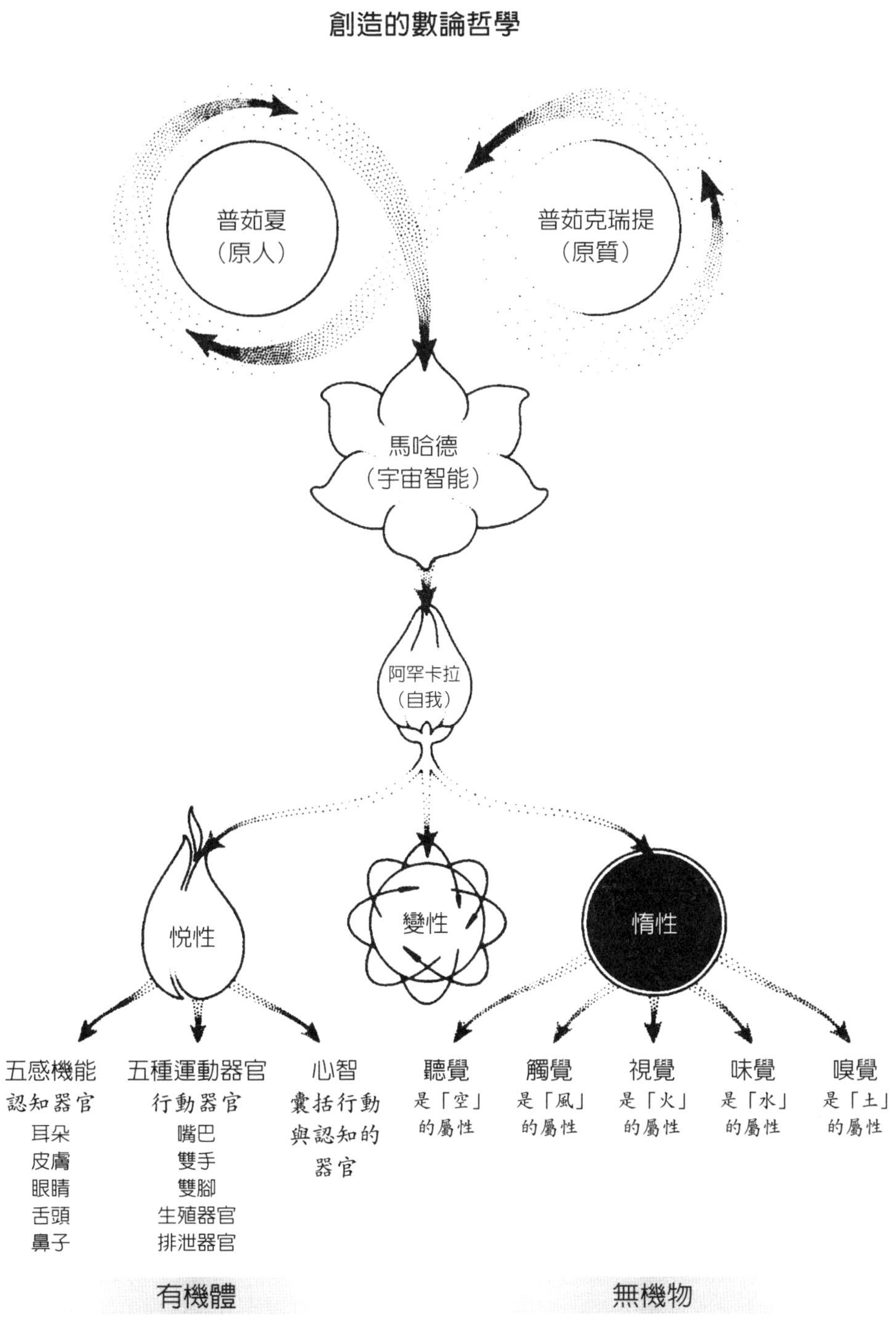

創造的數論哲學
普茹夏
(原人)
普茹克瑞提
(原質)
馬哈德
(宇宙智能)
阿罕卡拉
(自我)
悅性
變性
惰性
五感機能
認知器官
耳朵
皮膚
眼睛
舌頭
鼻子
五種運動器官
行動器官
嘴巴
雙手
雙腳
生殖器官
排泄器官
心智
囊括行動
與認知的
器官
聽覺
是「空」
的屬性
觸覺
是「風」
的屬性
視覺
是「火」
的屬性
味覺
是「水」
的屬性
嗅覺
是「土」
的屬性
有機體
無機物

風

「風」是乾燥、輕盈、清晰、善變，乃意識的第二個顯化，在「空」之中移動。「風」是電能——電子因風元素而移動。它是無形無狀的，但可以經由觸碰而被感知到，它與觸碰相關。風是移動的法則，以肌肉的運動、心臟的脈動、肺部的擴展與收縮來表現自己。感官與神經脈衝在風法則的影響下於腦部來回移動，而風法則也負責呼吸、攝取、腸道的運動、排泄。思想、慾望、意志的流動是風法則所支配，它賜給我們快樂、清新、喜悅和興奮；也與「空」一起負責恐懼、焦慮、不安全感、神經質。

火

「火」是炙熱、乾燥、銳利、穿透、發光。當風開始移動時，就會產生摩擦，於是產生熱或火。「火」是輻射能，在原子層次上，火原子以量子波的形式散發熱與光。「火」是主動、可變的。在我們的太陽系中，太陽是火與光的源頭。在身體內，我們的生命之「火」位於太陽神經叢，調節人體溫度與新陳代謝：消化、吸收、同化。「火」與光相關聯，也與視力相關聯。「火」是智能，它是蛻變、關注、領悟、鑑賞、辨識與理解所必需。「火」也負責憤怒、仇恨、妒忌、批評、野心、競爭性。

水

意識的下一個顯化是「水」。「水」是流暢、沉重、柔軟、黏稠、寒冷、濃密、凝聚的；它使分子團聚在一起。「水」是化學能（宇宙的化學溶劑）。「水」與味覺相關聯；沒有水分，舌頭便無法品嚐任何東西。「水」以血漿、細胞液、血清、唾液、鼻水、腦脊液、尿液、汗水的形式存在於體內，是營養和維持生命所必需；沒有它，我們的細胞便不可能存活。「水」是知足、愛、慈悲。它製造出口渴、水腫、肥胖。

土

「土」是沉重、堅硬、粗糙、牢固、濃密、移動遲緩、龐大笨重——五大元素中最為結實的；它既不熱，也不冷。「土」是機械能或物理能。根據阿育吠陀的說法，「土」不過是結晶或固化的意識；它賜予身體氣力、結構與耐力。所有身體的固態結構（骨骼、軟骨、指甲、牙齒、毛髮、皮膚），全都是源自於土元素。「土」與嗅覺相關聯，它促進寬恕、支持、踏實與成長。此外，它也會引發依戀、貪婪和抑鬱，而缺少土元素則會產生不踏實的感覺。

在人體中，透過身為化學物質的神經遞質居中斡旋，神經元的電能變成肌肉運動的物理能。其實，五大元素全都存在於我們生理機能的每一個層次上，從單一細胞開始。在細胞之內，細胞膜是「土」，細胞液泡是「空」，細胞質是「水」，核酸與細胞的其他化學成分是「火」，細胞的運動則是基於「風」法則。每一個單一細胞也都具有心智、智能與意識，並且透過這些顯化選擇能力與抉擇。從所處環境的所有可能營養素之中，每一個細胞選擇自己的食物——那個選擇是智能在做工。

在我們的環境中與身體內，這些元素的比例和平衡是不斷變動的，隨著季節、天氣、當天的時辰、人生的階段而改變。就健康而言，而且往往是就純粹的生存來說，我們必須透過吃進的食物、穿戴的衣物、居住的地方等等，讓自己不斷地適應這些變化。這是一種保持均衡的做法，讓元素們彼此抗衡。我們利用固態的土元素來建造家園，保護自己，抵抗風、熱（火）和水的變化；我們用火來烹調水與土構成的食物。

三大生命能量：風能、火能、水能

上述這五大元素結合成三大基本能量或是作用原理，以不同的程度存在於每一事物與每一個人裡面。空（乙太）與風構成「風能」；火與水結合，組成「火能」；水與土構成「水能」。

在人體內，這三大生命能量或體液統轄我們在心理生物學上的運作。風能—火能—水能存在於每一個細胞、組織和器官之內。平衡時，它們創造健康；失衡時，它們是疾病的肇因。

這三大生命能量負責大量的個別差異與偏好，影響我們的一切存在與一切作為，從對食物的選擇，到與他人關聯的模式。它們統轄人類身體、心智與意識的生命和心理過程；調節身體組織的創造、維護與毀滅，以及廢棄物的排泄；也支配我們的情感。當三大生命能量平衡時，可以產生諒解、慈悲與愛之類的高貴特質；而當它們的平衡被壓力、不當的飲食、環境條件或其他因素打亂時，就可能引發憤怒、恐懼和貪婪之類的負面情緒。

在阿育吠陀中，風能是身體的風法則，是移動的能量；火能是火的法則，是消化與代謝的能量；水能是水的法則，是潤滑與結構的能量。

每一個人都擁有這三大生命能量，但其中一個通常是首要的，另一個次之，第三個最不重要。因此，每一個人都有特定的能量模式，某個生理、心智與情緒特徵的個人組合，構成此人的「自然體質」。就如同每一個人都有個別的指紋，可以由受過訓練的從業人員加以鑑定，因此，每一個人都有一份能量印記——一個風能、火能與水能之間的平衡或比例——那是此人自己所獨有的。

健康仰賴維持這個比例的平衡。平衡是事物的自然秩序；不平衡會引發並反映紊亂失序。在人體內，秩序與失序之間不斷地相互作用，這決定了我們的健康狀態。

健康是秩序；疾病是失序。身體的內在環境不斷地對外在環境做出反應。當此兩者無法和諧相處時，失序就會發生。但既然秩序是失序之內固有的，有智之士於是學會去覺察失序的存在，並著手重建秩序。

在第二章中，我們將會看見三大基礎生命能量如何結合，並創造出阿育吠陀的七種體質類型，由此，讀者將會得知自己的身體類型。這是關鍵，讓人在做出生活型態的選擇時，得以朝向自我療癒、追求最大安康。此時此刻，讓我們更深入地檢視這三大基本生命能量的特徵。

風能

「風能」是移動的能量。雖然它是風「法則」，但並不認爲它與外在環境裡眞正的風一樣，而是被看作是支配生物體運動的精細能量。

風能與攸關生死的生命本質關係密切，這個本質叫做「普拉納」（*prana*，生命氣息）。普拉納是風能的純淨本質，它是生命原力，是智能的演出。那股智能的流動是兩個細胞之間溝通所不可或缺的，而且它維持兩者的生命功能。在宇宙層次上，普拉納據說是「普茹夏」（原人）與「普茹克瑞提」（原質）之間的吸引力。

風能是移動力的法則，它調節體內的所有活動，包括心智與生理兩方面。它負責呼吸、眨眼、心跳、以及細胞質和細胞膜內的所有運動。人體廣大神經系統網絡中的所有脈衝，全都是由風能所支配。

當風能平衡時，會增進創造力與靈活性，喚起清新、輕盈、快樂、喜悅的感覺；失去平衡時，則會產生恐懼、神經質、焦慮，甚至是顫抖和痙攣。

風能是乾燥、輕盈、寒冷、精細、清晰、善變、散佈的。我們很快就會看見這些特性如何表現在風能體質的人身上。

火能

「火能」被解釋成火，但這個火並不是火在字面上的意思，它是火的「法則」，是加熱或代謝的能量。火能支配所有發生在我們體內的生物化學變化，調節消化、吸收、同化與體溫。從現代生物學的觀點看，「火能」構成酵素與胺基酸，在新陳代謝中扮演重要的角色。

火能藉由食物的化學變化調節體溫，促進食慾，提升元氣。不僅食物被我們代謝了，從外界進來的每一個印象也經過處理或「消化」，成爲我們的一部分。因此，火能平衡時可增進智能與理解，在學習上至關重要。失衡的火能可能會激起挫敗、憤怒、仇恨、批評、猜忌之類的火爆情緒。

火能是炙熱、銳利、輕盈、多油、流暢、辛辣、酸性、擴散的。這些特性以形形色色的方式發生在火能體質的人身上。

水能

「水能」結合水與土，是形成身體結構的能量，使細胞團結在一起的黏膠。水能也提供細胞生命與身體系統所需要的液體，它潤滑我們的關節，濕潤肌膚，幫助療癒傷口，同時維持免疫力。「水能」提供力氣、精力與穩定性。

在心理方面，過剩的水能是依戀、貪婪、色慾、妒忌等情緒的原因。當水能平衡時，它以愛、平靜、寬恕的傾向表達自己。

水能的特性包括：沉重、緩慢、涼爽、含油、潮濕、平順、柔軟、靜態、黏稠、甜蜜。水能之人會以各種不同的方式展現這些特性。

這三種生命能量一起統轄身體的所有代謝活動。「水能」促進合成代謝，這個過程將身體建立起來，讓新細胞成長和創造，同時修復細胞。「火能」調節新陳代謝，也就是消化與吸收。「風能」觸發分解代謝，這是必要的衰退過程，將大分子分解成小分子。

身為移動法則的風能，可移動固定不動的火能和水能，因此當風能失衡時，會影響並打亂其他的生命能量。大多數疾病的根源都包含風能惡化。

整個人生旅程被劃分成三大階段：從出生到十六歲是水能的年紀；十六歲到五十歲是火能的年紀；五十歲到一百歲是風能的年紀。

童年期由水能與合成代謝的過程主導，因為這是最大的生理成長與身體架構時期。水能失調，例如，肺充血、咳嗽、傷風感冒和黏液分泌，在這時期是司空見慣的。成年期是活躍與生命力的時期，火能最為明顯。風能與衰退的分解代謝過程接管老年期，帶來顫抖、憔悴、呼吸困難、關節炎、記憶喪失之類的風能失調症狀。

二十項成對特性：療癒的重要關鍵

現在，我們來到了阿育吠陀理論的另一個重要面向，這會幫助你做出聰明的自我療癒抉擇。阿育吠陀詳細描述了二十項基礎特性，以十對加以呈現。

二十項基本屬性或特質

沉重—輕盈	冷—熱
含油—乾燥	緩慢—銳利
穩定—善變	柔軟—堅硬
黏滑—粗糙	濃密—流暢
粗略—精細	陰鬱—清朗

在我們的周遭世界和我們的身體裡面，均可找到這些特性。今天的天氣可能感覺起來輕盈或沉重，天氣可能是水氣流暢或乾燥、善變（多風）或穩定、炎熱或寒冷、陰鬱或清朗。我們所吃的食物可能帶有任何這些特性，譬如冰淇淋是沉重、含油、寒冷、柔軟、流暢的。我們的肌膚可能是多油或乾燥、粗糙或平滑；我們的心情可能是沉重或輕盈、陰鬱或清朗；我們的思考可能是緩慢或銳利；我們的心智可能是安靜而穩定，或是善變而過動、清朗或陰鬱。

我們不斷地被這些特性的變化所影響。寒冷、多風、清朗、乾燥的天氣使風能惡化，可能會帶來傷風感冒和眾多的風能病痛，例如，失眠、便祕或關節炎。炎熱、潮濕的天氣使火能惡化，可能導致怒氣爆發，以及痤瘡、濕疹或皮疹之類的身體不適。陰鬱、灰暗、潮濕或多雨的天氣使水能惡化，導致傷風和咳嗽、抑鬱、嗜睡、飲食過量和睡眠過多、以及體重增加。

這些成對的特性，每一個都代表一個連續體上的極端。每一成對中的兩個特性，根據阿育吠陀的兩項基礎法則而彼此影響或作用：

1. 同類相生。
2. 相反者彼此互損。

這些法則是運用阿育吠陀療癒的關鍵。當某一失衡顯化時，成功的療癒需要增強相反面的特性。舉例來說，如果有太多的熱（火能過剩），涼快的飲料、游個泳、或是某些涼性草本，將會大大幫助平息火能、降低熱度。在太陽底下打網球、吃辛辣食物、或是洗三溫暖，對飽受過熱之苦的人是毫無助益的。同樣地，如果你因暴露在寒冷、多風的天氣中而發冷、顫抖，就要喝一碗溫暖的湯、裹上一條毛毯、或是洗個熱水澡。這些簡單的療法非常合乎自然，因此聽到這些療法時，你會立刻覺得有道理。

阿育吠陀的醫生向來仔細觀察大自然，在所有事物之中（包括有機與無機兩方面）找出這些特性。阿育吠陀的療癒包含：大範圍辨認一個人在這些特性方面的失序狀況，以及矯正任何的失衡狀態。

這是如何辦到的呢？概括而言，身體過度乾燥，諸如便祕、皮膚乾燥、憔悴等等，經常與惡化的風能相關聯；過多的熱，諸如尿灼熱、眼睛發紅、發燒、發炎、憤怒或吹毛求疵的態度，源自於惡化的火能；而不當的沉重，諸如嗜睡、過重、充血、過多的痰，則是因爲失衡的水能。不論症狀爲何，若要自己療癒，你就需要了解這一切，然後調整你的生活方式，譬如膳食、運動等等，以求恢復平衡與健康的狀態。

本書第三部分的數百種療法將會幫助你做到這點，但基本上，關鍵在於：你自己時時刻刻的覺知與自我觀察、你對自己體質的敏感度、以及你對健康的獨特要求。或許最重要的是，你的意願——願意根據你的知識採取行動，這會造就極大的不同，區別出健康不佳，以及活力、快樂、健康、長壽的人生之間有何差異。

2

找出你的獨特體質：探究生命能量類型

在這一章中，我們開始應用第一章的法則去發現並理解你自己的獨特體質，藉此更進一步帶領你邁向燦爛健康的旅程。

根據阿育吠陀的說法，有以下七大身體類型：

- 風能
- 火能
- 水能

單一類型

- 風能＋火能
- 火能＋水能
- 水能＋風能

雙重類型

- 風能＋火能＋水能 → **三重類型**

這三種生命能量總是存在於每一個人之中，但比例因人而異。因此，十個風型人，或是十個水型人／火型人，就有十種不同的氣質，十組獨一無二的性質與特徵。如果要保持健康，維持個人生命能量在性質與數量上的比例就是我們的挑戰。當我們維持這個比例時，必然健康無虞；但是當這個平衡被打亂了，就可能會致病。

自然體質與失衡體質

受孕時，每一個人的風能、火能、水能的組合與比例就決定了，根據的是遺傳基因、飲食、生活型態、以及父母雙方當時的情緒。「作者序」中提過，在父母親體內占優勢的生命能量相互結合，形成了兩人正在創造的這個新生命的體質。

舉例來說，如果父方是火能占優勢，母方是風能占優勢，而且火能強過風能，加上此一結合是發生在吃過辛辣餐點的炎熱夏天夜晚，那麼生出的寶寶將會擁有火能占優勢的體質。或者，如果父母雙方都是水能占優勢，而且兩人都吃了產生水能的膳食，且在水能的季節做愛，那麼孩子的生命能量將是由水能主導。

有些幸運兒天生具有三大生命能量等量存在的體質，這使他們很可能享有絕佳的健康與長壽，不過大多數人都是一或兩種生命能量占優勢。

◆ **重要提醒**：當阿育吠陀說「健康來自於平衡你的生命能量」，並不意味著你應該設法擁有等量的風能、火能和水能，而是代表「維持受孕當時的那個平衡」。

三大生命能量在受孕時形成獨特而明確的組合，稱爲你的「自然體質」（意指「自然」）。這是你心理生物學上的氣質。一個人的「自然體質」將終生不變。舉例來說，你的自然體質可能是火能爲主，搭配次多的風能以及少許的水能（這可以寫成「風能2火能3水能1」）。對你來說，維持平衡意味著：保持這個比例。萬一你的風能或水能增加，朝三大生命能量相當的比例移動，對你來說就是不健康。

當情況改變，由於天氣、膳食選擇、勞累、壓力、情緒狀態、運動或缺乏運動，這時，身心系統中生命能量的平衡狀態也會跟著改變。這個生命能量的變異狀態，反映出我們的健康現狀，稱爲我們的「失衡體質」。如果你的健康狀況非常好，你的生命能量現狀應該與你的「自然體質」相同。但更可能的情況是兩者之間有所差異，而且就是兩者之間的這種差異爲療癒指出了方向。你的目標將是重建你的「自然體質」所預示的平衡。

我知道讀者現在急著想找出自己是什麼體質，所以，我們就朝這個目標繼續邁進吧。之後，我們將會更深入地探究每一個生命能量類型的特徵。

如何評斷你的體質類型

本書最前面有一份自我評量表，讓讀者可以依據阿育吠陀的原理來斷定自己的獨特體質。

請謹記，這裡所提供的只是一份粗略的準則。每一個人心智、情緒與生理組成是微妙精細且繁複多樣的，只有在阿育吠陀診斷方面受過全面訓練且經驗十足的醫生才能夠精確評估。所以，請不要根據這份自我評量或生命能量的相關敘述便妄下定論；而是要利用這份資訊幫助你進一步了解自己，同時以此爲導向，規劃你的飲食、運動養生法、以及生活型態的其他面向，從而臻至最大的健康。

最好塡寫兩次自我評量表。（你或許應該把表格影印下來，方便他人塡寫，或是方便將來使用。）首先，選塡多年來最符合你整體生活的答案，這指出了你的「自然體質」。然後第二次塡表，考量你在最近一、兩個月來的感受，這是你的「失衡體質」或是當前的現狀。

有配偶或好友在旁核對你的答案，往往有所幫助，因爲對方可能可以在你作答時，提出不錯的洞見與某些客觀的看法。

塡寫好表格後，合計風能、火能、水能下方的總數，以求從「自然體質」與「失衡體質」之中發現如何才能使你的生命能量達致平衡。大部分的人都會有某項生命能量占優勢，有些人擁有兩項約略均等的生命能量，少數人擁有三項等比例分配的生命能量。

數量加總完畢後，求出三者的比値，以3作爲最大數目。舉例來說，假設你得到風能＝10，火能＝6，水能＝3，這會轉譯成風能3火能2水能1。

一旦斷定了自己的主導生命能量，研究下述風能、火能與水能的特徵，將會幫助你更深入地領會與了解。

風型人的身體、心智、行為特徵

風型人擁有輕盈、靈活的身體，他們的骨架小、肌肉少、脂肪少，因此往往苗條纖細，甚或是體重過輕。他們時常顯得「太高」或「太矮」，也可能看起來發育不良，平胸，力氣與耐力都不如其他兩個類型。他們的血管與肌肉往往相當明顯。

風型人通常擁有易於粗糙的乾燥肌膚；他們的血液循環差，以致經常手腳冰冷。由於風能是寒冷、乾燥、輕盈、善變的，擁有風能體質的人容易缺乏保溫材料（皮膚底下的脂肪組織），因此遇到冷天時便相當不舒服，尤其是乾燥、多風時，也因此他們更愛春天和夏天。

風型人擁有多變的吃喝慾望與多變的消化力；時常受到沙拉和蔬菜之類的收斂性（澀性）食物所吸引，但他們的身體其實需要甜、酸和鹹味。（我們將在第八章討論味道的作用，見155頁。）生的蔬菜會增強而非平衡風能。風型人時常體驗到消化困難與營養吸收的問題；他們往往尿少，糞便硬而乾、體積小、量少。便祕是風型人最常見的病痛之一。

風型是最可能斷食或吃很少的身體類型，但這其實會增強風能，容易導致不平衡。

風型人的其他典型身體特徵包括：凹陷的眼睛，時常沒什麼光澤；乾而細的頭髮，時常捲曲或糾結在一起；肌膚和指甲乾燥、粗糙；關節劈啪作響；牙齒可能不平整、斷裂或突出。

風型人走路快，總是來去匆匆。由於風能的善變特性，他們不喜歡懶散地坐著，而是偏愛不斷地活動。他們也喜歡經常旅行；無所事事對他們來說是種懲罰。他們深受跑步、跳躍、以及激烈的體能活動所吸引，但往往因爲耐力較差，很容易拉傷或過度疲勞。

風型人容易性事過度頻繁，但性愛過度卻是風能惡化的原因之一。風型人一般很難長時間做愛，而且風型男人可能有早洩的傾向。

風型人睡得比其他體型的人少，而且容易睡眠中斷或失眠，尤其是風能惡化時。儘管如此，他們通常一醒來就感到警覺、清新，隨時準備行動。

在心理方面，風型人很幸運，享有心思敏捷、腦筋活絡、創意十足；他們擁有絕佳的想像力，善於靈思泉湧。處於平衡時，他們喜悅而快樂。風型人往往說話快速且話多，容易興奮、警覺，而且敏於行動；不過可能未經思考便採取行動，所以有可能自信滿滿地給錯答案或做錯決定。

風型人熱愛世人，但可能出於恐懼和寂寞而愛上某人。事實上，恐懼是風能失衡的症狀之一。風型人可能經驗到寂寞、黑暗的恐懼，懼高、害怕密閉空間。焦慮、不安全感、神經質在這些人身上同樣司空見慣；他們是憂心一族。

風型人的主要心理特質之一是，隨時準備改變或換個方向，難以穩定下來並做出承諾。他們時常改變家具、住宅、工作或居住城鎮，而且容易心生厭煩。他們不喜歡待在同一個地方一年以上。他們的信仰也相當多變。風型人可能意志力低落，時常感到不穩定或不踏實。

了了分明是風能的屬性之一，風型人通常神志清明，甚至有靈視力，加上活躍的心智與豐富的想像力，他們通常警覺性高，很快便能掌握到新的想法。不過，他們忘得也快。他們想得快、說得快，但煩躁不安，容易疲憊；他們通常容忍力較差，比較沒自信，而且不那麼大膽。

風型人往往錢賺得快，但花得也快，時常一時衝動，或花在雞毛蒜皮的東西上。風型人可能去到跳蚤市場，然後帶著許多垃圾回家。他們不善於儲蓄，也不善於規劃，結果可能飽受經濟拮据之苦。

「風能」（*vata*）這個字的字根意味著「移動」，這爲風型人的個性帶來一個重要的線索。風能是移動力的法則，它提供原動力給我們所有的心智與身體過程；它調節體內的所有活動，從紛飛的思緒、到食物迅速而有效率地通過消化道。

風型人深受吸引的行爲——旅行、作息不定、連續刺激、經常改變——可能會輕易地攪亂當事人的平衡，導致便祕、脹氣、虛弱、關節炎、肺炎、皮膚過度乾燥、嘴唇乾裂、毛髮乾枯、乳頭乾裂、腳後跟龜裂之類的風能失調。神經失調、抽搐和痙攣、精神錯亂、心悸、呼吸困難，以及肌肉緊繃、下背部痠痛、坐骨神經痛，也都是由於風能的惡化。過多的風能導致心神不寧，頭腦過度活躍；嘈雜的噪音、毒品、糖、咖啡因、酒精，也會打亂風能，同樣的還有接觸寒冷天氣和冰冷食物。

風型人的屬性

下述是風能的主要屬性，以及這些屬性如何表現在風型人的身體、心智、行爲特徵之中。

屬性	身體的表現
乾燥	皮膚、毛髮、雙唇、舌頭乾燥；大腸乾燥、容易便祕；嗓音嘶啞
輕盈	肌肉少、骨頭輕、骨架薄、睡眠淺而少；體重不足
寒冷	手腳冰冷、循環差；討厭寒冷、喜愛炎熱；肌肉僵硬
粗糙	皮膚、指甲、毛髮、牙齒、手腳粗糙龜裂；關節劈啪作響
精細	纖細微妙的恐懼、焦慮、不安全感；細微的雞皮疙瘩；肌肉微微抽搐、輕微顫抖；身材纖細
善變	走路快、講話快、同時間做許多事；眼睛、眉毛、雙手、雙腳靜不下來；關節不穩；多夢；喜愛旅行，但不停留在一個地方；情緒動盪、信心不堅
清明	靈視力；理解得快、忘得也快；頭腦清明、心智開放，經驗到空虛和寂寞
收澀	喉嚨有乾澀不順暢之感；容易打嗝；喜愛含油、軟稠的湯；渴求甜、酸、鹹味

風能過剩是經前症候群的主因。當女人的經期迫近時，當事人經驗到腹脹、下背部痠痛、下腹部疼痛、痙攣、小腿肌肉痠痛、失眠，且在情緒上感到焦慮、恐懼、缺乏安全感，這是由於風能惡化的緣故。

風型人就像風一樣，很難安定下來，腳踏實地。當他們的風能惡化時，要他們冷靜下來可是相當困難的。他們很難遵守某套常規，但若要保持健康，這點卻是極其重要。

秋冬這類乾燥、寒冷、多風的季節往往會增強風能，使風能惡化，因此，逢遇這些時節，風型人需要特別留意保持平衡。他們需要穿得溫暖，食用溫暖、較油膩的食物。溫性、濕性、稍含油脂的食物有所裨益，大部分溫暖的辛香料也有好處。蒸氣浴、增濕器、一般濕度，都是有幫助的。

平衡風能的通用準則

- 保暖
- 保持冷靜
- 避開生食
- 避開冰冷食物
- 避開極寒溫度
- 食用溫暖的食物和辛香料
- 保持規律的作息

火型人的身體、心智、行為特徵

火能體型不高不矮，身材中等，不過有些身形苗條，骨架纖細。火型人很少體重暴增或驟減，他們的肌肉發育適度，體格通常較風型人強壯些。火型人的眼睛明亮，可能是灰色、綠色或銅棕色，眼球的明顯程度適中。這類型的人容易擁有紅潤或古銅色肌膚，毛髮可能帶紅色，往往光滑如絲綢。他們時常經驗到毛髮提早轉灰或脫落，因此，火型男人經常髮際線後退，或是擁有一顆美麗的大禿頭。

痣和雀斑在火型人的肌膚上是家常便飯。比起風型人的肌膚，火型人的肌膚容易多油、溫暖、較少皺紋。火型人擁有微黃的利牙，經常牙齦出血。

擁有火型體質的人，正常體溫稍微偏高，他們的雙手和雙腳通常是溫暖的，有可能會汗漬漬的。當風型人和水型人冷的時候，火型人可能覺得相當溫暖。他們的排汗量大，就連攝氏十度的氣溫也會排汗，而風型人即使在更高溫的環境下也不出汗。火型人的體汗常有強烈的硫磺味；他們的雙腳也容易出汗，可能帶有強烈的異味。

這股熱是火型人的主要特徵，這不足爲奇，因爲「火能」（*pitta*）這個字源自於梵文「塔帕」（*tapa*），意思是加熱。（這個字也可以譯成「嚴厲」，而火型人可是相當嚴厲的。）火型人難以忍受酷熱的天氣、陽光、或是艱苦的體力勞動；雖然他們是火爆一族，但他們的性衝動並不是非常強烈。火型人可以利用性來發洩怒氣。

火型人的胃口大、新陳代謝暢旺、消化力強；他們消耗大量的食物和飲料，也製造大量通常微黃而質軟的尿液和糞便。失衡時，火型人渴求辛辣菜餚，這對他們並不好，他們應該食用帶甜、苦、澀味的食物。飢餓時，火型人需要在短時間內進食，否則會變得急躁易怒、血糖過低。

火型人的睡眠持久度適中，但持續不斷且睡得香甜。這類型的人喜歡在睡前閱讀，經常書本放在胸口上就睡著了。

火型體質的女孩，月經來得早，早早便進入青春期。她們月經來潮的時間可以早到十歲。

火型人的身體病痛往往跟熱和火的法則相關聯，他們容易罹患熱病、炎症性疾病、胃酸過多性消化不良、過度飢餓、黃疸、出汗過多、蕁麻疹和皮疹、燒灼感、潰瘍、眼睛燒灼感、大腸炎、喉嚨痛。所有「炎症」都屬於發炎性疾病，而且是由於火能過剩。火型人對晒傷很敏感，不喜歡強光。

火型人的經前症候群包括：胸部柔軟、熱潮紅、蕁麻疹、尿道炎，有時排尿有灼熱感。

火型人機警、聰明，擁有不錯的理解力與專注力；他們的智力敏銳而具穿透性，記憶力清晰。火型人擁有合乎邏輯、善於調查的好頭腦，喜愛深入問題，找到解答。他們的心思總是放在工作上，喜歡解決各式各樣的問題和謎題。此外，他們往往能言善道，熱愛知識，擁有絕佳的組織與領導能力。

火型人是夜貓子，三更半夜反倒變得更加機警，而且喜愛在夜間閱讀。

井然有序對火型人很重要。火型人的住家或房間總是乾淨而整潔。衣服放置在指定的位置，鞋子一雙雙排整齊，書籍則按照高低順序或另一套明確的系統整理好。

火型人喜愛高尚的職業；他們是醫生、工程師、律師、法官——光鮮亮麗、聰慧動腦的人士。他們擁有不錯的管理能力，喜歡位居領導角色；善於規劃，同時野心勃勃、遵守紀律。火型人天性積極進取，輕而易舉地便能掌握情勢；他們可能成爲政治人物，深具領袖魅力，人們很容易被他們所吸引。

火型人常是有智慧的傑出人才，不過可能同時具有操控、支配的性格。他們有比較、競爭、咄咄逼人的傾向，而且一絲不苟、要求完美，每一件事都必須按時完成，而且正確無誤。火型人堅守自己的原則，寸步不讓，這點有時會導致盲目的狂熱。他們容易吹毛求疵，尤其在火能惡化時；如果沒有人可以批判，火型人就會批判和評斷自己。

火型人的壽命不長不短，過度的心智活動、完美主義、積極進取、不斷地追求成功，燃燒掉火型人的生命能量。他們有著害怕失敗的恐懼，根深柢固，不喜歡「不」或「失敗」等字眼，因此壓力奇大；他們是典型的工作狂。

火型人通常追求物質的繁榮昌盛，往往經濟小康，不過卻是花費大於儲蓄。他們喜歡住豪宅、開名車；喜愛香水、寶石、首飾、以及其他昂貴的物品；而且樂於展現自己的財富與資產。

若干因素可能使火能增強到惡化的地步。一是單純地吃太多辛辣食物，包括黑胡椒、卡宴辣椒（cayenne pepper）、咖哩辣椒、墨西哥辣椒。火能也可能因爲酸味與柑橘類水果而增強，例如，葡萄柚和酸橙。食用發臭的優格、吸菸、飲用發酸的葡萄酒，也可能有害。工作地點靠近火源，或是躺在太陽底下，都是火能增強的原因。

火型人的屬性

下述是火能的主要屬性，以及這些屬性如何表現在火型人的身體、心智、行爲特徵之中。

屬性	身體的表現
炙熱	優質的消化火；食慾強旺；體溫往往高於一般人；討厭高溫；灰色頭髮，髮際後退或禿頭；柔軟、棕色的毛髮

銳利	尖牙、明眸、尖鼻、錐形尖下巴、心形臉；不錯的吸收力和消化力；清晰的記憶力和敏銳的理解力；急躁易怒
輕盈	輕盈/中型骨架；難以忍受強光；姣好明亮的肌膚，明亮的雙眼
多油	柔軟多油的肌膚、毛髮、糞便；不喜歡油炸食物（可能導致頭痛）
流暢	鬆散、流暢的糞便；柔軟纖細的肌肉；過多的尿液、汗水，經常口渴
擴散	火能擴散成皮疹、痤瘡、全身或患部發炎；火能的子民希望自己的名聲享譽全國
酸性	胃酸多、酸性的pH值；牙齒敏感；唾液分泌過多
苦味	嘴巴裡有噁心的味道、嘔吐有苦味；排斥苦味；憤世嫉俗
辛辣	心口灼熱、全身燒灼感；強烈的憤怒與仇恨感
體臭	腋窩、嘴巴、腳底有臭味；聞起來有襪子的味道
紅色	泛紅的肌膚、眼睛、臉頰、鼻子；紅色使火能惡化
黃色	黃色的眼睛、皮膚、尿液和糞便；可能造成黃疸；膽汁生產過剩；黃色增強火能

食用多脂肪的炸物或是花生醬之類的多油食物，都可能導致火型人噁心或頭痛。

對火型人來說，夏天是最難熬的時節。天氣炎熱、潮濕時，火能很容易惡化。身體系統內的熱度不斷積累，使火型人對上述熱度相關病痛更加敏感。他們可能變得急躁易怒，容易激動和生氣；脾氣火爆；敏銳的心智變得吹毛求疵、批判評斷；可能突然間妒火中燒。他們需要冷卻下來！

平衡火能的通用準則

- 避免過熱
- 避免過油
- 避開過多的蒸氣
- 限制鹽分攝取
- 食用涼性、非辛辣食物
- 飲用涼爽（但不冰寒）的飲料
- 在當天比較涼爽的時候運動

水型人的身體、心智、行為特徵

水型人好福氣，身體強壯、健康、發育良好。他們的胸部寬闊，擁有強健的肌肉和沉重結實的大型骨骼。由於骨架較大，體質由水元素和土元素所主導，水型人容易體重增加，而且很難減重。更糟的是，水型人通常消化和代謝遲緩，導致的結果是他們容易超重，變得豐滿圓胖。水型人恐怕連喝水也會胖！

除了骨架大之外，水型人具有強旺的生命能耐與韌性，往往相當健康。他們的肌膚柔軟、平滑、光亮而厚實，而且傾向於多油。他們的眼睛大、顏色深、嫵媚動人，擁有長而濃密的睫毛和眉毛。他們的眼白非常白；牙齒巨大、強健、潔白；頭髮往往濃密、色深、柔軟、呈波浪狀、量多，而且毛髮遍佈全身。

水能體型的人擁有穩定的吃喝慾望，不過消化緩慢。他們可以少吃一餐沒問題，或是在沒進食的情況下工作；然而對火型人來說，沒吃東西實在很難讓人全神貫注。

因爲他們的代謝速率緩慢，保持健康而平衡的水型人通常享有相當長的壽命，長過其他兩種往往較快「燃燒殆盡」的生命能量類型。不過如果任由水能惡化，這人很可能會變得肥胖，那可是糖尿病、高血壓、心臟病的主要原因之一。這樣的水型人無法活得長長久久。

水型人喜歡甜食，酷愛糖果、餅乾、巧克力，通常深受甜味、鹹味、多油的食物所吸引，但這些容易導致水分滯留，使體重增加；他們的身體需要較爲輕淡的飲食，苦味、澀味、辛辣的食物能讓他們運作得更好。

因爲水能陰鬱、沉重的特性，水型人時常在早晨感到沉重而混沌，沒有來一杯咖啡或茶，便很難有所行動。早晨不是水型人的時間，他們偏愛中午，然而午飯後可能會覺得想要小睡一下；飽餐一頓常使他們昏昏欲睡。不幸的是，白天睡覺會增強水能，並不適合水型人。

水型人排便緩慢，糞便往往質軟而色淡。他們的排汗量適中，多過風型人，但少於火型人。他們的睡眠深沉而持久。

儘管身體強壯、耐力佳，水型人卻不愛運動。激烈運動對水型人有益，但他們偏愛坐著、吃東西、無所事事。與其跑步，他們寧可走路——慢慢地走。水型人的確比較喜歡游泳，但游泳並不特別適合他們，因爲他們的身體會因此吸收一些水分。水型人一運動就覺得肚子餓，想吃東西；在健身房鍛鍊完後，他們會接著去餐廳吃個點心。

水能在各方面均緩慢而穩定。水型人緩緩移動，慢慢說話（他們的演講模式可能單調乏味）。他們吃得慢、決定慢、行動慢。他們移動得緩慢而優雅。

水型人好福氣，擁有甜美、慈愛的性情。他們天性平和、有耐性、容忍、關懷、慈悲、寬宏大量，喜愛擁抱大眾。水能是平穩、牢靠、忠實的，他們的精神或宗教信仰深刻而持久，心智冷靜而穩定。

水能的主導特性之一是柔軟，顯化成柔軟的肌膚、柔軟的毛髮、柔軟溫和的說話方式、柔軟的天性，以及柔軟、溫和、慈愛的面容。火型人的神情敏銳而具穿透力；風型人的表情迷糊；而水型人看起來沉著、安靜、踏實、平穩。水型人處在「此地」，就在當下此時。

水型人可能領會得較慢，然而一旦知道了，那份知識便能永遠保有。他們擁有絕佳的長期記憶。雖然水型人寬宏大量，但如果你侮辱他們或傷害他們的感情，他們會原諒你，但絕不會忘記。水型人會告訴你：「一九七二年一月二十四日那天，下午三點三十分，我們喝茶的時候，你對我說了這樣那樣的話。不過，我已經原諒你了！」

水型人踏實而平穩的傾向幫助他們掙取和緊握金錢，而且他們善於儲蓄。水型人的揮霍行爲較少，大部分花些小錢在乳酪、糖果、蛋糕上。

水型人擁有穩定的性衝動，一次可以享受性愛好幾個小時，不耗散能量，不達到高潮或射精。他們可能要花些時間才會熱衷性事，不過一旦受到刺激，就容易保持那樣的狀態。

產生水能的食物，例如，西瓜、甜水果、糖果、餅乾、優格和其他乳製品，都會使水能惡化。寒冷而冰凍的食物以及冷冽的水、白天睡覺、坐著無所事事，全都會增強水能。久坐的工作，尤其結合在桌前津津有味地咀嚼，會在身體內製造出許許多多的水能。過剩的水能會減緩消化力與新陳代謝，降低幫助消化的火力，於是這人可能變得豐滿、甚至肥胖。

水型人的屬性

下述是水能的主要屬性，以及這些屬性如何表現在水型人的身體、心智、行爲特徵之中。

屬性	身體的表現
沉重	沉重結實的骨骼、肌肉、大型身體骨架；容易過重；踏實；深沉、厚重的嗓音
緩慢	走路緩、說話慢；緩慢的消化力、新陳代謝；舉止懶散
清涼	濕冷的肌膚；穩定的吃喝慾望，加上緩慢的新陳代謝和消化力；一再地傷風、充血、咳嗽；渴望甜食
多油	多油的肌膚、毛髮、糞便；滑潤、油滑的關節和其他器官
潮濕	胸口、鼻竇、咽喉和頭部充血
平滑	平滑的肌膚；溫和冷靜的天性；器官運作平順流暢
濃密	脂肪濃厚；粗厚的肌膚、毛髮、指甲和糞便；豐滿圓潤的器官
柔軟	柔軟討喜的面容；慈愛、關懷、悲憫、和藹
靜態	喜愛坐著、睡覺、無所事事
黏稠	黏稠、容易卡住、凝聚的特性導致關節與器官緊密、堅實；熱愛擁抱；對愛與關係執著而依戀
陰鬱	一大早時頭腦陰鬱混沌；時常需要咖啡的刺激，才能展開新的一天

甜味	甜味的合成代謝作用刺激精子形成、增加精液量；強烈渴望性愛和生殖；功能異常可能導致渴求甜品
鹹味	幫助消化與成長，給予能量；維持滲透性狀態；功能異常可能導致渴求鹽分、水分滯留

對水型人來說，冬季和早春是一年之中最艱難的時期，這些時節，天氣沉重、潮濕、陰鬱而寒冷，於是水能積聚在身體系統內，導致身體、情緒、心智上的各種水能失衡。身體問題往往與水的法則相關聯，例如，傷風、流行性感冒、鼻竇充血，以及其他的黏液相關疾病，如支氣管充血。懶散、超重、糖尿病、水分滯留、竇性頭痛同樣司空見慣。

在情緒上，當水能失衡時，水型人可能苦於貪婪、依戀、妒忌、占有、色慾、懶散，導致水能型抑鬱。

有趣的是，滿月時，水能會惡化，因爲生物學家們發現，這時候身體容易有水分滯留的傾向。

水能女性可能苦於經前症候群，例如，過度情緒化、水分滯留、白帶、排尿過多。這時，她們可能感覺到依戀、貪婪、嗜睡，也可能有睡眠過多的傾向。

平衡水能的通用準則

- 多多運動鍛鍊
- 避開難以消化的食物

- 保持積極活躍
- 改變日常作息
- 避開乳製品
- 避開冰冷的食物和飲料
- 避開高脂肪或油膩的食物
- 食用清淡、乾燥的食物

找出自己獨特體質的好處

認識自己的阿育吠陀自然體質，對你的人生與健康有下列好處：

- 自我理解（這是生命的基礎）得到大幅提升。阿育吠陀說，每一個人都是一本獨特而神聖的著作，閱讀那本書是一門偉大的藝術。「自然體質」的知識可以幫助你閱讀你自己的書，那是你的生命。藉由理解你的體質，你可以更加理解自己的心理傾向、你的優勢、以及你的弱點，還有你在生理上的強項與弱區。
- 你可以看見自己的習性與傾向，例如，飄忽不定的生活方式和時程安排（風能）、急躁易怒（火能）、或者懶散（水能），或是身體上的問題，例如，過重（水能）、潰瘍（火能）、或便祕（風能），都直接關聯到你的體質。你的身心系統被設計出來的時候，如此不均衡的傾向就與生俱來了。
- 當你能夠預知自己可能罹患的疾病與失衡類型時，就可以採取預防措施，防止這些情況出現。你可以調整生活型態，諸如日常作息、飲食、運動量和類型等等，以求維持生命能量的平衡，同時使你的健康保持在最佳狀態。

- 你也可以運用體質類型的知識，去了解在私人生活中或職場上跟你有關聯的其他人。要在今日令人困惑又問題叢生的關係上獲致成功，認識丈夫或妻子、男友或女友的體質是有所幫助的。相互理解帶來清明，清明帶來慈悲，而慈悲就是愛。這樣的關係將帶來幸福、喜悅、長壽。

運用這門「自然體質」的知識，如果你的配偶不高興，正在氣頭上，你可以對伴侶說：「親愛的，那不是你，而是你的火能在作怪！」這會開啓一個全新的理解向度，明白關係中的情緒反應是怎麼一回事。

以你的「自然體質」爲基準，看看自己應該處在哪一個位置，接著檢查你的「失衡體質」，也就是你目前的失衡狀態，以此作爲線索，運用本書提供的膳食圖表、瑜伽姿勢、草本植物、建議的鍛鍊運動等等，協助你回復平衡。

舉例來說，如果你的「失衡體質」顯示出火能多過你的「自然體質」，那麼你或許應該遵照平息火能的指南。如果你的失衡肇因於過剩的風能、火能或水能，就要遵照平息該生命能量的指南。譬如說，就鼻竇充血而言，要遵循減輕水能的膳食，直到症狀消退爲止。

如果你的「自然體質」和「失衡體質」看似相同，那麼選擇的膳食與生活型態指南就要符合你的最強健生命能量。

最後，請謹記，「平衡」並不代表風能、火能、水能數量均等；而是意味著，根據你的體質，維持「你的三大生命能量的比例」。這不是一種靜止的狀態，而是需要不斷更新的動態均衡。

3 人爲什麼會生病：檢視影響健康的因素

什麼是健康？什麼是疾病？疾病與健康難道只是運氣的問題嗎？或者只是你在日常生活中碰巧遇到了哪一種細菌？我們該怎麼做，才能維持正向的健康狀況並同時避免生病呢？

這些是傳承五千年的阿育吠陀療法已經深入推敲過的問題。這些經由深邃的洞察與代代相傳的實務經驗得來的答案，可以幫助我們預防患病，並在疾病生起時加以療癒。

一開始，我們先來細查阿育吠陀對健康的理解，然後檢視疾病的十大潛在原因，以及如何對抗這些疾病。一旦覺察到這些因素，曉得什麼因素可以維持健康，什麼因素可能會打亂身體的均衡，啓動病程，你就有辦法安排健康而平衡的生活。最後，我們將好好檢視阿育吠陀對疾病如何形成的理解，看看疾病如何從看不見的最初階段，發展到完全成熟。

阿育吠陀對健康的定義

根據阿育吠陀的說法，健康不只是沒有疾病，更是身體、心智、意識之間的平衡狀態。

健康是由三大體液（生命能量）、七大組織、三大垢物、以及胃中之「火」的平衡狀態所構成，加上感官、心智、靈魂的清明與平衡。

雖然若要有效地運用第三部分的療癒方法，你並不需要精通所有這些術語和考慮事項，但熟悉這些，可以讓你更宏觀地看見這門科學的深度與實用性。

你已經熟悉了三大生命能量，支配了身體所有活動的生物體液或法則：風能是移動的能量或法則；火能是消化和代謝的能量；水能是潤滑與結構的法則。三大生命能量的平衡可以維持健康，失衡則會導致疾病。

「德哈圖」（*dhatu*）是基本的身體組織，負責整個身體結構以及不同器官和系統的運作。「德哈圖」對身體的發育和滋養至關重要，從消化的生成物得來的滋養開始，依次開展如下：

1. 血漿或細胞漿內含從被消化的食物中得到的營養素，且隨後滋養所有組織、器官、系統。

2. 血液支配所有組織和重要器官之中的氧化作用，並以此方式維持生命機能。

3. 肌肉覆蓋纖弱的重要器官、執行關節的運動，同時維持身體的氣力。

4. 脂肪維持組織的潤滑，同時作爲隔熱物質，保護身體的熱度。

5. 骨頭和軟骨支撐身體的結構。

6. 骨髓和神經填滿骨頭的空間、攜帶運動和感覺脈衝、促進身體細胞與器官之間的溝通。

7. 男性與女性的生殖組織包含所有身體組織的純淨本質，可以創造新生命。

每一個組織都仰賴前一個組織。如果消化的原料不適當，或是哪一個階段有問題，每一個後續的組織都將接收不到需要的營養，於是各個組織或器官系統將會受苦。因此，爲了身體健康，七大組織全都必須適度的發展和運作。

三大「垢物」是糞便、尿液、汗。身體必須有能力製造適量的垢物，而且要能夠透過個別的管道排泄。

「阿格尼」（*agni*）是攸關生命的火或熱力，支配新陳代謝，可以等同於分解、消化、吸收、同化食物時涉及的消化酶和代謝過程。「阿格尼」維護組織的營養與免疫系統的強度，它消滅微生物、外來細菌、以及胃部和腸道內的毒素。它是維持身體健康極其重要的因素。

「阿格尼」供養生命與元氣。天生具有足夠「阿格尼」的人不僅活得長久，而且十分健康。不過當「阿格尼」因生命能量失衡而有所損傷時，新陳代謝便受到不利的影響。身體的抵抗力和免疫力受損，患者開始感到不舒服。當這股攸關生命之火熄滅時，死亡隨即到來。

除了這些身體因素，感官、心智、靈魂也都在維繫身體健康上扮演舉足輕重的角色，這點我們將在下一節討論。當所有這些因素平衡時，就會產生稱爲「斯瓦薩」（*swastha*，健康）的狀態，意味著「在自己裡面全然快樂」。

生命之火「阿格尼」的作用

阿育吠陀中有句話說，一個人的年紀依這人的「阿格尼」而定。根據阿育吠陀醫學經典巨著《遮羅迦集》（*Charaka Samhita*）的說法：

「壽命、健康、免疫力、能量、新陳代謝、氣色、力氣、熱情、光彩、以及攸關生死的氣息，全都仰賴『阿格尼』（身體的火）。如果『阿格尼』運作得當，人就活得健康、長壽；如果『阿格尼』紊亂，人就會生病；如果這把火熄滅，人就會死亡。身體、七大組織、活力素等等的適當滋養，全都取決於火在消化過程中是否運作得當。

「五種火，分別對應於乙太、風、火、水、土，消化各自對應的食物成分……以此方式，平衡的火可以燒煮經過適度選擇、及時消耗的食物，從而促進健康。

「火是正常消化過程所必需，而且火的精細能量可將無生命的食物、水和風的分子轉化成細胞的意識。」

這個快樂而平衡的狀態可以加以創造並維持，方法是：依照大自然和自己體質的需要，維持健康的生活型態。適當的營養、適度的運動、健康的人際關係、正向的情緒、以及規律的日常作息，全都可促成健康的生活。反之，錯誤的膳食、不當的運動、麻煩不斷的關係、負面或被壓抑的情緒、以及不規律的作息，全都是疾病的根源。這些致病因素打亂了生命能量的平衡，削弱「阿格尼」與七大組織，從而導致身體不健康。

導致疾病的十大因素

疾病不會突然出現。在影響我們的因素與因素造成的結果之間，有一個直接的因果關聯。原因是被隱藏起來的結果，結果是被揭露出來的原因。原因就像種子，尚未顯化出來的樹木隱藏在種子裡；而樹木就是種子被表現出來的價值。健康是健康的生活型態和健康的習性造就的結果；疾病則是從不健康的習性中萌芽成長的「樹木」。

根據《遮羅迦集》的說法：

> 病患與病患的環境都需要加以檢視，以求徹底理解疾病與疾病的成因。重要的是，要知道病患在哪兒出生、在哪裡成長、以及這次失衡發生的時間。另外重要的是，要知道氣候、習俗、當地常見的疾病、飲食、習慣、好惡、氣力、精神狀況等等。

這樣的列舉詳述可以開啓那扇門，讓人看見不斷影響我們健康的種種因素。現在我們就來仔細推敲其中幾個因素。

因素1：同類相生

在推敲潛在病因的過程中，第一個重要的法則是「同類相生」。某一生命能量因性質類似的經驗與作用（例如，食物、天氣、季節）而增強。乾糧、水果乾、快跑、慢跑、跳躍、總是來去匆匆、工作太過努力，全都是導致體內風能惡化的因素。產生火能的因素，例如，辛辣食物、柑橘類水果、發酵食品、以及濕熱的天氣，可以引發過剩的火能。寒冷、多雲、潮濕的天氣，食用乳製品、小麥、肉類，以及坐著和無所事事，則會增強水能。

「同類相生」的解藥是：「相反特性可減損或平衡」，此爲療癒的關鍵。

◆**重要提醒**：大體上，一個人的自然體質代表一個人的疾病傾向。譬如說，火能體質的人容易罹患火能疾病。但這並不是不可避免的。一個風能體質的人吃許多辛辣食物，喝許多酒，經常躺在大太陽底下，頻頻吸菸，同時壓抑怒氣，鐵定會罹患火能疾病。如果這人吃糖、餅乾、冰淇淋和其他乳製品，同時接觸寒冷的天氣，就容易被充血性水能失調所影響。

因素2：食物與飲食

我們已經提到了食物對生命能量所造成的影響，第八章將會深入探討這個重要的主題，因此我們不會在此詳細談論。這裡的原則不過是：食用適合你的自然體質的食物可以保有元氣與平衡，食用不對的食物則會導致生命能量失衡，而這是疾病發生的第一步。

吃辛辣食物，或是酸味或柑橘類水果，以及飲酒，全都會增強身體內的熱度和酸度，這是火型人承擔不起的。對風型人來說，水果乾和豆類（包括鷹嘴豆、斑豆、紅豆）不但難以消化，而且會激發風能。生菜沙拉性冷而澀，同樣會增強風能。對水型人來說，乳製品、冰冷飲料和高脂肪的煎炸食物，絕對會增加水能。因此，風型人吃會產生風能的餐飲，火型人吃會激發火能的餐飲，水型人食用會使水能惡化的食物，鐵定會製造失衡，播下不健康的種子。

錯誤的食物組合（見164頁列表）、食物不新鮮、含化學添加劑的食物，以及錯誤的飲食習慣，例如，晚餐吃得太晚或是匆忙進食，也都會造成失衡，導致消化不良、身體不健康。因此，飲食是身體不健康的一大潛在原因，但藉由理解這些原理，依照符合自己體質類型的準則來進食，也是我們可以掌控生活、維持健康平衡的一大方法。

因素3：季節

阿育吠陀的季節劃分是根據主導該季節的生命能量。秋天天氣多風、涼爽、乾燥，大部分是風能。接下來則由冬季主導，蘊含陰暗、沉重潮濕、多雲的水能特性。初春主要仍是水能，但當晚春來臨時，增強的溫暖、光線、明亮表達出火能的特性，如此的特性在夏季以全然的強度盛開綻放。

隨著上述每一個季節的到來，對身體都是一大挑戰。當季的主導生命能量往往會在那個時期積累，而且可能造成惡化，尤其對「自然體質」與該季主導生命能量相同的人來說，情況更是如此。如果我們明智地採取行動，就可以避開這樣的積聚與惡化。

舉例來說，由於秋天和初冬往往會增強風能，體質由風能主導的人就需要吃溫暖的食物、穿得暖和、避開冰冷的食物和飲料、遠離非常惡劣的天氣，否則一定會淪爲犧牲品，苦於便祕、失眠、下背部疼痛之類的風能疾病與不適。如果火型人想要不生氣，同時擺脫蕁麻疹、皮疹、腹瀉，就需要在夏季時保持涼爽，避開辛辣食物、過度操勞、過度曝晒在炎熱的太陽底下。水型人如果要在潮濕、冷涼、沉重的天氣中避開傷風、咳嗽、過敏、鼻竇充血，就需要在隆冬與初春時節妥善照料。

我們將在第五章進一步檢視這些季節、它們的影響、以及如何才能與這些季節的節奏及變化和諧相處。在第五章，我們會討論理想的阿育吠陀生活型態，包括日常作息與合乎季節的作息。

因素4：運動

運動是另一個可以深刻影響個人健康好壞的因素。規律運動可促進血液循環，並且增強氣力、耐力、免疫力，幫助一個人放鬆，得以安然入睡。運動有益於心臟和肺臟，對有效的消化和排泄至關重要，同時幫助身體本身透過流汗和深呼吸來淨化毒素。運動會增加卡路里的燃燒速率，因此適合用來維持體重和減重，也會讓心智變得警覺而敏銳，同時養成銳利的感知。

話說回來，運動不足、過度操勞、或是從事不適合個人體質的運動，都可能導致身體不健康。缺乏運動最終將導致喪失彈性與氣力，使人更容易罹患許多疾病，例如，糖尿病、高血壓、骨質疏鬆、心臟病。

適度出汗可幫助排毒、減少油脂、使人感覺美好。但過度操勞可能造成脫水、呼吸困難、胸痛或是肌肉痠痛，最終導致關節炎、坐骨神經痛或心臟問題。

瑜伽伸展和某些有氧運動對所有體型的人都相當有用，但運動量與鍛鍊的強度應該視你的體質而定。水型人可以做最激烈的鍛鍊，火型人可以應付適度的運動量，風型人需要的是最溫和的鍛鍊。儘管動作迅速的風型人深受活躍的運動所吸引，但走路和瑜伽伸展之類比較靜態的運動反倒更適合風型人；他們應該把跑步鍛鍊、快速騎單車、有氧舞蹈、快速行走留給火型人和水型人。水型人是最不願意運動的人，他們寧可少運動或不運動，但運動對他們來說卻相當重要，否則水型人很容易體重增加，感覺情緒沉重而遲鈍。

所以再次強調，自我認知——認識你的體質——加上幾則生死攸關的資訊，將為你帶來保有健康或淪入失衡與生病的契機和挑戰。

在探討阿育吠陀日常作息的第二部分中，讀者將會找到關於運動鍛鍊的其他資訊。

因素5：年齡

第一章曾簡略提到，阿育吠陀將人類的壽命分成三個階段，每一個階段都有比較常見的某些疾病和疾病類型。童年是水能的年紀，孩子的身體正在成長，逐步建立身體結構，因此水能居主導地位。孩子的身體柔軟而溫和（水能的特性），他們比成人需要更多的睡眠，而且容易受傷風與充血之類的水能疾病所影響。

成年期會展現出更多的火能特徵。成人比孩童更競爭、更積極好鬥、更有野心；他們努力工作，需要較少的睡眠，容易淪為胃炎、大腸炎、消化潰瘍等火型失調的犧牲品。

老年是風能的年紀。老年人的睡眠量更少，而且斷斷續續。他們容易便祕、關節劈啪作響，容易罹患類風濕性關節炎、阿茲海默症之類的退化性疾病，而且飽受健忘之苦，所有這些全都是風能的特徵。

這顯示，在選擇保持生命能量平衡以及維持健康的過程中，年齡和生命階段都是必須考量的因素。舉例來說，老年人不應該投入激烈的運動，可能的話，應該將旅行量降至最低（旅行是增強風能的諸多因素之一）。老人家應該偏愛平衡風能的膳食，食用比較溫暖、濕潤的食物，多些油脂，少些沙拉和水果乾。

因素6：心智與情緒

我們的生命是一個整體，由身體、心智、以及純粹的意識所構成。健康和疾病均有心理和生理的起因。生病可能始於心智和情緒，然後影響身體。心智失衡將會造成生理失衡，同樣地，生理失調與失衡也可能衍生出精神錯亂。基於此，在阿育吠陀中，心智與身體絕不會分開考量。

每一個感知、念頭、感覺和情緒，不論正向或負向，都是一樁生物化學事件，不但左右了生命能量，而且影響著身體的細胞、組織與器官。恐懼、憤怒、悲痛、仇恨、妒忌、占有、以及其他的負面情緒，會打亂人體生命能量的平衡；同樣地，當生命能量已然失衡，就可能引發上述這些負面情緒。

- 風能增強，與焦慮、不安全感、恐懼、神經質、坐立難安、困惑迷惘、悲痛和哀傷相關聯。
- 火能增強，與憤怒、妒忌、仇恨、野心、競爭性、批判、評斷的態度、鋒利的言辭、完美主義、以及操控的需求相關聯。
- 水能增強，與貪婪、依戀、占有、無聊、懶散、嗜睡相關聯。

情緒與特定器官有密切的關係：悲痛和哀傷與肺臟有關，憤怒與肝臟有關，仇恨與膽囊有關，腎臟可能成爲恐懼的活動中心，心臟（以及肺臟）是悲痛與哀傷的住所，神經質與大腸相關聯，胃部是躁動與誘惑的住家，脾臟則可能與執著依戀關係密切。

我們討論過，情緒有生理以及心理面向。情緒是對情境的反應。如果我們對一種情緒的整體運動，從升起到消散，既不了解又沒有保持清明的覺知，便容易對某個特定器官產生不良的影響，造成壓力和虛弱，導致所謂的「故障空間」，於是某個未來疾病可能在此顯現出來（見66頁「疾病形成的六個階段」）。

因素7：壓力

現代醫學常把壓力視爲特定生活型態、或是工作過度、情緒創傷等等造成的結果。與其說阿育吠陀將壓力視爲某個結果或症狀，倒不如說，它將壓力當作疾病的致病因子。規律的日常作息、有營養的飲食、正向的情緒和充滿愛的關係，都會帶來氣力與健康；但是晚睡晚起、食用會使自己體質惡化的食物、經常旅行、用腦過多或感官受到太多的刺激、壓抑憤怒或恐懼之類的負面情緒、以及維持著有問題的關係，全都會對身體和心靈造成壓力。此外，食物和水中的毒素、空氣汙染、噪音過多、以及許多其他的環境因素，也會產生壓力。

壓力是許多疾病的主因，可能引發過敏、氣喘、疱疹，甚至可能導致心臟病。

壓力打亂生命能量，會造成風能、火能或水能失衡（依個人的體質而定）。風型人可能罹患焦慮或害怕之類的風能症狀；火型人可能以憤怒的形式對壓力做出反應，也可能苦於高血壓、消化性潰瘍、潰瘍性大腸炎、以及其他火能疾病；水型人若處在壓力下，往往會一吃再吃。

在本書的第三部分，讀者將會發現許多建議，可將壓力對生活的衝擊降至最低，也能抒解因壓力所造成的症狀（如果有的話）。

因素8：感官的過度使用、使用不足和錯誤使用

我們的感官賜給我們莫大的歡愉以及生死攸關的資訊。透過日常經驗，我們的味覺、觸覺、嗅覺、視覺、聽覺可以滋養我們，而我們也可以透過芳香療法、色彩療法、梵咒之類的感官療法，以及其他具療癒作用的聲音、按摩、還有草本和食物中的味道，從而得到療癒。

但因爲我們所有的感知以及我們的念頭和感覺，都是生物化學事件和意識中的經驗，因此，不當使用感官會在身體內引發失衡或損壞，進而導致疾病。

感官的「過度使用」，會拉緊神經系統，對神經系統造成壓力。舉個簡單的例子，多次照射強光不但會傷害視網膜，更會拉緊視神經，因此觸發火能，於是或遲或早，這人的視力將會受到影響，或是出現類似神

經炎的症狀。如果我們聆聽吵鬧的音樂或是聽到嘈雜的聲音，鼓膜與我們的其他聽力結構都會受傷並減弱；如果這情況時常發生，此人可能會耳聾。嘈雜的聲音也會影響全身的風能，引起關節炎或骨頭退化病變之類的風能症狀。躺在太陽底下會繃緊觸覺，使火能惡化，並且可能導致皮膚癌。

感官的「錯誤使用」，意味著以不對的方式使用感官，例如，試圖閱讀非常細小的文字，或是透過顯微鏡或望遠鏡觀看（這會造成雙眼緊繃），或是躺著閱讀（那會改變聚焦的角度，使壓力逐步積累在眼球的肌肉上），諸如此類，終將導致火能或風能失調。食用大量錯誤的食物，例如，火熱、辛辣、含有卡宴辣椒的刺激食物，都是錯誤使用味覺器官。透過電話聆聽嘈雜的聲音，以及長時間電話聊天，兩者均會使風能惡化。感官接觸到錯誤的資訊輸入，例如，觀賞電視上的暴力電影，也是錯誤使用感官。

感官的「使用不足」，意味著沒有全然關注地去感知、忽略所感知到的事物、或是沒有完全發揮人類絕妙的感官構造。這可能會導致，譬如說，意外事故。季節性情緒失調是一種抑鬱症，影響冬天沒有得到足夠陽光照射的人，算是一種視覺使用不足。幽閉煩躁症源自於長期待在室內所產生的不適與坐立難安，這至少是一部分感官遭剝奪而造成的結果。長期斷食，亦即味覺使用不足，會促使風能惡化。

因素9：體質

往往，我們生病是因爲不尊重自己的知識或智慧。理解自己的「自然體質」——我們心理生物學上的構造——便是在「認識自己」。舉例來說，理解某些食物可能會打亂身心系統的平衡，從而致病，另外一些食物則會平衡並強化我們，這是我們可以用來保持健康的知識。然而，我們往往隨順當下的衝動，選擇了爲自己帶來問題的食物。

如果一個人知道自己的體質主要是火能，卻決定吃火熱辛辣的食物當午餐，然後整個夏天午後在花園裡勞動，那麼此人就是不尊重自己的聰明與理解，正在自找麻煩。

身爲一個人，我們全都是「宇宙意識」的一部分，這個宇宙智能如此優美地安排了大自然的一切。那份智能就在我們之內，遵照這些經過時間驗證的阿育吠陀法則，同時好好關注自己的直覺和內在智慧，知道什麼適合自己，我們就可以調節自己的人生，與之和諧共處。

因素10：關係

人生就是關係。我們與地球、月亮、太陽、我們呼吸的空氣、喝的水、吃的食物，全都有所關聯。你與你的朋友、父母和子女、配偶、同事、以及你自己的身體、你的念頭和感覺、你的工作、你的銀行帳戶，全都是有關聯的。在日常生活中，關係最爲重要。

我們常把自己的個人關係當作一種權力遊戲，用來操控他人，於是，關係變成了戰場，而不是愛的園地。當負面情緒在關係中出現時，例如，憎恨過去的傷痛或侮辱、憤怒、恐懼、焦慮、或批判，請好好關注那個感覺。不要評斷他人或自己。當配偶說了某些話，而你覺得受傷或生氣，向內檢視，看看你的念頭和感覺正在對你說什麼。要誠實。出於誠實，清明才會出現。

當清明欠缺時，感覺就被壓抑了，或是在關係出現危機時缺乏溝通，壓力就會不斷地積累，而這是生病的原因之一。壓力瓦解了我們內在的生物化學，使生命能量失去平衡，疾病的種子因此被種下。

丈夫與妻子，兄弟姊妹，父母和子女——我們所有的關係必須絕對的清楚明確。關係中的清明會發展出慈悲，而慈悲就是愛。因此，愛是清明。而我們都知道，愛是關係成功的關鍵。

如果回顧本節提出的十大因素，你會發現，你有許多選擇，而且可以掌控這些因素是否會打亂生命能量，造成可能致病的失衡狀態。即使面對季節和天氣這類顯然難以控制的因素，這樣的說法也是千眞萬確的：如果天冷，你可以穿得暖和些；假使天熱，就放輕鬆，遠離太陽。

疾病形成的六個階段

根據阿育吠陀的說法，生病是一段長期過程的最終結果，而疾病可以在任何階段被偵測出來並加以療癒。這個過程已被徹底研究，且各個時期均被鉅細靡遺地描述了。

疾病過程始於生命能量的平衡被打亂。暫時性失衡司空見慣，相當正常；如果惡化的症狀沒有得到修正，問題就會出現。在事件的正常進程中，風能、火能和水能都會經歷三大階段的變化週期，分別是：累積、激發或惡化、平息。舉例來說，火能在晚春時節開始壯大並累積，在炎熱的夏季被激發或惡化，然後當天氣在秋天變涼時，火能就自然而然地平息下來。

如果增強的生命能量沒有透過季節的變化自然而然地平息下來，它就會經歷進一步的變化，然後可能產生疾病。如果某人的體質是由風能主導，在秋天因爲涼爽、乾燥、多風的天氣而經驗到某種程度的風能增強，但不久後便回復正常，那麼疾病就不會形成。這人可以協助這個回復平衡的過程，譬如說，可以在多風的天氣食用濕潤、暖性的食物，同時穿得暖和些。

如何轉化負面感受

負面感受可能會對自己和他人造成傷害，譬如說，如果我們表達憤怒或批判，就會將痛苦強加在別人身上。話說回來，壓抑這類感受會替自己製造問題，因爲受壓的生物化學特性會影響體內的器官和系統，下達細胞層次。

如果表達和保留負面感受都會造成傷害，那麼當這些情緒在心中沸騰時，我們究竟應該怎麼做？阿育吠陀提供一套從這類情境中學習並以正向態度解決問題的方法。

在感覺冒出來的那一刻，好好檢視這個感覺。假設是憤怒的感覺，就來一次長長的深呼吸，讓自己感覺那股憤怒，然後將憤怒呼出去。讓那股感覺在你的「內在」完完全全地自由表達，如此一來，你誠實地看著它、感覺著它。把氣息吹進它裡面，臣服於它，與它同在。把氣息吹入它裡面，然後呼出。不久，它將會自行消解。

你必須不僅覺知到外在所發生的事——你的配偶或朋友說些什麼話——同時還必須將覺知帶到內在的自己。當覺知朝外在和內在這兩個方向走，理解就是全面的。這個方法不會在心靈留下傷疤。

注視著那個感覺，不論是什麼感覺或情緒，不替它貼標籤，不爲它命名，然後觀察者與被觀察者成爲同一個。帶著全然的覺知去觀察，主體與客體之間沒有隔閡，你自己與那個感覺之間沒有分別，給予那個感覺自由，讓它開花，讓它消逝褪去。

如果風能惡化的狀況持續下去，風能將會進入全身循環，進到深層的結締組織，以致會在此衍生出病理上的變化，疾病將會形成。失衡就是失調，而失調就是疾病。

孩童自有其在身體的子宮內創造成形之道，而疾病也一樣，它根據一個名為「發病機制」（samprapti）的過程，這個字的字面意思是「疼痛的誕生」。簡言之，疾病就是這樣發生的。

階段一：累積

基於種種原因，例如，飲食、天氣、季節、情緒、以及我們討論過的其他因素，生命能量開始積聚在自己的個別位置：風能在大腸，火能在小腸，水能在胃部。這是最輕而易舉的階段，可以在此療癒任何初期的健康問題。在這個階段，受過訓練的阿育吠陀醫師能夠從脈搏感覺到這類失衡，而你可能也有辦法自行察覺到。

風能累積可以被體驗成便祕、腹部鼓脹、大腸脹氣。火能集結可以被感覺成肚臍周圍的高溫，還可以從眼白部分的微黃變色中觀察到，或是深黃色的尿液；這人會飢腸轆轆，渴求糖果和嗜甜。積聚的水能則會導致沉重、嗜睡、食慾不振的感覺。

在這個階段，這人仍舊相當健康，何況當某種生命能量開始積累時，身體的智能會創造出對致病因子的反感，同時渴求得以回復平衡的相反面特性。舉例來說，你一連三天吃冰淇淋，水能積累壯大，以致更多冰淇淋的念頭將不再吸引你；你的身體反而會渴求可以燒掉水能、並抵制水能的卡宴辣椒或其他辛辣食物。一個人應該要聆聽這樣的智慧，不要繼續壯大致病原因。

階段二：惡化

累積的生命能量持續在它的位置上集結壯大，胃部積滿水能，小腸充滿火能，或是大腸滿溢風能。這些累積的生命能量於是試圖從所在位置向外移動。水能試圖向上進入肺臟，火能試圖移入胃部和膽囊，風能則試圖移入兩旁側腹。

你也可以感覺到這個階段。譬如說，如果你在週六晚上吃進太多水能食物，週日當天醒來時可能覺得飽足，於是心想：「也許我今天應該斷食，或是吃得非常清淡。」但緊接著有人邀你外出吃週日早午餐，於是你又大吃大喝了一頓。隔天，你可能咳嗽了，或是覺得肺部充血，因爲水能開始向上移。過剩的火能在第二階段可能造成心口灼熱或胃酸過多性消化不良，甚至是噁心。風能升高則可能導致兩旁側腹或背部中段痠痛，甚至是呼吸困難。

根據阿育吠陀的療癒方式，病程可以在任何階段加以處理，不過特定的階段需要特定的療法。在第一和第二階段，你可以靠自己逆轉病程，運用常識執行相反特性的法則，同時採取某些居家療法。一旦病程超過胃腸道，進入第三階段，就不再是自己所能控制的，這時就需要受過訓練的醫療協助。（見70頁「毒素、生命之火與病程的關係」。）

階段三：擴散

生命能量開始從發源地向外擴散，滿溢到血流中和周身循環裡，「尋找」地方進入。這時，病程已經進展到單單消除致病因子是不夠的，需要「帕奇卡瑪」（*panchakarma*）淨化療程（或是類似的潔淨養生法），才能讓生命能量返回到各自在胃腸道中的位置，然後被排出體外。

毒素、生命之火與病程的關係

身體的「生命之火」，統轄物質轉化成能量，由十三大類型構成。居中的火，名爲「賈塔阿格尼」（*jatharagni*，胃火），支配食物的消化和同化。其他的「阿格尼」（細胞、組織、器官中的火元件）執行局部的消化和滋養過程。當「阿格尼」強旺、健康時，不論一個人吃什麼，身體系統都可以消化、同化並吸收，然後將雜質排除掉。但當生命能量因爲糟糕的飲食、不健康的生活型態、或是負面情緒而惡化時，首先會影響「阿格尼」，導致不平衡。當火力「阿格尼」變得虛弱或紊亂，食物就無法適當的消化。

沒被消化、吸收的食物顆粒，積聚在胃腸道中和體內其他微妙的位置，轉變成有毒、黏稠、有惡臭的物質，稱爲「毒素」（毒素也可以由細菌入侵和細胞的代謝廢物形成）。在病程的第三階段「擴散」，毒素從發源地滿溢至血管、毛細血管、淋巴腺之類的其他身體通道，並且堵塞這些通道和細胞膜。

當這些毒素的分子塞滿通道，不斷流通於細胞之間的細胞智能「普拉納」就被堵塞了，於是有些細胞遭到隔離。被隔離的細胞是寂寞的細胞，而寂寞的細胞是迷惘的細胞。病變開始發生。不過就細胞病理學上的變化而言，根本原因是這些毒素分子的運動。因此，毒素必須藉由帕奇卡瑪療法或其他方法從身體排泄出去。（見79頁「方法四：排毒與淨化身體」。）

階段四：沉積或滲透

惡化的生命能量進入虛弱或有缺陷的器官、組織或系統，而虛弱或有缺陷是由於先前的創傷、遺傳的體質、累積的情緒壓力、被壓抑的情感、或是其他因素。體內這些虛弱的區域可以被描述成負向位置，就像馬路上的坑洞。譬如說，吸菸會造成肺臟虛弱，吃太多糖會導致胰腺和血液組織虛弱，如此等等。

這個剛剛來到且已惡化的體液（生命能量），在虛弱組織的細胞智能內製造出混亂，並且淹沒該組織，改變了它的正常特性與功能。惡化的生命能量的特性，壓制了組織的正常特性，同時與之結合，製造出一種變異狀態，改變組織的結構與功能。就這樣，疾病的「種子」開始萌芽。

至此，疾病尚未出現在表面上，但有經驗的醫師察覺得到，或是可以藉由諸如上述提到的生命能量失衡狀態辨認出來。機警的人可以在體內感覺到微妙的變化。如果這個症狀沒有在這個階段被打斷，就會爆發爲成熟的疾病。

階段五：顯化

在這個階段，性質的改變顯而易見。眞正疾病的徵兆與症狀浮現出來；這人生病了。不論是在肺臟、腎臟、肝臟、關節、心臟、腦部、或是任何地方，疾病的種子現在冒出來了，開始顯化在有缺陷的組織區。

階段六：細胞畸形導致結構扭曲

現在，病理過程全然形成，疾病完全顯化。結構的改變出現，且其他器官、組織、系統的併發症變得顯而易見。在這個階段，疾病已完全形成，因此也最難對治。

舉例來說，在第五階段，當惡化的火能入侵胃壁，就可能顯化成潰瘍；但在第六階段，火能將會鑿孔穿透潰瘍，造成出血，也可能引發腫瘤。在第五階段，功能開始被打亂；但在第六階段，組織的結構受到影響，周圍的組織和系統也受到影響。

顯然，療癒——回復平衡與正常運作——在早期階段要容易許多。因此，阿育吠陀非常強調預防。在種子階段，疾病尚未萌芽並成長之前，療癒該疾病的成效要好上許多。

健康與疾病兩者都是過程。疾病是生命能量不正常運動的過程，健康則是生命能量正常運作的過程。有智慧的人理解到，只要改變飲食與生活型態，同時避開導致疾病的致病因素，這個過程的正常節奏和特性就可以被重建起來。

關鍵在於覺知。你越是警覺到自己的心智、身體和情緒如何對改變中的環境做出反應，你越是了解自己的體質，以及你有辦法爲保持健康做出時時刻刻的抉擇，那麼你讓自己生病的機會就越少。

發病機制：
病程的六個階段

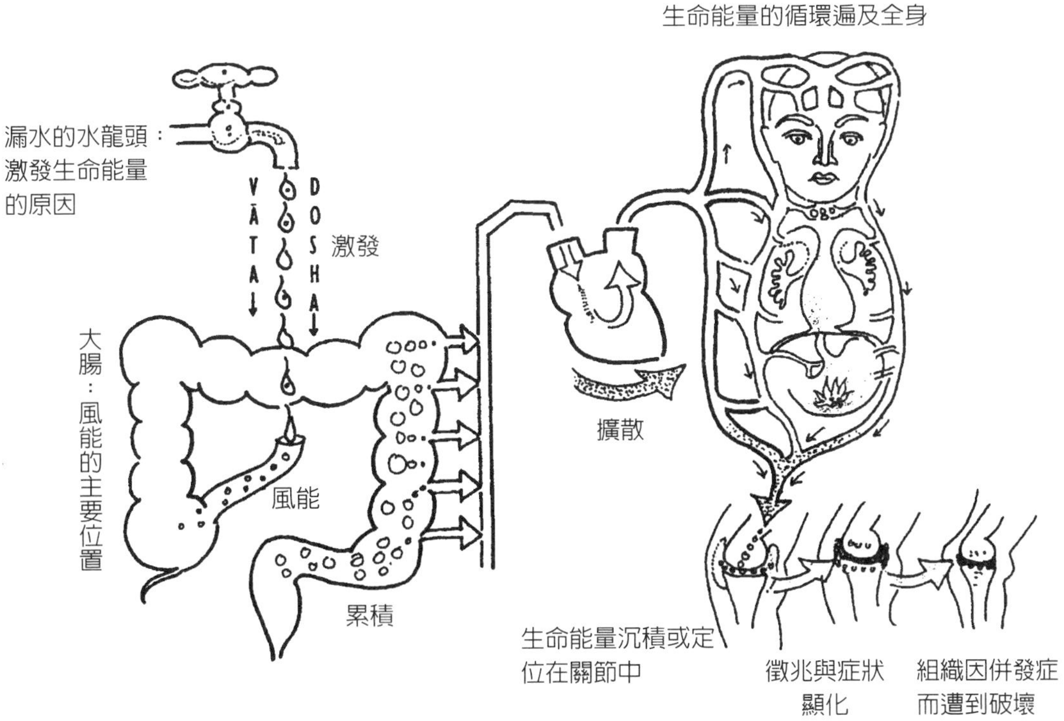

【第二部】

阿育吠陀的養生應用

4 阿育吠陀的目標：保持健康，遠離疾病

阿育吠陀的目標是：維持健康者的健康，療癒病人的疾病。如果你生病了，本書第三部分囊括了數百則可以幫助你的建議，但保持健康要比治病容易許多，尤其當不均衡的狀態已進展至病程的後期階段時，更是如此。因此，阿育吠陀醫學非常強調預防。在本章中，我們將仔細檢視阿育吠陀保持健康的幾個基本原理和方法。

方法一：保有覺知力

保持健康的主要關鍵是「覺知」。假使你知道自己的體質，也懂得保持警覺，留意自己的心智、身體、情緒如何對環境中正在改變的情況和日常生活中的無數面向（例如，你吃的食物）做出回應，就可以做出維持身體健康的周全抉擇。

如同我們在第三章見識到的，原因是被隱藏起來的結果，而結果是被揭露出來的原因，好比種子包含在有潛力的樹木之中，樹木則揭露種子的潛力。療癒原因就是在療癒結果，阻止結果實現。如果一個水型人在春天時總是出現水能問題，例如，花粉熱、傷風、充血、竇性頭痛、體重增加，這人就應該注意自己的飲

食，排除會製造水能的食物，例如，小麥、西瓜、黃瓜、優格、乳酪、糖果、冰淇淋、冰冷飲料。（冰不利於水型人，會產生充血性疾患。）

疾病成因的知識，加上理解「同類相生」和「相反特性可相互平衡」，能夠帶給我們維持或回復健康所需要的一切資訊，何況這只要透過有意識的關注，時時刻刻覺察自己的行爲。

如果我有意識地活著，就會觀察到，兩週前吃過優格以後，我感覺到鼻塞，傷風形成了，然後傷風被清除掉，我感覺好了幾天。當優格再次來到我面前，那段記憶浮現，我的身體會說：「喂！上次你吃了優格後就生病了！」如果我關心地覺察，同時聆聽我的身體，它將會告訴我：「我不要吃優格。」聆聽身體的智慧——身體的智能——就是保持覺知，而這是預防疾病最有效的方法之一。

開發「覺知力」，覺察失衡的潛在原因、以及一個人時時刻刻的安康狀態，是維持健康必不可少的第一步。第二步是採取行動。

方法二：採取行動，針對原因做調整

你不能操控天氣，但可以穿著得當，如此，寒風、或下雨、或是夏季的酷熱，都不會使生命能量惡化。天氣變化是生命能量失衡的一個潛在原因。多風、寒冷、乾燥的天氣會使風能惡化；炎熱、黏稠的天氣一定會激起火能；寒冷、多雲、潮濕的天氣會增強水能。一旦我們擁有知識與理解，就該是採取行動的時候。戴帽子、圍圍巾、穿上溫暖的外套；遠離直接照射的陽光。要針對原因做調整。

疾病與失衡的潛在原因不斷地升起，出現在體內，也發生在外界。天氣在變，周遭環境在變，念頭和感覺在變，有壓力的情境來來去去。回應這些變化時，我們必須有技巧地採取行動。如同《薄伽梵歌》所言：

「行動中的技巧就是所謂的『瑜伽』。」

我必須夠聰明，才能知道自己過往的歷史，並從中學習。我吃了鷹嘴豆，結果胃痛，所以這一次我不應該吃鷹嘴豆。或者，如果除了鷹嘴豆之外沒東西可吃，那麼我可以加些孜然粉、印度酥油（澄清奶油）、以及一些芥菜籽，這就適合我吃了。鷹嘴豆乾燥、形成風能的效應，將會因潮濕、多油的印度酥油和暖性香料而被調整。

阿育吠陀的烹飪藝術是阿育吠陀藥學中相當重要的一環。添加特定的調味料可以改變食物的屬性，使某樣「被禁止的」食物（可能激發失衡的食物）變得可以接受。譬如說，有些人對馬鈴薯過敏，馬鈴薯會害他們脹氣，造成肌肉與關節周圍產生些許疼痛；但如果將馬鈴薯去皮，用印度酥油、一些薑黃、芥菜籽、孜然粉、芫荽葉煎炒，就可以減輕馬鈴薯激發風能的屬性，這麼一來身體便懂得該如何處理。你可以採取行動，針對原因做調整，身體的回應將會不一樣，那個特別的致病因子就不會產生不良的影響。

這個法則同樣適用於心理因素。你可能知道觀賞暴力電影會使你心煩意亂，害你夢魘頻頻。暴力影像打亂了你生命能量的平衡，激起焦慮和恐懼。你已經觀察到這發生在你身上，下一次在面對如此使你受制於暴力電影的「機會」時，你便可以直接拒絕。

歸根結柢，這是同一個核心課題——意識、覺知、找出：「我在這個處境裡的角色是什麼？我知道什麼？我可以做什麼？」

方法三：回復平衡

保持健康的第一步是開發覺知力，覺察到疾病的潛在原因，如此，你才能聰明地避開疾病或對付疾病。

第二步是採取行動，調整無法避開或操控的原因（例如，天氣）。下一步是：一旦健康迷路了，就要立即回復平衡；而回復平衡的主要方法是：套用一項或多項的相反特性。

如果你覺得冷，就喝些熱湯或溫暖的東西。如果你感到躁動或心煩（或許你看了那場暴力電影，而它與你原本較好的判斷力相牴觸），那就坐下來靜心，讓頭腦和情緒平靜。如果你的火能已被激起，而且覺得自己動怒了，可去游個泳或吃些甜甜的涼性水果。

這個原理似乎非常簡單，而且很有道理，以致於在實際的日常生活中相當容易被忽略。但它卻是極其強而有力且效力非凡的。如果你好好應用，就會發現可以迅速且不費力地重拾心靈與身體的平衡。

方法四：排毒與淨化身體

現在，我們必須探究另一層次的自我療癒。如果你一直沒有抓住機會開發覺知力，也沒有針對原因做調整，或是應用相反特性來回復平衡，而且已經開始生病了，該怎麼辦呢？現在該怎麼做呢？

這套相反法則幾乎在任何疾病階段均放諸四海皆有效且有所助益。然而一旦疾病已開始形成，光有這套法則是不夠的。在這個階段，有必要運用技巧來清理與淨化身體過剩的生命能量和累積的毒素。

我們已見識到，當生命能量因爲不當的飲食、不健康的生活型態、負面情緒、或其他因素而惡化時，最先影響到的是體內支配消化與同化的生命之火「阿格尼」。當「阿格尼」變得虛弱或被打亂時，食物的消化便不完全。沒被消化、吸收的食物顆粒累積在胃腸道內，轉變成有毒、黏稠的物質，稱爲「毒素」。在病程的第三階段「擴散」，毒素塞滿腸子，透過血管之類的其他身體通道溢流，同時滲入身體組織，導致疾病。

因此，毒素是疾病的根本原因。存在身體系統內的毒素可以被感覺成疲累，或是一股沉重感。毒素可能會引起便祕、消化不良、脹氣、腹瀉，也可能會導致口臭、口中有異味、身體僵硬、或是精神錯亂。察覺毒素最容易的方法是：舌頭上的一層厚苔。

根據阿育吠陀的說法，疾病其實是一場毒素危機，身體在此試圖排除累積的毒性。因此，一旦毒素已開始集結積累，預防疾病的關鍵就是幫助身體排除毒素。

爲了移除身體系統中的毒素，阿育吠陀採用了許多體內清理療程。其中之一（在西方世界最廣爲人知）是名爲「帕奇卡瑪」（意思是「五種業行」）的一套五道程序療程。在阿育吠陀治療中心所使用的帕奇卡瑪程序包括：讓身體準備好釋放毒素的預先淨化法，以及後續的淨化法本身。

第一個準備步驟是體內油療。患者被要求每天喝下定量的少許印度酥油，連續七天。印度酥油在體內通道中形成一層潤滑通道的薄膜，讓寄存在深層結締組織中的毒素可以自由移動到胃腸道內等待排泄，而不會緊黏著通道。完成體內油療需要三至五天、甚至更久，視個人情況而定。

這之後是體外油療，有推油按摩（油療法）與排汗熱療兩種。採用某特殊按摩法將油塗抹於全身，幫助毒素移向胃腸道。這套按摩可同時軟化表面與深層組織，有助於抒解壓力和滋養神經系統。然後這人被施予蒸氣浴，進一步鬆開毒素，使毒素更快移向胃腸道。

經過三至七天這樣的程序，生命能量將會變得相當「成熟」。這時，醫師將會斷定患者已準備好要排除惡化的生命能量和累積的毒素，然後從五「業行」（*karma*）之中挑選一種，作爲排除過剩生命能量的最便捷途徑。這些程序包括：

催吐療法：從胃部移除毒素和過剩的水能。

● **催瀉療法**：有助於從小腸、大腸、腎臟、胃部、肝臟和脾臟移除毒素和過剩的火能。

● **藥物灌腸療法**：幫助從大腸移除過剩的風能。惡化的風能是疾病顯化的主要致病因素之一，假使能夠經由使用藥物灌腸療法來控制風能，對消除絕大部分疾病的成因便大有幫助。

● **鼻腔滴藥**：將乾燥的草藥粉或印度酥油之類的油品注入鼻腔中，幫助移除積聚在頭部、鼻竇、咽喉區的生命能量，將呼吸清理乾淨。

● **血液淨化**：傳統上從兩種方法當中擇一施行。放血是其一，即從血管中抽取少量的血液，不過這在美國仍屬非法，因此並不在此採用。其二是使用如牛蒡等淨化血液的草本植物來滌淨血液。

帕奇卡瑪並不是阿育吠陀用來排除體內毒素的唯一方法。通常視個人的氣力與疾病的嚴重程度，採用兩大方法的其中一種。如果患者虛弱、疲憊不堪且疾病強大，阿育吠陀偏愛採用的是緩解和平息的方法，透過包括草本植物在內等比較溫和的淨化方法來中和毒素。如果患者比較有氣力和能量，且疾病不是那麼的複雜或嚴重，就適合採用「帕奇卡瑪療法」。

◆**重要提醒**：帕奇卡瑪是一套強而有力的特殊程序，需要受過適當訓練的醫療人員引導，只受過少量阿育吠陀訓練的人並不足以擔當。這個療法是為每一個個人而施行的，這人有自己特定的體質與心智狀況，這需要在每一個階段（包括「後帕奇卡瑪」支援階段）密切觀察與監督。

不適合食用印度酥油的人

使用印度酥油進行體內油療被推薦給大多數人。不過，膽固醇、三酸甘油酯、血糖過高者，不宜採用此法。所以，開始居家療癒之前，請先就診，針對這些因素進行血液檢測。

如果上述三個數值均落在正常範圍內，採用印度酥油就沒問題。假使偏高，可用亞麻籽油代替印度酥油。亞麻籽油可提供有效的油酸脂作用，而且內含脂肪酸，能夠幫助降低膽固醇。

每天飯前十五分鐘服用兩大匙亞麻籽油，一日三回，持續三日。

方法五：簡易的居家淨化法

不論是定期預防（逆轉任何積累的毒素），或是對治特定的健康問題，帕奇卡瑪排毒療法都是極力推薦的清理和排毒技巧。假使附近找不到由受過訓練的阿育吠陀醫師督導的帕奇卡瑪中心，不妨在家施行一套有效的淨化療程。

居家排毒療程從體內油療開始。連續三天，每天一大早食用大約五十六公克溫暖的液態印度酥油（印度酥油製作說明，見493頁）。對風型人，可食用加入一撮岩鹽的印度酥油；對火型人，可直接食用大約五十六公克印度酥油；對水型人，應該在印度酥油中加入一撮「三辣藥」（*trikatu*，由等量的薑、黑胡椒、以及稱爲「印度長胡椒」的蓽茇（*pippali*）混合而成）。

印度酥油可提供油酸酯給身體，同時潤滑身體內部，這是必要的，以方便毒素從深層組織回到胃腸道，利於排泄。

經過三天的體內油療，就來到體外油療的時候。接下來的五到七天，將約二百至二百三十公克溫暖的油（不要熱燙的喔！）塗抹到身上，從頭頂到腳趾頭都徹底地塗抹擦揉。最適合風型人的是沉重而溫暖的芝麻油；火型人應該使用不那麼熱性的葵花油；水型人用玉米油最好。你可以做這套推油按摩十五至二十分鐘。等油經過充分按揉和吸收後，就洗個熱水澡或淋個熱水浴，然後用苦楝（*neem*）之類的阿育吠陀草本香皀清洗，讓一些油分留在肌膚上。

阿育吠陀古教材建議在肌膚上塗抹一些鷹嘴豆粉（可以在印度雜貨店和天然食品行買到），可吸收油脂並幫助去油。此法的去油功效絕佳，但比較適合在戶外沐浴的文化。今天如果使用鷹嘴豆粉，要注意，油、鷹嘴豆粉、熱水會凝結成一大塊，容易堵塞水管。洗完澡後應立刻再用熱水沖洗排水管，可以減少堵塞。

居家淨化期間，每晚晚餐後至少一個小時，服用二分之一至一茶匙的「三果實」（*triphala*，一種強化兼淨化的草本複方）。（「三果實」相關資訊，見492頁。）將大約半杯沸騰的開水加入三果實粉中，浸泡十分鐘，或是等水涼些，然後飲用。三果實不但具有許多的療癒和滋養屬性，更是溫和但有效的輕瀉劑。它提供比較強力的「催瀉療法」的好處，但效果要溫和些，且持續時間較長。三果實很安全，一次可以有效地使用好幾個月。

若要完成你的居家帕奇卡瑪排毒療法，請在最後三天，在洗完熱水澡或淋完熱水浴之後，執行阿育吠陀的「藥物灌腸療法」，採用「十根粉」（*dashamoola*，是由十種花草構成的配方）茶灌腸。做法：將一大匙草本複方十根粉，加入四百七十三毫升的水中煮沸五分鐘，製成茶，放涼後過濾，用此液體作爲灌腸劑。（「藥物灌腸療法」說明，見497頁。）只要尙且舒服，就將灌腸劑留在體內。不要擔心少許或完全沒有液體滲漏出來。對有些人來說，尤其是風型人，大腸可能非常乾燥兼脫水，因此灌腸劑會完全被吸收。這是完全無害的。

用印度酥油和其他油品進行「身體內外油療」，藉由淋熱水浴或洗熱水澡排汗進行「排汗熱療」，然後用三果實「催瀉」，緊接著用十根粉茶進行「藥物灌腸」，如此構成有效的帕奇卡瑪排毒療法，讓你可以自己在家輕鬆做到。

整段療癒期間，充分的休息很重要，而且要奉行輕食。從第四天到第八天，只吃印式養生飯「基恰里」（*kitchari*），這是以等量的印度香米和綠豆仁，與孜然、芥菜籽、芫荽籽一起燒煮，再加入大約兩茶匙的印度酥油。「基恰里」是一種有益健康、營養、均衡的食物，擁有絕佳的蛋白質組合，容易消化，適合三種生命能量，而且還具有清理功效。

成爲自己的療癒師，執行這套簡單的居家淨化療法，並且最好趁季節交替之時。要爲自己的療癒負起責任，你將會開始經驗到思考和感覺上的巨大改變，而且將會眞正愛上自己的生命！

帕奇卡瑪居家療法時程表

以下是一份理想的時程表，讓你方便執行帕奇卡瑪居家淨化療法：

天數	體內油療	體外油療兼沐浴	藥物灌腸療法	飲食
1	✓			你的生命能量餐飲
2	✓			同右
3	✓			同右
4		✓		單一飲食——「基恰里」與芫荽籽／孜然／甜茴香茶
5		✓		同右
6		✓	✓	同右
7		✓	✓	同右
8		✓	✓	同右
9				「基恰里」搭配蒸煮蔬菜

方法六：恢復活力的回春療法

帕奇卡瑪療法的目的不只是康復，更要淨化身體，強化身體，如此，未來才不會生病，並且可以健健康康地延年益壽。在這方面，帕奇卡瑪淨化法可以被視爲回春的預備式。如果你想要將襯衫染色，可別在襯衫髒的時候這麼做。要先把襯衫洗乾淨，再染色。清洗的工夫就是帕奇卡瑪排毒療程，染色則是回春與重振。

阿育吠陀「回春療法」帶來細胞的更新與長壽，當細胞活得更長久，人也就更長命。回春療法帶來氣力、活力與長壽，強化身心的正常狀態，增強能量，增進免疫力，身體的各種「阿格尼」變得更加強旺，於是健康狀況也變得更加健全。

對風型人來說，絕佳的回春補品是草本植物「印度人蔘」（*ashwagandha*）。做法：一日二回，早上和晚上，將一茶匙印度人蔘加入一杯熱燙的牛奶中飲用。

火型人的絕佳回春草本是「蘆筍草」（*shatavari*）。做法：一日二回，將一茶匙蘆筍草加入一杯溫熱的牛奶中飲用。

水型人可以使用「黃細心」（*punarnava*）。做法：一日二回，將一茶匙黃細心加入一杯溫水中飲用。

你也可以使用專門滋補身體系統的各種混合草本，例如，傳統配方「印度醋栗醬」（*chyavanprash*）。

帕奇卡瑪居家療法的三大注意事項

1. 即使是這套溫和的帕奇卡瑪居家療法，也具有強大的效力，因此只能施行在氣力足夠的患者身上。如果你有貧血，或是感覺虛弱、疲憊不堪，那麼就連這套居家療法也不適合你。

2. 如果懷孕了，千萬不要在診所施行帕奇卡瑪療程，甚至連這套居家淨化療法也不適合。

3. 帕奇卡瑪療程的一個結果是（即使是這套溫和版居家療法亦然），深層結締組織可能會開始釋放懸而未決的過往情緒，例如，悲痛、哀傷、恐懼或憤怒，伴隨積累的毒素和過剩的生命能量。如果發生這種情況，不妨替自己製作一些定心茶，同時靜心，運用你學到的不論什麼方法，或是第七章談到的「空碗」靜心（見124頁）。情緒的釋放可能在你完成帕奇卡瑪居家療法之後出現幾週、甚至是幾個月。

若要使你的回春療法更具功效，在完成帕奇卡瑪淨化療程之後，請騰出一些時間來建立氣力。不論你騰出的是一個週末、一週、一個月、甚至是更長的時間，要利用那段時間專門休息、放鬆，重建身、心、靈。以下是幾則建議：

- 充分休息。
- 奉行無欲，才不至於浪費生命的能量。
- 留意飲食，依照適合自己體質的膳食指南。
- 經常靜心、做瑜伽。

關於為各種體質準備的回春草本、食物、補品，更多的建議呈現在第三部分。譬如說，你可以參照「性慾低落」（見372頁）和「疲勞與慢性疲勞」（見302頁）的介紹。

方法七：培養自尊、自信和自重

自我尊重是療癒的核心。由於心靈和身體的連通性，我們的自尊感就是我們細胞的自尊感。這是因爲根據阿育吠陀的說法，每一個細胞都是一個智能與覺知的中心，每一個細胞都攜帶著自我感才能生存下去，也就是細胞內的自我感維持住細胞的大小和形狀。自尊、自信和自重可增進細胞的智能，這是適當的細胞運作和免疫力所必需。

現代科學剛剛承認身心連結的重要性，但五千年來，這個知識一直是阿育吠陀的一部分。我們的自我感、我們的態度和理解、我們的感覺，全都是心理上的大事。自我尊重就是這麼一樁大事，它強化我們的細胞，以及我們身體的所有面向。缺乏自信和自愛是有害的。

癌症是這類缺乏的一個實例。癌細胞已經喪失了它們的智能，它們的成長與身體是分開的。它們是不規則的、強健的，有種孤立、自私的自我感，與正常、健康細胞的生命相衝突。當癌症發生時，就好像一場戰爭正在癌細胞與健康細胞之間進行。如果健康細胞的自尊夠強，就能夠戰勝並殺死癌細胞；但如果我們的自尊和自重不夠，那麼癌細胞將會勝出，並且戰勝健康的細胞。

因此，自我尊重對維持免疫力來說相當重要。如果你愛自己本來的樣子，就會培養出自信，而那將會療癒疾病。因此，細胞的免疫力（或天然抵抗力）其實仰賴自我尊重。

5 阿育吠陀的生活型態：終極的預防醫學

每天如何過生活，是決定你的健康和經驗品質的關鍵因素，也是你最能夠掌控的因素。你無法操控天氣或自己的基因組成，但你日常的作爲，要麼增進你的健康、活力、以及對疾病的抵抗力，要麼使你筋疲力竭。時時刻刻的選擇——該吃什麼、要吃多少、如何回應他人、是否該運動、熬夜要熬到多晚等等——在你的心智與生理健康方面扮演重要的角色。

但是，你如何創造自己的生活型態——這個日常生活的節奏，難道只是純粹的習慣使然？或奠基於父母的生活型態以及你的成長方式？你醒來的時間難道應該被需要去工作的時間所規定支配嗎？你吃的食物難道應該讓速食店現有的食物來決定嗎？如果你決定要掌控自己的生活型態，建構出更健康的新習慣，什麼樣的法則將會引導你？

根據阿育吠陀的說法，最好的做法莫過於努力過著與大自然和諧共處的生活。

讓生活與大自然的規律同調

阿育吠陀曾在一個與今日生活截然不同的文明中蓬勃發展，在那個世界，人類的生活與自然界的生命緊密交織。大自然偉大的節奏與力道——日夜的交替、節奏分明的四季循環——全都影響著我們；人類生命不可避免的四季和周期，出生與成長，老化和死亡，同樣影響著我們。透過被我們當作食物食用的植物、我們飲用的水、以及與一切生命共同呼吸的空氣，我們與大自然合而爲一，密不可分。

心定神寧並將阿育吠陀的智慧展現出來的聖賢們見識到這點，他們還見識到，身體健康的最大關鍵在於讓自己與大自然和諧共處。因此，你即將看見，阿育吠陀遵循的理想日常作息是奠基在大自然的模式之上。與大自然同調，也代表與「你的」本性、你的「自然體質」同調。這意味著，忠於你自己的本性，忠於你被建構起來的方式，包括心智上、情緒上、生理上。這表示，你的食物和運動需求、你需要多少睡眠、多少性行爲對你來說是健康的、哪一種氣候對你有裨益，這些全都圍繞著你的生命能量組成，也就是你個人的本性。

依照大自然和自然法則生活，意味著，適應不斷改變的環境，藉此不斷平衡自己的內在生態。

阿育吠陀日常作息的特色

爲了維持身體健康，將我們的身體、心智、意識轉化至更高層次的運作，日常作息是必要的。規律的日常作息使我們與大自然的節奏和諧共處，這建立起體質的平衡，幫助調整我們的生物時鐘，間接協助食物的消化、吸收、同化，產生自尊、紀律、平和、快樂與長壽。

太早或太晚醒來、飲食放縱無節制、熬夜熬得太晚、工作壓力、不適時排便，這些習慣會使我們心神不寧。規律的睡眠、清醒、進食、排泄，如實地跟隨一套規律的日常作息，可爲生活帶來紀律，幫助維持生命能量的完整。

我們的身體是一具時鐘，或者說，是同時有好幾具時鐘。根據阿育吠陀的說法，每一個器官都有一個最大運作的確切時間。早晨是肺的時間；中午是胃的時間，這時我們會感到飢餓；午後是肝的時間；下午稍晚則是大腸和腎臟的操作高峰期。

這具生物時鐘與生命能量時鐘通力合作。早晨和傍晚（黎明和黃昏）是風能影響力最大的時候。一大清早，從凌晨兩點左右到日出，風能造就運動，於是人們醒來，容易排泄廢物。同樣地，午後，從大約下午兩點直到日落，風能的影響使一個人感到輕盈而活躍。

早上和晚上是水能時間。從日出直到上午十點左右，水能使人感到清新但有些許沉重。然後同樣地，晚上從六點左右直到大約十點，水能迎來一段空氣涼爽、慣性、能量衰退的時期。

正午和半夜是火能時期。上午十點左右，水能緩緩地融合成火能；到了中午，人感到飢餓，準備享用午餐。同樣地，從晚上十點直到凌晨兩點左右，火能處於高峰，於是食物被消化了。

就這樣，形成每天的風能─火能─水能循環：

上午6點～上午10點＝水能
上午10點～下午2點＝火能
下午2點～下午6點＝風能
下午6點～晚上10點＝水能
晚上10點～凌晨2點＝火能
凌晨2點～上午6點＝風能

因此，有一具生命能量時鐘（某一特定的生命能量處在運作的高峰期），以及一具生物時鐘（某一特定器官處在運作的高峰期），以這兩具時鐘爲基礎，阿育吠陀的聖賢們發展出「日常作息」。這個日常作息是在生物和生命能量時鐘與序列時間之間帶來和諧的藝術。以下是這門藝術最爲顯著的特色：

儘量早起

日出之前起床是有裨益的。早晨這時候，大自然中的純淨特質生動活潑，可以帶來清新感，使人更能觸及感知與心靈平靜的大門。

理想上，風型人應該在早上六點左右起床，火型人應該在五點三十分以前，水型人應該在四點三十分以前。這是理想值，盡力做到就好。如果能在五點三十分醒來，就算非常好了。

醒來以後，注視著你的雙手好一會兒，然後用雙手輕撫臉龐、脖子、胸部、下達腰部。這會讓人更加警覺。

念誦祈禱文

憶起「神聖的實相」，想起那是我們的生命，讓一天這樣開始是有益處的。你可以依據宗教信仰或是個人經驗，用自己的方式完成此事，也可以採用如下簡單的祈禱文：

親愛的神，你在我之內
就在我的氣息之內

就在每一隻鳥、每一座巨大的山脈之內。
你甜蜜的觸碰遍及萬物
而我受到全然的保護。
神啊，謝謝祢
給了我眼前如此美麗的一天。
願喜悅、愛、平和、慈悲
成爲我生命的一環
以及今天我周遭的一切。
我正在療癒，而且被治癒了。

洗臉、漱口、洗眼睛

用冷水潑幾下臉。徹底漱口，把水吐掉。然後用涼水洗眼睛，接著輕輕地按揉眼皮，好好的按摩一下。眨眼七次，然後朝各個方向轉動眼珠：左右、上下、斜對角、順時針、逆時針。所有這些動作全都會幫助你感到警覺而清新。（關於眼睛運動與清洗眼睛的詳細說明，見294頁「阿育吠陀眼睛護理法」。）

喝一杯水

喝一杯常溫水，最好用純銅杯或平底玻璃杯盛裝。（前一天晚上先裝滿水，靜置一夜。）如果水太冷，可能會激起傷風、咳嗽、喉嚨痛等水能失調。對水型人和風型人來說，喝熱水比較好；但對火型人而言，微溫的水最佳。

這水不會被吸收，但會沖洗胃腸道，沖刷腎臟。它也會刺激腸道蠕動，刺激降結腸與回盲瓣，幫助排便順暢。

一早的第一杯就是咖啡或紅茶並不好。這類飲料會耗盡腎臟的能量，過度刺激腎上腺，使便祕加劇，而且還容易上癮。

排泄

坐在馬桶上排便（蹲著更好）。即使不是很想上大號，也坐個幾分鐘，不勉強。如果每天在喝完溫水之後這麼做，習慣就會逐漸養成。（增進健康排便的相關建議，見259頁「便祕」。）

排便結束後，用溫水沖洗肛門，然後用溫和的肥皀洗淨雙手。

清潔牙齒和舌頭

用柔軟的牙刷刷牙，以及搭配由澀味、辛辣味、苦味草本製成的草本藥粉。（更進一步的建議，見460頁「阿育吠陀牙齒與牙齦護理法」。）

每天早晨刮舌頭，是日常衛生保健的重要一環，你可以從這裡學到許多與自身健康和習性相關的常識。注意舌苔有多厚，你的氣息聞起來如何。如果殘留昨晚披薩的氣味，意味著披薩還沒有完全消化掉。如果舌苔很厚，代表身體系統內有許多的毒素或毒性，也許是吃得太晚，或是晚餐不容易消化。

如果舌頭上有毒素，氣息有惡臭，就不要吃早餐。如果昨晚的晚餐還沒消化，吃早餐是不好的。

你會見識到，這套日常養生法帶來更大的覺性。遵循這套作息，你與自己的身體接觸，觀察到自身系統的運作。你非常清楚目前的狀況。這樣的知識使你有力量改變行爲，創造更優質的健康。

若要刮舌苔，請用不鏽鋼刮舌器，也可以用湯匙。溫和地從舌頭後方或底部向前刮，直到刮遍整個表面爲止（刮個七至十四次）。這麼做，除了可將細菌從舌頭上清除，刮舌頭還送出一個間接訊息給所有的體內器官，並且刺激胃火與消化酶。

漱口

若要強化牙齒、牙齦和下顎，改善聲音和消除臉頰的皺紋，可每天用溫暖的芝麻油漱口兩次。此外，將芝麻油含在口中，用力地來回漱口，然後吐掉，接著用食指溫和地按摩牙齦。

鼻腔滴藥

現在將三至五滴溫暖的印度酥油、婆羅米（*brahmi*）酥油或芝麻油滴入兩側鼻孔，有助於清潔鼻竇，也可改善聲音、視力、心智清明度。逢遇乾燥氣候，以及寒冷的冬季期間，屋內氣溫因乾燥的空氣而升高，這時，鼻腔滴藥有助於保持鼻孔潤滑。（更多「鼻腔滴藥」相關資訊，見499頁。）

鼻子是通向大腦的門戶。鼻腔滴藥的使用可滋養生命氣息「普拉納」，活化意識與智能。

推油按摩

取一百一十至一百四十公克暖熱（不燙）的油，擦揉整個頭部和全身。用油溫和地按摩頭皮，可以爲你帶來一整天的幸福快樂，同時有助於預防頭痛、減緩禿頭、延緩頭髮灰白的速度。如果就寢前再次用油擦揉全身，將有助於帶來優質的睡眠。

推油按摩可促進循環、鎮定心神、減少過剩的風能，使全身肌膚變得柔軟、平滑、光亮。

選擇適合自己生命能量的按摩油

關於阿育吠陀推油按摩，請根據你的體質類型，使用下列其中一種油：

- 風能：芝麻油
- 火能：葵花油
- 水能：玉米油

沐浴

做完推油按摩之後，洗個澡或淋浴。沐浴具有潔淨作用，令人神清氣爽，可以消除疲勞、帶來活力、增強警覺性，同時延年益壽。天天沐浴可使你的生命神聖虔誠。

運動

每一個人每天都應該做些運動。清晨迎著清新的空氣散步，做幾下瑜伽伸展操，對許多人都非常好；一些額外的有氧運動可能也有益處，依你的自然體質而定。

水型人的體格比較強健、粗壯，做得來最劇烈的運動，而且能從中獲益。跑步、騎單車、打網球、做有氧體操、健行、爬山，都非常適合水型人（不過水型人並不喜歡這類激烈運動）。火型人適合運動量適中的鍛鍊（游泳對冷卻火型人特別有幫助），而風型人最適合比較安靜的運動，例如，散步、悠閒地游泳、或是瑜伽體位。

大體而言，阿育吠陀建議，要運動至耗掉你的一半能量。有一個不錯的丈量標準是：運動到前額、雙臂下方、脊柱沿線出汗爲止。絕對不建議過度用力。

推薦瑜伽伸展操給所有體質的人。對風型人來說，特別有用的瑜伽姿勢包括拜日式（十二回合，慢慢完成）。風能在身體內最重要的活動中心是骨盆腔，伸展骨盆肌肉的任何鍛鍊都有助於鎮定風能，包括：前彎式、後彎式、脊柱扭轉式、肩倒立式、犁式、駱駝式、眼鏡蛇式、蝗蟲式、貓式、牛式、抬腿。頭倒立式、半輪式、瑜伽手印也有所裨益。（如需瑜伽姿勢圖解，見附錄四。）

火能的主要活動中心是太陽神經叢，因此，伸展太陽神經叢周遭肌肉的鍛鍊，對火型體質的人來說尤其有益，可幫助平定火能，包括：魚式、船式、駱駝式、蝗蟲式、弓式。火型人也應該操練拜月式（十六回合，速度稍快），並且避開頭倒立式、肩倒立式、犁式、以及其他倒立體位。

水能的重要活動中心是胸部。伸展肺腔和增強胸部循環的鍛鍊對水型人有效，有助於緩和及預防支氣管充血、咳嗽、以及其他水能疾病。有裨益的姿勢包括：拜日式（十二回合，快速完成）和肩倒立式、犁式、蝗蟲式、橋式、孔雀式、棕櫚樹式、雄獅式。（瑜伽姿勢圖解收錄在附錄四。）

調息法

運動完後，靜靜地坐著，深呼吸幾下：風型人做十二次「鼻孔交替調息」；火型人做十六次「冷卻氣息」（清涼調息）；水型人做一百次「火的氣息」（風箱式調息）。（這些呼吸鍛鍊的相關說明，見117至119頁。）

靜心

結束調息後，立即靜心。不論你做的是什麼靜心系統或技巧，立刻做吧。如果你目前並沒有做任何的靜心練習，可嘗試第七章解說的「空碗」靜心（見124頁）。你會發現，靜心將爲你的生命帶來平靜與均衡。

早餐

現在是你享用早餐的時候了。夏季時，早餐應該吃得相當清淡，天氣寒冷時則需吃得豐盛些。風型人和火型人都應該吃些早餐；水型人如果不吃早餐，通常更好，因爲在水能時間進食會增強體內的水能。請遵照第八章所述適合三大生命能量的飲食指南。

三大生命能量的用餐時間表

	風型人	火型人	水型人
早餐	上午8點	上午7點半	上午7點
午餐	上午11點～中午	中午	中午～下午1點
晚餐	下午6點	下午6點～7點	下午7點～8點；千萬別吃點心！

出門工作

早餐後，出門去上班；如果是學生，就去上學。走路（或是開車、搭火車、或公車）上班時，要覺察每一步。隨身帶著靜坐得來的禪心。當你看著老闆或同事，同時看向內在，然後你的工作將會變成一種靜心，你將會發現自己帶著慈悲和更大的覺性看待他人。

工作時最好不要喝茶或咖啡。如果口渴，喝些溫水；喜歡的話，也可以喝些果汁。

午餐時間

中午左右，你會很餓。喝一碗湯，吃些沙拉，或者吃些米飯和蔬菜，遵照適合自己體質的膳食指南。用餐期間不要喝太多水，一杯即可（最好是溫水，但絕不要是冰水），兩口飯之間啜飲一小口。喝一些水可促進消化。

可以在午餐前一小時或午餐後一小時喝一杯水，但不要在餐後馬上喝，那會減慢消化速度，製造毒素。

坐得正，走得直

保持脊柱挺直。當你讓脊骨保持挺直時，能量會向上流動，你便可維持自己的覺知。當脊椎彎曲時，將很難保持覺知。

散步

結束當天的工作後，散步回家，一個人靜默地走在樹林間、公園裡或是河堤上，聆聽水流、鳥鳴、樹葉沙沙作響、狗叫。在那樣的聆聽中，重拾禪心。

就這樣，每一天變得怡人美好，每一天都成爲一次慶祝，是某樣新的東西。因此，日常作息最爲重要。日常作息的紀律將爲覺知、敞開、清明騰出空間。

晚餐

下午六點鐘左右（見99頁「三大生命能量的用餐時間表」）吃晚餐。如果喜歡下廚烹飪，可以根據我與烏莎．賴德合著的《阿育吠陀自癒食譜》（*Ayurvedic Cookbook for Self-Healing*）來烹調。不要邊吃飯邊看電視。要專心吃飯。專心吃飯可以成爲一種靜心。當你帶著覺知吃飯，就不會吃得太多，只會吃下足夠的量。

最好趁太陽還未下山時吃飯。夜間吃飯會改變身體的化學作用，睡眠將會被打亂，隔天早上會覺得沒休息夠。如果六點左右吃晚餐，九點時，胃會是空的，這樣才會睡得好。

晚餐後

邊洗碗邊唱歌。要開開心心，笑口常開。

晚飯後一小時左右，如果你吃三果實，可服用二分之一茶匙，搭配一些溫水。然後喜歡的話，可以看電視，或許看些新聞。你應該知道世界上正在發生的事。不然也可以閱讀雜誌或看看書。

就寢前

就寢前，讀些靈性讀物很重要，即使只看個幾分鐘。

不要忘記喝一杯熱燙的牛奶，可加些薑、小豆蔻、薑黃。睡前喝牛奶有助於誘發優質的睡眠。根據阿育吠陀的說法，奶水也滋養著身體最爲精緻的「生殖組織」。

用一些油擦揉腳底和頭皮，不但具舒緩作用，且可促進寧靜的睡眠。

最後，就寢前，靜心幾分鐘。安靜地坐著，注意你的氣息。在氣息之間的停頓中，你將與空無相會，而空無是能量與智能。要允許那份智能處理你的問題。以此方式，你用靜心展開和結束每一天，於是靜心將與你同在，即使在深度睡眠期間。

就寢時間

建議風型人在晚上十點前就寢，睡時靠左側臥。火型人應該靠右側臥睡，在晚上十至十一點之間就寢。水型人的最佳就寢時間介於十一點至午夜，睡時應該靠左側臥。

水型人通常喜歡睡九小時左右，而且覺得這樣對自己好。但這是幻覺。睡這麼長的時間會減緩水型人的新陳代謝，導致體重增加，變得豐滿圓胖。他們的最佳時程是熬到大約晚上十一點或午夜左右才就寢，然後早早醒來，大約早晨四點半或五點鐘左右，接著出門散步。如此較短的睡眠有助於誘發體內的輕盈特質，而且體重會開始減輕。

三大生命能量理想的起床與就寢時間

	風型人	火型人	水型人
起床時間	早晨6點	早晨5點半	早晨4點半
就寢時間	晚上10點	晚上10點～11點	晚上11點～午夜

性愛

關於性愛在我們生命中扮演的適當角色，阿育吠陀有幾項明確的建議。「性」是一股巨大的創造力，透過「性」，人們分享彼此的愛與慈悲，並且可以得到莫大的歡愉。

性愛也與體質類型相互關聯。針對不同體型的人，建議的房事頻率也大相逕庭。水型人體格強健，可以一週做愛兩到三次；然而給風型人的建議卻是一個月一次，最多兩次；火型人居中，建議每兩週一次。做愛太過頻繁會降低人體的「活力素」，使人虛弱而容易生病，此外還會使風能惡化。若要在每次做愛後恢復氣力、補充活力素，按摩會有所幫助，杏仁奶之類的滋養飲品也同樣裨益良多。（杏仁奶配方，見206頁。）做愛的最佳時間介於晚上十至十一點，不建議早晨或白天做愛。

這整套日常作息是非常重要的。

我憑藉一套不錯的養生法貯存更多，使我的體液保持平衡，獲得優質的睡眠。在凍寒時喝熱飲，在酷暑期喝冷飲；處在萬事萬物之中，不過多，也不過少；消化、睡眠、消遣娛樂，然後在其餘時間捻手指。

——伏爾泰

依照季節循環的法則生活

季節，就像一天的時間一樣，具有風能、火能、水能的週期循環特徵。一年四季都保持身體健康，就需要與這些大自然的週期和諧共處，透過我們選擇吃下的食物、從事的運動類型和運動量、穿著的衣服等等，不斷地調整以適應外在環境的變化。這一節的建議將會幫助讀者一年到頭都處於最佳狀態。

請謹記，你不能只靠日曆上的日期來決定季節。阿育吠陀是一套自然醫學的系統，這意味，你必須看見自然界正在發生的事！在不同的地理區，季節在不同的時間來臨，顯現出不同的特徵。此外，單是一天之內也可能有四季變化：早晨的陽光和鳥鳴創造出春天一般的氣氛；日正當中，溫暖的夏日微風吹拂；下午吹起陣陣涼爽、乾燥的秋風；入夜後，則是寒冷、陰鬱，宛如冬天的天氣。所以，注視著大自然，如實地看著它，同時好好應用適當的法則和做法。

夏季的作息建議

夏季炎熱、明亮、銳利，是火能的季節。因此，給每一個人的主要建議（尤其是自然體質主要是火能的人）都是保持涼爽，不容許火能惡化。

- 早晨沐浴前，在身上塗抹一百四十至一百七十公克的椰子油或葵花油，把這當作日常作息的一部分。椰子油對肌膚具有鎮定、涼爽、舒緩的效果。
- 穿著棉質或絲質衣物，這類衣物涼快、質輕、讓肌膚得以呼吸。寬鬆的衣服最佳，它們容許空氣穿過，使身體感到涼快。
- 最適合在炎熱天氣穿著的色彩是白、灰、藍、紫、綠。要避開紅、橘、深黃、黑色，這些顏色會吸收並保留熱氣，使火能惡化。
- 請遵照第八章食物指南當中的平息火能膳食。適合夏季食用的水果包括蘋果、西洋梨、甜瓜、李子、梅乾，西瓜和萊姆汁也適合夏季。不妨試試蒸熟的蘆筍、綠花椰菜、球芽甘藍、黃瓜酸奶（cucumber raita）、印度香米。「基恰里」是以印度香米和綠豆仁為材料，加些印度酥油和椰絲，製成一道美味的輕食。要避開酸味水果、柑橘類水果，甚至是甜菜根和胡蘿蔔，這些全是熱性的；也不建議食用蒜、洋蔥、紅辣椒、番茄、酸奶油、含鹽乳酪。夏天可以比其他時節多吃些沙拉，因爲沙拉屬涼性，但最好是當午餐吃。如果吃肉，可以吃些白肉，例如，雞肉、火雞肉、蝦子，一週一次。宜避開紅肉，因紅肉是熱性的。

- 夏天不要喝熱水或熱飲，常溫或涼爽飲品最好。不過，冰和冰飲會抑制消化，在體內製造出毒素；最好永遠別喝冰品。
- 涼爽的「拉昔」（*lassi*）是種提神飲料。做法：優格和水以一比四的比例，混合兩或三分鐘，直到呈奶油狀。混合前，可加入四分之一茶匙的烤孜然籽，或者若是要製作甜味飲品，則加入兩大匙的黑紅糖（*Sucanat*）或其他甜味劑和一滴玫瑰水。此外，四分之一顆萊姆榨汁，放入一杯涼水中，加上一撮孜然粉，也非常提神。
- 在酷熱的廚房裡工作會激起火能。如果要煮飯做菜，宜選在一大早或傍晚時分。如果某人一連做飯三天，到了第四天，你應該招待這人到餐廳用餐。這麼做會避免關係上的衝突。
- 如果你習慣喝酒，要避開威士忌、白蘭地、蘭姆酒、紅酒，這些都屬熱性。熱天喝些涼快的啤酒是可行的。
- 夏天是普遍低能量的季節，因此，白天小睡一下無妨。
- 如果必須在戶外工作，要戴一頂寬邊帽。
- 當天日照最盛之時，出門要戴太陽眼鏡。鏡片宜選霧灰或綠色，不是紅色或黃色，尤其不要選藍色或紫色，這兩色會傷害眼睛。

- 可以的話，在室內工作。汽車內和房間裡或辦公室內，宜安裝空調。
- 夏天時絕對不要躺在太陽底下。如果天氣非常炎熱，不要穿短褲或短袖，應該穿著寬鬆合身的衣服，以便保護肌膚。痣多的人不可躺在太陽底下，那可能會激起極端的火能惡化，導致癌症。
- 如果實在覺得熱，可在涼快的湖泊或池子裡游個泳，然後喝一些萊姆汁加水。
- 避開劇烈運動。如果你習慣跑步或其他激烈的有氧運動，宜在當天最涼爽的清晨鍛鍊。
- 做些溫和的瑜伽，然後安靜地靜心，一日二回。適合夏天的瑜伽姿勢包括：魚式、駱駝式、船式、眼鏡蛇式、牛式、棕櫚樹式。火型人不宜做頭倒立式和肩倒立式之類的倒立瑜伽體位，這麼做可能會激發火能。另外，要做拜月式。（見附錄四圖解。）
- 練習「清涼調息」，這是第六章談到的冷卻呼吸法（見118頁）。
- 某些首飾和寶石有助於冷卻火能，包括：檀香木項鍊、翡翠或珍珠項鍊、紫水晶、月長石、孔雀石水晶、以及任何銀飾珠寶。
- 晚上吃完晚餐後，在月光下散步。穿白衣服，頭戴白花，或是頸部圍一圈白花花環。
- 夏夜可以遲些就寢，大約十一點左右或半夜。用一些椰子油擦揉頭皮和腳底，方便入睡前達到冷卻的效果。睡時靠右側臥。
- 檀香、茉莉、香根草油屬涼性，是適合在夏天噴灑的香氣。此外，加幾滴檀香木油在枕頭上，讓你可整夜與檀香木的香味共眠。
- 夏天的性行為應該要減至最少，因為性愛會加熱並激發火能。如果想要有性行為，宜在晚上九到十點進行，這時比較涼快，又還沒到火能時間。

夏日期間，太陽蒸發掉地球上的水分，導致大氣中熱、乾、銳利的特性，造成火能惡化。在夏天，甜、冷、液態、高脂肪的食物和飲品有所裨益。宜避開過度運動，還有頻繁的性愛和酒，以及鹹、酸、辛味或熱性飲食，或是將這些減至最少。夏天時節，應該享受森林、花園、花卉、涼快的水；夜間則應睡在屋內開闊、通風的頂樓，這裡因為有月光的照射而涼爽。

——《遮羅迦集》

秋季的作息建議

秋天是乾燥、輕盈、寒冷、多風、粗糙、空蕩（樹葉盡落），所有這些特性都會激起風能。因此，秋季指南當然以平息風能為要。

- 可以的話，請早起，約清晨五點左右，這時，空氣平靜，鳥兒尚未起床。當天這個時間，有一股異常的寂靜與平和。
- 秋季適合的瑜伽體位包括：蓮花式、前彎式、後彎式、金剛坐姿（坐在腳後跟上）、脊柱扭轉式、駱駝式、眼鏡蛇式、牛式和貓式。溫和地做肩倒立式和頭倒立式也是可行的。此外，做拜日式，一次至少做完十二回合；最多次數則依據年齡逐歲增加，不過必須透過規律的日常練習逐步增加。最後以休息的大休息式收尾。
- 做完瑜伽後，適合進行溫和的鼻孔交替調息（見117頁），然後靜心至少十至十五分鐘。

- 每天早晨沐浴或淋浴前，用一百七十至二百五十公克溫暖的芝麻油，從頭到腳擦揉全身。芝麻油溫暖而沉重，有助於平衡風能。然後好好的淋個溫水浴，保留些許芝麻油在肌膚上。
- 秋季適合平息風能的色彩有紅、黃、橘。白色也有益。
- 做完瑜伽、靜心、並且沐浴之後，吃些早餐。可嘗試燕麥粥、米糊、麥糊、樹薯粉、或是任何有助於安定風能的穀物。（見第八章適合風能的食品建議。）至於午餐和晚餐，玉米薄餅、印度麵包、印度香米、綠豆仁「基恰里」、蒸熟的蔬菜，都是適合秋天食用且可以平衡風能的食物。不建議吃沙拉。柔軟糊狀的湯品和燉品很好，而且一定要加些印度酥油。
- 晚餐後不要喝紅茶或咖啡。可嘗試某些花草茶，例如，孜然—芫荽籽—甜茴香茶（等比例），或是薑—肉桂—丁香茶。
- 秋天不適合斷食，那會產生太多的輕盈和空性，激發風能。
- 一定要做好保暖。不論在室內或出門，都要穿得夠暖和。逢遇多風、風大的天氣，要把頭部和雙耳包裹起來。
- 宜避開非常活躍、激烈的運動，尤其是具有風型體質的人。
- 對風型人來說，午後小睡片刻是可以接受的。
- 設法在晚上十點以前就寢。
- 秋季適合在就寢前喝一杯溫熱的牛奶，可以帶來一夜自然好眠。將牛奶加熱到開始沸騰，然後拿起來，放涼到可以舒服的入口。可以各加一撮薑和小豆蔻，以及一小撮肉豆蔻。這些草本溫暖、具舒緩作用，不僅可幫助消化奶汁，也有助於放鬆。

● 夏秋之交，「帕奇卡瑪」療法有助於移除身體系統中過剩的風能（見80頁）。如果無法去阿育吠陀診所，不妨試試第四章概述的居家淨化療法（見82頁）。這個療法的一大關鍵要素應該是「藥物灌腸療法」，敘述如下：

1. 在四百七十毫升的水中加入兩大匙十根粉，煮沸五分鐘。

2. 濾掉草本，並在濾出的液體中加入二分之一杯溫暖的芝麻油。

3. 當此一混合液放涼至宜人的溫度時，就可作為灌腸劑。設法將此液體保留在體內三十分鐘。

4. 經過半小時或是一次通暢的排便，再將另外二分之一杯溫暖的芝麻油灌入直腸內。設法將此油保留在體內至少十分鐘。

這個程序將會潤滑大腸、鎮定風能、移除下背部和頸部的壓力。秋季時節，你可以一週做一次這套藥物灌腸療法，藉此抑制風能。

● 秋季期間，要特別留意避開嘈雜的噪音、大聲的音樂（例如，搖滾樂）、開快車、以及過度頻繁的性行為，並且避開寒冷的氣流和冷風。這些都會使風能惡化。

● 秋天平息風能的絕佳草本是十根粉、印度人蔘、心葉黃花稔（*bala*）、印度葛根（*vidari*）。

冬季的作息建議

冬季時，天空陰鬱，天氣寒冷、潮濕、沉重，城市中的生活移動緩慢，大體上是水能的季節。平息水能的養生法應該被採納，尤其是水型人更該採用。不過，某些由風能所激發的特性，例如，乾燥、寒冷、多風、清朗，有時在冬天也相當明顯，因此風型人需要牢記這點。

- 冬季時沒有必要早起。建議夏季和秋季時於清晨五點起床，現在是沒有必要的。除非你必須早早起床去工作，否則可以早上七點左右再起床。
- 刷完牙、刮完舌苔（見94頁「清潔牙齒和舌頭」）之後，做幾個瑜伽體位，包括拜日式。適合冬季操練的有益姿勢包括：魚式、蝗蟲式、船式、弓式、雄獅式、駱駝式、肩倒立式和頭倒立式。這些姿勢可幫助打開胸部、伸展咽喉區、通暢鼻竇、減輕胸部充血。
- 做完瑜伽後，做幾下呼吸鍛鍊。「風箱式調息」（火的氣息，見118頁）將會潔淨水能。接著再做幾分鐘的右側鼻孔呼吸，可以促進循環、增加熱度（見120頁）。
- 冬天是水能的季節，因此就像緩慢、穩定的水能一樣，不要匆匆忙忙的。完成呼吸鍛鍊後，一定要安靜地靜心好一會兒。
- 靜心之後，在全身塗抹一些溫暖的芝麻油，然後淋個熱水浴。具有暖化作用的芝麻油，在冬季對所有體質的人都有益。
- 若想吃一頓不錯的冬季早餐，可選擇燕麥粥、玉米粥、大麥湯、樹薯粉、基恰里、或印度扁米飯「博哈」（*poha*）。大約一個小時後，喝點由以下草本製成的茶：

配方		做法
乾薑	二分之一茶匙	用一杯熱水將這些草本煮沸五分鐘，然後飲用此茶。
肉桂	二分之一茶匙	
丁香	一撮	

此茶會增加熱度與火能，促進循環，幫助排除體內的分泌物。不過如果身上有潰瘍，切莫飲用此茶，會加熱過度。

- 穿著明亮溫暖的顏色，例如，紅和橘。
- 冬季出門要隨時戴著帽子，因身體百分之六十以上的熱度會經由頭部散失。也要將脖子和雙耳遮蓋好。
- 午餐宜吃些可舒緩水能、但不會使風能惡化的食物。最適合的莫過於全麥麵包、蒸煮蔬菜、糊狀熱湯裡加許多印度酥油和一些硬脆的法式油煎麵包丁。
- 如果喜歡吃肉，阿育吠陀認爲，冬天是吃肉的時機，因爲阿格尼（消化火）強旺。雞肉和火雞肉是不錯的選擇。
- 雖然夏季和秋季時小睡一下是可以接受的（尤其是火型人和風型人，小睡一下更無妨），但冬季並不建議在白天睡覺，因爲那會增強水能、減緩新陳代謝，同時降低胃火。
- 阿育吠陀建議，冬天喝一些乾紅葡萄酒，最多幾盎司，可促進消化和循環。阿育吠陀草藥酒「德拉克沙」（*draksha*）是不錯的選擇。晚餐前或晚餐後，飲用四茶匙的「德拉克沙」加入等量的水。
- 冬天時節，當天空佈滿雲層、戶外灰灰暗暗的，容易引發寂寞和抑鬱。遵照平息水能的作息一定會有所幫助，可能的話，不要在冬天離開妻子、丈夫、男友或女友。當戶外寒冷、而家中沒有人同床共眠，這時一定會覺得孤單寂寞。冬天若有個伴，你會覺得棒極了！
- 一日將盡時，用少量芝麻油擦揉頭皮和腳底。
- 根據阿育吠陀傳統，冬天是可以比較頻繁做愛的季節。

- 適合冬天的草本有蓽茇、甘草、薑、黃細心、黑胡椒、胡黃蓮（*kutki*）。也可以使用草本補品印度醋栗醬。
- 如果你的消化火強旺，一天或兩天的輕型斷食是無妨的。喜歡的話，也可以在斷食期間喝些蘋果汁或石榴汁。
- 秋冬之交，往往在冬天有水能問題（傷風、咳嗽、流行性感冒、鼻竇充血等）的人，應該到阿育吠陀診所接受「帕奇卡瑪」療法，在阿育吠陀醫師的照料下移除過剩的水能，這會幫助你享有一個沒有問題的冬天。

春季的作息建議

春天是季節之王。在《薄伽梵歌》中，黑天神在第十一章透露了他的重要屬性：「我是身體內的靈魂，感官裡的心智，鳥兒中的老鷹，動物中的獅子。在所有的樹木之中，我是神聖的菩提樹；在季節之中，我是春天。」

春天，大地之母醒來，新芽抽長，能量上移，一切正在綻放、開花，充滿色彩和綠意。人們感到精力充沛，喜愛出門。這是歡慶的季節。

春天的特性是溫暖、潮濕、輕柔、油滑。由於那份溫暖，冬天累積的雪和冰開始消融。同樣地，體內累積的水能開始液化、奔流。這是許多人在春天傷風的原因。除此之外，當花朵散發花粉、芬芳、香氣時，風型人和火型人覺得開心快樂，許多水型人卻會罹患花粉熱和過敏症。

如同初冬帶著秋季的某些特性，初春也跟冬季頗爲相似，許多建議皆與冬天相同。舉例來說，極力推薦

「帕奇卡瑪」療法，可以清除體內累積的水能，幫助預防過敏、花粉熱、傷風、鼻竇充血。

- 適合春天的草本包括：薑、黑胡椒、蓽茇，以及由等比例孜然、芫荽籽、甜茴香製成的茶。冰糖綜合粉（*sitopaladi*）、黃細心、「甦達善」（*sudarshan* 或 *sudharshan*）也都有所裨益。
- 嚴禁難以消化、油膩的食物。此外，最好不要吃酸、甜、鹹的食物，因爲這些會激起水能。遠離乳製品，尤其是早上。避開冰淇淋和冰冷飲料，這些食物尤其會產生水能。
- 偏愛苦味、辛辣味、澀味食物。所有豆科植物，例如，去皮黃豌豆、紅扁豆、鷹嘴豆和斑豆，都建議食用。蘿蔔、菠菜、秋葵、洋蔥、蒜，均可食用，外加薑、黑胡椒、卡宴辣椒、紅辣椒之類的辛辣香料。（但如果你的體質是由風能主導，尤有甚者，是由火能主導，這類辛辣香料千萬不要吃得過多。）每餐飯後，喝一些由薑、黑胡椒、肉桂製成的茶。
- 少用印度酥油和乳製品，多用熱性的蜂蜜。一杯熱水加一茶匙蜂蜜，有助於在春季期間平衡水能。（但絕不要煮蜂蜜，煮過的蜂蜜會堵塞微細通道，成爲身體系統內的毒素。）用餐最後，可以喝杯剛做好的「拉昔」（做法見105頁）。
- 對吃肉的人來說，雞肉、火雞肉、兔肉、鹿肉都行；不建議在春天食用海鮮、蟹肉、龍蝦、鴨肉。
- 這是奉行蘋果汁、石榴汁或莓果汁斷食的好季節。
- 早早起床，來一趟晨間散步。此外，做拜日式和降低水能的瑜伽姿勢，例如，魚式、船式、弓式、蝗蟲式、雄獅式、駱駝式，以及頭倒立式和/或肩倒立式。風箱式調息（見118頁）和右側鼻孔呼吸（見120頁）也有所幫助。

●白天睡覺會使水能惡化，因此春季時節並不建議在白天小睡一下。

越是進入春季，天氣益發炎熱，你一定會想從平息水能的養生法改變成專爲夏天建議的平息火能指南。

事實上，隨著天氣的冷、熱交替，你需要天天保持警覺，運用常識來維持平衡。

6 阿育吠陀調息法：六種呼吸練習

「普拉納」是身體、心智、意識之間的橋梁，它是覺知的不斷運動。「普拉納」帶著覺知來到我們感知的客體；透過普拉納的覺知運動被稱作「關注」。普拉納的體內運動是感官、念頭、感覺、情緒的運動。因此，普拉納與心智是深度連結的。

普拉納在身體上的顯化是氣息。呼吸與心智是緊密連結的。阿育吠陀認爲，呼吸是思考的生理部分，思考則是呼吸的心理面向。每一個念頭都會改變氣息的韻律，而每一個氣息都會改變思考的節奏。當一個人開心、喜樂、沉默時，呼吸是有節奏的；如果一個人被焦慮、恐懼或神經質所干擾，呼吸就是不規律且中斷的。

古代的阿育吠陀先知發現了呼吸與心智活動之間的這份親密關係，揭露了調息法的藝術。「調息法」（*pranayama*）等於 *prana* 加 *ayam*。*ayam* 意味著「操控」，*prana* 則是「氣息」。藉由操控氣息，我們便可操控心智的活動。

調息對神經系統的助益

先知們還發現了右側氣息循環與左側氣息循環之間的親密關係。你可能已經注意到了，有時候你比較容易透過左側鼻孔呼吸，有時候你的呼吸比較轉移到右側鼻孔。這樣的轉換，大約每四十五至九十分鐘發生一次。就如同我們身體的右半邊由大腦左半部所控管，身體左半邊由大腦右半部所控管，同樣地，較順暢地透過左側鼻孔呼吸可啓動大腦右半球，而較順暢地透過右側鼻孔呼吸則會啓動左側大腦。

左腦與男性能量相關聯，右腦與女性能量相關聯。左腦專攻邏輯思考、調查、詢問、侵略、競爭、評斷。每當我們在評斷、調查等等諸如此類時，是由我們的右側氣息循環在主導，而我們的左腦半球正在運作。恰恰相反的是，當右腦半球起作用，左側氣息循環忙著工作，這時，我們興起女性能量，這與愛、慈悲、直覺、藝術、詩歌、宗教相關聯。因此，當藝術家在畫畫或是詩人在寫詩的時候，這人正在使用右腦的某些部分；而當科學家在實驗室工作，調查並解決問題，這時，此人正在使用左腦的某些部分。

調息法的奧祕是處理男性與女性能量在我們神經系統中運作的奧祕。在鼻孔交替調息法中，當我們透過左側鼻孔吸氣，就是替右腦充電；當我們透過右側鼻孔吸氣，就是替左腦充電。當瑜伽士做鼻孔交替調息時，他們的男性和女性能量變得勢均力敵。而當這些能量達致平衡時，中性能量被喚醒，一個人經驗到純粹的覺知，稱爲「梵天」（*brahman*）。

當我們調息時，氣脈（神經系統的微細通道）變得純淨，心智得到控制，我們可以超越男性和女性能量，來到純淨、無選擇、被動的覺知狀態。

這是調息法的基礎。然後尚有許多種調息法：讓身體加熱或冷卻的練習；右側鼻孔呼吸以喚醒更多的男性能量；左側鼻孔呼吸以喚醒更多的女性能量等等。

六大呼吸法的技巧

鼻孔交替調息法

如同我們討論過的，「鼻孔交替調息法」是最簡單的呼吸練習之一，而且非常有效。

1. 舒服地坐在地板上，雙腿盤起，保持脊柱挺直。如果這個姿勢讓你覺得不舒服，就筆直地坐在一張椅子的前緣，雙腳平放在地板上。
2. 用右手拇指蓋住右側鼻孔，透過左側鼻孔吸氣。將空氣吸入腹部，而不是吸入胸腔。
3. 吸入空氣後，屏住氣息好一會兒。
4. 透過右側鼻孔呼氣，同時用右手無名指和小指按壓住左側鼻孔。
5. 重複步驟1.到3.，但這一次從右側鼻孔吸氣，同時用右手無名指和小指按壓住左側鼻孔。

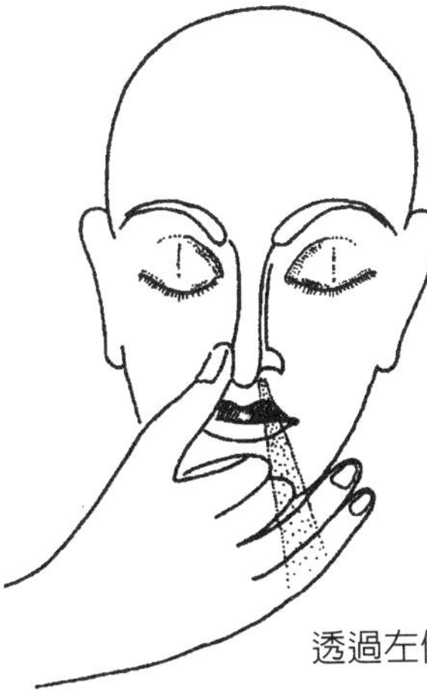

透過左側鼻孔吸氣

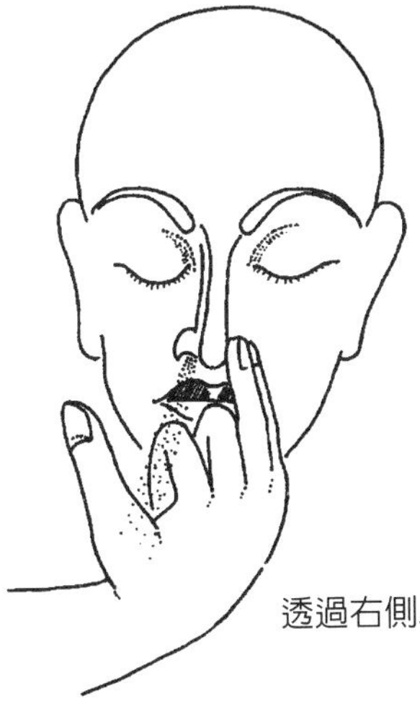

透過右側鼻孔呼氣

鼻孔交替調息法

你可以做此呼吸鍛鍊，持續五至十分鐘。

◆重要提醒：這套調息法，以及本書中的其他調息法，最好是在優秀老師的指導下學習。

清涼調息法（冷卻氣息）

將舌頭捲成管狀，緩緩地透過捲起的舌頭吸氣，把氣吸進肚子裡，然後透過鼻子正常呼氣，並且保持嘴巴緊閉。你將會感覺到吸進來的空氣冷卻了你的唾液、舌頭、以及口腔黏膜。

這種呼吸對平息過剩的火能極有幫助，可降低口腔溫度、使唾液變涼，有助於解渴，同時促進消化、吸收、同化。清涼調息法對高血壓、喉嚨痛或舌頭痛、以及雙眼灼熱感，極其有效。它可使全身冷卻下來。

如果你無法將舌頭捲成管狀，可用另一種方式執行清涼調息法：微微咬緊上下排牙齒，舌頭貼緊牙齒，讓空氣透過上下排牙齒吸入。當涼快的空氣透過牙齒吸入時，有些人會感到疼痛；保持舌頭貼緊牙齒將會帶來溫暖，避免這樣的不適。

風箱式調息法（火的氣息）

這個呼吸法可增強攸關生命的肺活量，減輕過敏和氣喘，幫助肺臟變得強壯而健康，此外也會讓身體熱起來。

被動地吸氣（透過鼻子），但主動呼氣，並且施加「些許」力道。緩緩地開始，然後增加速度。想像蒸氣火車頭緩緩地移動，同時加快速度。完成一回合三十次的吐氣，然後休息一分鐘。你可以在早上完成高達五回合的風箱式調息，晚上再進行五回合。

蜂鳴式調息法

吸氣時，壓縮會厭軟骨（喉頭蓋），製造出嗡嗡嗡的聲音。呼氣時，聲音長而低。吸氣的音調比較高，傳統上認爲酷似雌蜂的鳴聲；呼氣的聲音較爲深沉，像雄蜂一樣。

如果你發現很難在吸氣時製造出嗡嗡嗡的聲音，那麼自然的吸氣即可。將一口氣深深地吸入腹部，然後在呼氣時製造嗡嗡嗡的聲音。

做蜂鳴式調息時，舌尖微微觸碰到上顎後方附近的軟顎邊緣。要確定上下排牙齒沒有咬緊。

蜂鳴式調息法可使聲音更加悅耳動聽。發出的嗡嗡聲振動了神經系統，是對腦部進行一種聲音療癒。此外，這對甲狀腺、胸腺、副甲狀腺也有好處。要做十回合。

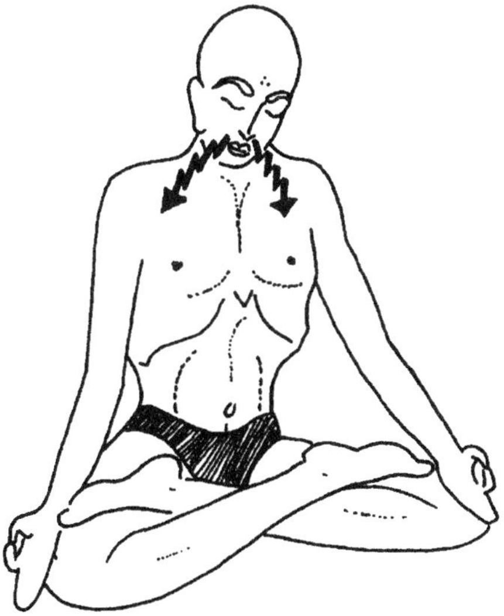

風箱式調息法
（火的氣息）

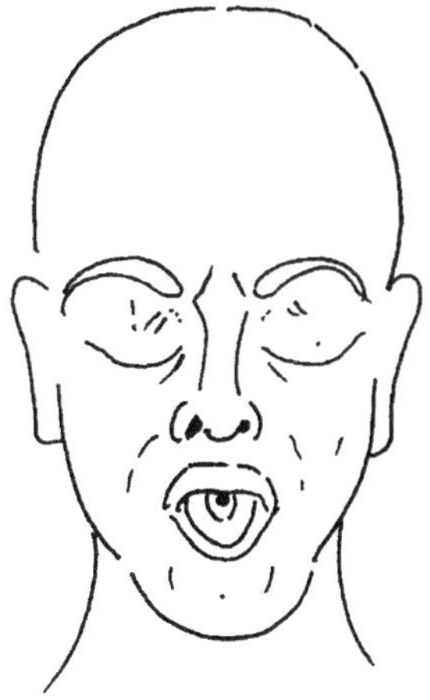

清涼調息法
（冷卻氣息）

勝利調息法

以金剛或蓮花坐姿坐定，雙手擺在兩膝上，手掌朝上。頭部、頸部、胸部保持一直線。低頭，下巴稍微內收，朝向胸口。將覺知帶到咽喉區。

現在來到稍微棘手的部分。沒有眞正的吞嚥，卻開始吞嚥的動作，目的是在將氣管向上提。同時，一邊壓縮會厭軟骨，就像無聲地「說」英文字母e，一邊緩慢而深入地將空氣吸入腹部。吸入的空氣將會在氣流拂過喉嚨、氣管、心臟、橫隔膜時，製造出一種柔軟、溫和的颯颯聲響。

吸入空氣後，吞嚥並在腹部屏住氣息好一會兒，然後緩緩地呼出空氣，再次壓縮會厭軟骨，彷彿嗡嗡作響，但並沒有發出嗡嗡聲。

勝利調息法會帶來莫大的喜悅。它可鎭定心神，放鬆肋間肌肉，眞正帶來一股勝利感。勝利調息法對所有三種能量的人都有好處，有助於重建體質的平衡，具延年益壽之效。一次要做十二回合（即重複十二遍）。

右側鼻孔調息法

將一塊棉花塞進左側鼻孔，這麼一來，你將透過右側鼻孔呼吸；或是用右手無名指和小指輕輕地按壓住左側鼻孔，將其堵住。舒服地坐著，只透過右側鼻孔吸進、呼出。重複做十遍。

7 阿育吠陀的心靈修行：靜心之道

靜心是一門爲身體、心智、意識帶來和諧的藝術。有靜心的生命是喜樂與美的綻放；沒有靜心的生命是壓力、混亂與幻覺。

古時候，靜心往往被視爲一種生活之道。的確，靜心並不是與日常生活分開的，而是被當作一種「修行」，我們必須練習特定的技巧、方法與系統。一旦我們修煉了某種靜心且嫻熟此道，那份修行便與我們同在，存在於我們生命中的每一個面向。因此，不論你修煉的是什麼技巧，遵循的是什麼系統，請根據老師傳授的教誨，好好修煉吧！

但究竟什麼是靜心？什麼不是？

靜心並不是指全神貫注。在全神貫注之中，我們窄化了心智，而窄化的心智是有限的心智。我們需要那樣窄化、有所指向、全神貫注的心智，爲的是探究任何主題、解決問題、學習語言、開飛機。我們需要它，但不是在靜心之中。

在全神貫注之中，我們築起一道抗拒的牆，並且在企圖操控心智的努力中，喪失了能量。有些人就那樣靜坐一小時，等靜坐結束時，他們感到疲累，因爲那一小時中，他們對抗又對抗，否定一切，拒絕所有的念頭與感知，企圖集中心神。

全神貫注是「全數排除」，但靜心是「全部囊括」。靜心是敞開、無選擇的覺知，歡迎一切。靜心對一切說「是」，全神貫注則對一切說「不」。

全神貫注是努力。凡是有努力的地方，就有努力的製造者。努力的製造者是「小我」。全神貫注滋養小我——那個努力的製造者。越是全神貫注，就有越多的小我。

在靜心之中，沒有努力，沒有努力的製造者，因此有自由。你只是安靜地坐著，聆聽一切，不論是鳥兒的鳴叫、小孩的哭聲、樹葉沙沙作響，每一個聲音都是受歡迎的。不論是什麼聲音，允許它來到你面前。當你聆聽那個聲音，你成爲那個中心，而聲音是外圍的，朝你狂奔而來，要與你相會。

聆聽任何一種聲音，沒有評斷，沒有批判，沒有喜歡或不喜歡。在這之中，你成爲中心，所有聲音朝你狂奔而來，要消融在你之內。傾聽那個聲音，允許它通過你，不要抵抗，然後神奇的現象便會發生。你成爲虛空的；你成爲靜默的、純粹的存在。

當一陣微風來到你面前，允許那微風通過你。沒有努力，沒有抵抗。要記住，平靜不是聲音的相反。每一個聲音都消融在平靜之中。你是那份平靜，而聲音前來與你相會，消融在你之內。

注視著任何物體，一棵樹、一朵花、甚至是那道牆。在那個觀看之中沒有選擇，沒有評斷，只有無選擇的觀察。

覺知是聆聽的動作、觀看的動作。不需要努力，不需要全神貫注。在覺知之中，在靜心之中，全神貫注自然而然地發生，它被當作禮物賜予你。但在全神貫注之中，在選擇之中，你錯失了靜心。

在擴展的、虛空的意識之中，思考停止，呼吸變得安靜，一個人僅僅是以純粹的覺知存在。在那個狀態中，存在著莫大的喜悅、美和愛。個人意識和宇宙意識相融合，一個人超越時間和思維。

在那個狀態中，眼睛或睜或閉都無關緊要。它就像微風一樣，不請自來，因爲這個狀態是你的眞實本性——愛、喜樂、美和覺知。沒有恐懼，沒有抑鬱，沒有焦慮，沒有憂心，沒有壓力。一個人成爲焦慮、憂心、壓力的見證者。在那個狀態中，療癒發生了。

這是所謂的「修行」。「修行」意味著學習，而一個正在學習的人稱爲「門徒」。因此，我們必須學會修行的藝術。修行意味著讓一切得享其所。思想有個恰當的位置，慾望有個恰當的位置，工作有個恰當的位置，職責有個恰當的位置。修行將和諧帶進我們的生命之中，因此，修行與靜心相輔相成。有靜心之處，必有修行；有修行之處，必有靜心。它們是同一個。靜心中的心智，就是修行中的心智。

所謂全神貫注的心智是正在操控的心智，一個混沌的心智在操控。但一個自由、警覺、覺察的心智是喜樂的，那個心智是有紀律的心智。於是修行是生命的芳香。沒有那個芳香，生命絕不會得享祝福。

當你靜心時，背挺直地坐著。可以的話，坐成蓮花式（或是半蓮花式，如果這樣對你比較舒服）。如果那樣坐不舒服，也可以坐在椅子上，但要保持脊柱垂直。

隨著不斷的練習，你可以將花費在蓮花式的時間增長至一、二、甚或是三個小時。如果一個人一天以蓮花式好好地坐上三個小時，不久之後，開悟將會到來。

以蓮花式靜坐有助於打開心扉，呼吸變得安靜，思考自動緩慢下來並停止。想要超越思想，就要超越苦難，因爲製造苦難的正是思想。

空碗靜心

舒服、安靜地坐著，雙手手掌朝上並打開，各自放在兩側膝蓋上，像兩只空碗一樣。嘴微張，讓舌頭觸碰到前排牙齒後方的上顎。

一開始注意你的呼吸，讓肺毫不費力地呼吸。單純地留神呼吸的運動。吸進，呼出。吸氣時，空氣觸碰到鼻孔內側。覺察那個氣息。呼氣時，空氣再次觸碰鼻孔。吸進的氣感覺涼涼的，呼出的氣是溫暖的。有一瞬間，進入你的鼻子！安住在鼻孔內，留神觀照你的呼吸：進、出，進、出。讓你的肺做工，你只是坐著，留神觀看。

五分鐘後，跟隨那個氣息。當肺部吸氣時，隨著空氣進入鼻子，來到咽喉後方、氣管、肺部、心臟、橫隔膜，向下深入到肚臍後方，你將在此經驗到自然的停頓。有一瞬間，那個氣息停止了！要留在那個停止當中，然後當肺部呼氣、倒轉整個路線時，再次跟隨那個氣息，從肚臍向上，來到橫隔膜、心、肺、氣管、喉嚨，回到鼻子，然後離開身體。

呼氣時，氣從身體出去，來到鼻子前方大約二十二公分的地方，於此再次停頓一秒鐘。同樣地，留在那個停止當中，持續片刻。

這兩個停止，非常重要。第一個停止在肚臍後方，第二個在身體外的空間。當你的覺知停駐在這兩個停止當中，時間停止了，因爲時間是氣息的運動；當氣息停止時，心智停止了，因爲心智是氣息的運動。當心智安靜下來，你只是存在，沒有身體，沒有心智，沒有氣息。

在那個停止當中，你變得猶如一只空碗；而當你變成一只空碗，神性的雙唇將會觸碰你。神會來到你面前，傾注祂的愛。你不需要尋覓神，因爲神正在尋覓你。過去好幾個世代，神一直在尋覓空碗，要用祂的愛填滿空碗，但所有的碗裡都裝滿了慾望、野心、事業、競爭、成功和失敗。

安靜地坐著，安住在那個停止當中。那個停止是一扇門，只要進入那扇門，跳進內在的深淵，你將會感覺到非凡的寧靜與平和圍繞著你。

早晚各練習這個靜心法十五分鐘。經過幾天、幾週、幾個月，你將會發現，你留在那些停止當中的時間自然而然地增加，直到最終，內在和外在將會融合，一切將會發生在你之中。

◆重要提醒：如果俯臥對你而言比較舒服，也可以採用此姿勢練習這個靜心法。

「嗖哈」靜心

在「嗖哈」（*So-Hum*）靜心之中，我們安靜地坐著，留意自己的呼吸，一如練習空碗靜心，但在吸氣時增加「嗖」音，呼氣時增加「哈」音。（默默地加入這兩個聲音，不要大聲說出來。）

當聲音、氣息、覺察匯聚一堂，就成爲了光。我們已經知道每一顆原子可以散發光和熱能量，那是量子波。在我們注意自己的氣息，同時開始感覺「嗖哈」（「嗖哈」與氣息同在）的那個片刻，我們的氣息就成爲量子波，散發著光。你可以在第三眼看

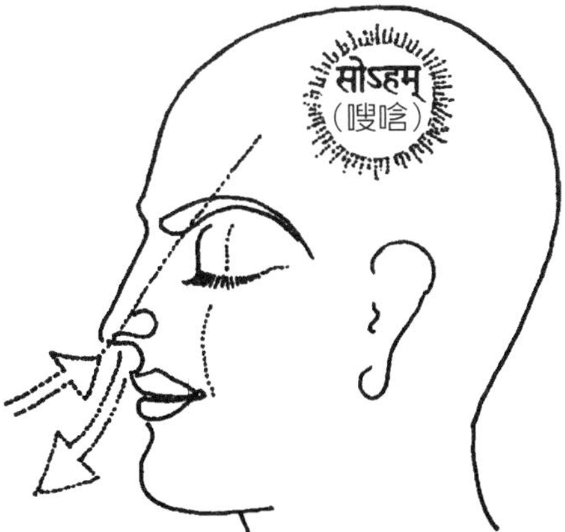

見那道生命之光。

吸氣是生；呼氣是死。當一個嬰兒誕生時，隨著嬰兒的第一個氣息，生命用吸氣來表達它自己；而當一個人死亡時，我們說他氣絕了——那個氣息已然離去。

「哈」意味著「我」，或「個體的小我」；「嗖」的意思是「祂，神性」。因此，在「嗖哈」靜心的自然過程中，當「嗖」進來時，生命能量進來，而「哈」——小我，我們有限的個體狀態——出去。那是「嗖哈」靜心的意涵。當你吸入「嗖」，你正在吸入生命；當你呼出「哈」，你正在呼出小我與侷限。

適度修煉「嗖哈」靜心，促使這個個體與全體的宇宙意識相結合，你將會超越思想、超越時間和空間、超越因果。侷限將會消失不見。你的意識將會掏空它自己，而在那樣的掏空之中，它將會擴展，於是平和與喜悅將會降臨，成爲祝福。

雙向觀照的練習

在阿育吠陀科學中，「觀照」被稱爲「正見」。這是一個向外看、同時又向內看的過程。

在觀照中覺知

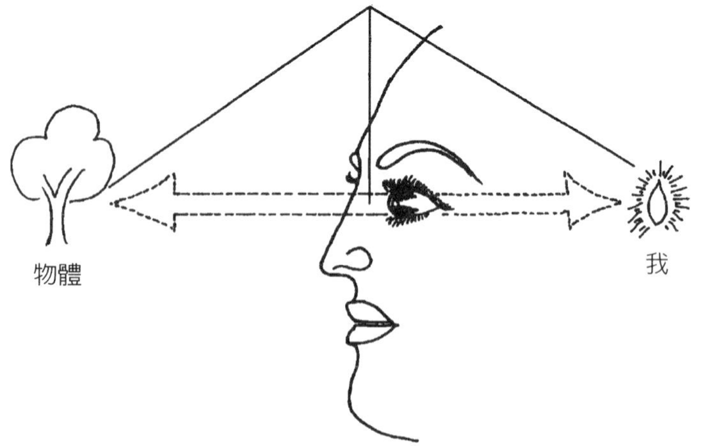

當我們注視著一棵樹木、一顆星星、一座山、或是一朵花，某樣東西從我們的眼睛出去，觸碰到那個物體，然後回到我們。爲了觸碰到感知的物體而從我們雙眼出去的那個東西，我們稱之爲「關注」。阿育吠陀認爲，當普拉納（生命氣息）出去，並且帶著覺知的振動朝向那個物體，這時，關注發生了。因此，關注是覺知加上生命氣息「普拉納」的運動。

一個箭頭出去，觸碰到物體。同時，第二個關注的箭頭應該向內行，朝向我們心的中心，去觀察那個觀察者。在看的時候，當你看著外在的物體，同時，看著那個觀者，注意那個留神觀看的人，觀察那個觀察者。當留神觀看的人被注意到，發生的事情是，觀者消失不見了。這個簡單的觀看，沒有觀者，被稱爲「觀照」。在那個觀照當中，你與被感知的物體發展出親密關係。

8 阿育吠陀的飲食法則：使身體歸於平衡

本章的目的是要幫助讀者根據阿育吠陀的法則，選擇適合的飲食，使生活達致平衡、和諧、健康。今天，有健康意識的人們關心良好的滋養可能在自己的療癒和健康中扮演什麼樣的角色，而許多人已經了解到，恰當的飲食對身體健康貢獻良多，不當的進食常是身體不佳、缺乏活力、容易生病的原因。

阿育吠陀傳統提供諸多洞見，探究什麼食物適合每一個個體且使這人得到平衡、如何妥當地準備和烹調這類食物、如何避開會在體內製造毒素的食物組合，以及為了從吃下的食物接收到大部分的營養，該培養同時避開哪些飲食習慣。所有這些主題均將在本章中一一討論，唯有探討如何準備和烹調食物的具體指南除外。〔有興趣的讀者可以查閱烏莎．賴德與維桑特．賴德醫師合著的《阿育吠陀自我療癒烹飪》（*Ayurvedic Cooking for Self-Healing*），這是一本說明阿育吠陀烹飪的完整參考指南，內容囊括香料和草本、常見食物的療癒特性、菜單規劃、以及幾十道美味佳餚烹飪法。〕

適合三大生命能量的飲食指南

你所吃的食物應該要適合你個人的體質。理想上，在決定該吃什麼時，你要知道自己的體質，同時理解你的體質與各種食物特性的關係，包括每一種食物是否有利於你的獨特生命能量平衡，還是會使平衡惡化。你必須顧及食物的味道（我們將在本章稍後討論這個課題），以及食物的特性是沉重或輕盈、油膩或乾燥、液態或固態。你還必須知道食物是涼性或熱性，以及消化後的效應。

如果你有興趣，可以更深入地探究阿育吠陀的理論，以求完全理解這些因素。否則，下列表格在建議該食用或該避開哪些食物時，已將這些因素納入考量。

下列表格是根據食物對各個生命能量型態的適用性作分類。以下幾個重點要好好記住：

- 標明「忌」的食物往往會使該項生命能量惡化，標明「宜」的食物則會平息或平衡該項生命能量。規劃飲食時，請選擇可創造平衡的食物，並且避開可能會激起你的主導生命能量、或是目前已使該項生命能量惡化或增強的食物。
- 這些建議並不是絕對的，而是指南。如果某樣食物出現在你的「忌」清單中，意味著多數時候你應該避開這個食物，如果要吃，就少量的吃，或是設法調整它的效果。譬如說，蘋果如果生吃，很容易激起風能；但假使煮過，暖暖的吃，加些印度酥油和小豆蔻或肉桂之類的暖性香料，那麼風型人少量食用無妨。
- 牢記四季宜忌。舉例來說，夏季是火能的季節，不適合吃太多熱而辛辣的食物，尤其是對火能主導體質的人來說，否則火能會因此惡化。同樣地，秋天時節，空氣乾燥而涼爽，大氣中存在較多的風能，每一個人，尤其是風能體質的人，都應該避開水果乾、沙拉、冰冷食物、以及其他會激起風能的事項。冬天和初春屬於水能沉重、寒冷、潮濕的季節，應該更加努力於避開冰冷食物和飲料、冰淇淋、乳酪、優格、甜瓜、以及其他會增強水能的食物。

●對於擁有雙重體質（體內兩種生命能量勢均力敵）的人來說，需要額外用心，但你可以估算出來。譬如，風－火型的人需要在秋天和冬天避開會使風能增強的食物（但不包括大幅增強火能的食物），同時在夏天將會激起火能的食物減至最少（但不包括會使風能惡化的食物）。更確實的說法是，秋天偏愛平衡風能的食物，夏天偏愛平息火能的食物。

以下是幾則平衡生命能量的通用飲食指南：

風能

●百分之五十的全穀物：全穀物煮成的穀片粥、一些麵包和薄脆餅乾。

●百分之二十的蛋白質：蛋、高品質的乳製品、家禽類、魚、海鮮、牛肉、豆腐、黑扁豆和紅扁豆。

●百分之二十至三十的新鮮蔬菜：可以選擇百分之十的新鮮水果。

火能

●百分之五十的全穀物：全麥麵包、穀片、煮熟的穀物。

●百分之二十的蛋白質：豆類（扁豆除外）、豆腐、天貝（tempeh，源自印尼的發酵類豆製品）、茅屋乳酪（cottage cheese）、生乳、蛋白、雞肉和火雞肉（僅限白肉）、蝦、兔肉、鹿肉。

●百分之二十至三十的蔬菜：可以選擇百分之十的新鮮水果。

水能

- 百分之三十至四十的全穀物：黑麥薄脆餅乾、乾穀片、煮熟的穀物。
- 百分之二十的蛋白質：雞肉、火雞肉、水煮蛋和水煮荷包蛋、少量山羊奶，以及大部分的豆類，包括鷹嘴豆、紅豆、斑豆、黑豆、紅扁豆、白腰豆和白豆、裂莢豌豆、黑眼豌豆。
- 百分之四十至五十的新鮮蔬菜，其中百分之十可以選擇新鮮水果或水果乾。適合每天吃一盤沙拉。

適合基本體型的膳食指南

註：此表提供的指南是通則，可能需要根據個人需求做出特定的調整，例如，食物過敏、體內火力的強度、當時的季節、生命能量主導或惡化的程度。＊適量無妨；＊＊偶一食之無妨。

膳食項目	風能		火能		水能	
	忌	宜	忌	宜	忌	宜
水果	一般忌最乾的水果	通常喜最甜的水果	一般忌最酸的水果	通常喜最甜的水果	一般忌最甜和最酸的水果	通常喜最澀的水果
	蘋果（生）	蘋果（煮過）	蘋果（酸）	蘋果（甜）	酪梨	蘋果
	蔓越莓	蘋果泥／醬	杏桃（酸）	蘋果泥／醬	香蕉	蘋果泥／醬
	椰棗（乾）	杏桃	香蕉	杏桃（甜）	椰子	杏桃

適合基本體型的膳食指南（續）

膳食項目	風能		火能		水能	
	忌	宜	忌	宜	忌	宜
水果	無花果（乾）	酪梨	莓果（酸）	酪梨	椰棗	莓果
	西洋梨	香蕉	櫻桃（酸）	莓果（甜）	無花果（新鮮）	櫻桃
	柿子	莓果	蔓越莓	櫻桃（甜）	葡萄柚	蔓越莓
	石榴	櫻桃	葡萄柚	椰子	奇異果	無花果（乾）＊
	西梅乾（乾的）	椰子	葡萄（青）	椰棗	芒果＊＊	葡萄＊
	葡萄乾（乾的）	椰棗（新鮮）	奇異果＊＊	無花果	甜瓜	檸檬＊
	西瓜	無花果（新鮮）	檸檬	葡萄（紅和紫）	柳橙	萊姆＊
		葡萄柚	芒果（青）	萊姆＊	木瓜	桃
		葡萄	柳橙（酸）	芒果（熟）	鳳梨	西洋梨
		奇異果	桃	甜瓜	李子	柿子
		檸檬	柿子	柳橙（甜）	大黃	石榴
		萊姆	鳳梨（酸）	木瓜＊	羅望子果	西梅乾
		芒果	李子（酸）	西洋梨	西瓜	葡萄乾
		甜瓜	大黃	鳳梨（甜）		草莓＊

水果		柳橙	草莓	李子（甜）		
		木瓜	羅望子果	石榴		
		桃		西梅乾		
		鳳梨		葡萄乾		
		李子		西瓜		
		西梅乾（浸泡）				
		葡萄乾（浸泡）				
		大黃				
		草莓				
		羅望子果				
蔬菜	通常忌冰凍、生鮮、或乾燥蔬菜	大致上，蔬菜應該要煮熟	通常忌辛辣味蔬菜	通常喜甜味和苦味蔬菜	通常忌甜味和多汁蔬菜	大致上，喜多數的辛味和苦味蔬菜
	朝鮮薊	蘆筍	甜菜葉	朝鮮薊	黃瓜	朝鮮薊
	甜菜葉**	甜菜根	甜菜根（生的）	蘆筍	黑色或綠色洋橄欖	蘆筍
	苦瓜	高麗菜（煮熟）*	牛蒡根	甜菜根（煮熟）	歐防風**	甜菜葉

適合基本體型的膳食指南（續）

膳食項目	風能		火能		水能	
	忌	宜	忌	宜	忌	宜
蔬菜	青花菜	胡蘿蔔	玉米 **（新鮮的）	苦瓜	番薯	甜菜根
	球芽甘藍	花椰菜 *	日本蘿蔔	青花菜	南瓜	苦瓜
	牛蒡根	芫荽葉	茄子 **	球芽甘藍	冬南瓜	青花菜
	高麗菜（生的）	黃瓜	蒜	高麗菜	芋頭	球芽甘藍
	花椰菜（生的）	日本蘿蔔 *	青辣椒	胡蘿蔔（煮熟）	番茄（生的）	牛蒡根
	西洋芹	甜茴香（洋茴香）	辣根	胡蘿蔔 *（生的）	櫛瓜	高麗菜
	玉米 **（新鮮的）	蒜	大頭菜 **	花椰菜		胡蘿蔔
	蒲公英葉	四季豆	韭蔥（生的）	西洋芹		花椰菜
	茄子	青辣椒	芥菜	芫荽葉		西洋芹
	辣根 **	菊芋 *	綠色洋橄欖	黃瓜		芫荽葉
	羽衣甘藍	綠葉蔬菜 *	洋蔥（生的）	蒲公英葉		玉米
	大頭菜	韭蔥	辣椒	甜茴香（洋茴香）		日本蘿蔔

蔬菜					
蘑菇	萵苣＊	刺梨（果實）	四季豆		蒲公英葉
綠色洋橄欖	芥菜＊	蘿蔔（生的）	菊芋		茄子
洋蔥（生的）	秋葵	菠菜＊＊（煮熟）	羽衣甘藍		甜茴香（洋茴香）
豌豆（生的）	黑色洋橄欖	菠菜（生的）	綠葉蔬菜		蒜
甜椒和辣椒	洋蔥（煮熟）＊	番茄	韭蔥（煮熟）		四季豆
馬鈴薯	香芹＊	蕪菁葉	萵苣		青辣椒
刺梨（果實和葉子）	歐防風	蕪菁	蘑菇		辣根
蘿蔔（生的）	豌豆（煮熟）		秋葵		菊芋
番茄＊＊（煮熟）	番薯		黑色洋橄欖		羽衣甘藍
番茄（生的）	南瓜		洋蔥（煮熟）		大頭菜
蕪菁	蘿蔔（煮熟）＊		香芹		綠葉蔬菜
小麥草芽	蕪菁甘藍		歐防風		韭蔥
	金線瓜＊		豌豆		萵苣
	菠菜（煮熟）＊		甜椒		蘑菇
	菠菜（生的）＊		番薯和馬鈴薯		芥菜
	芽菜＊		刺梨（葉）		洋蔥

適合基本體型的膳食指南（續）

膳食項目	風能 忌	風能 宜	火能 忌	火能 宜	水能 忌	水能 宜
蔬菜		夏南瓜、冬南瓜		南瓜		香芹
		芋頭		蘿蔔（煮熟）		豌豆
		蕪菁葉＊		蕪菁甘藍		甜椒和辣椒
		西洋菜		金線瓜		馬鈴薯
		櫛瓜		芽菜（不宜辛辣）		刺梨（果實和葉子）
				冬南瓜、夏南瓜		蘿蔔
				芋頭		蕪菁甘藍
				西洋菜＊		金線瓜＊
				小麥草芽		菠菜
				櫛瓜		芽菜
						夏南瓜
						番茄（煮熟）
						蕪菁葉
						蕪菁

蔬菜						西洋菜
						小麥草芽
穀物 如果列出的是穀物「總稱」，請永遠採用適合您的	大麥	莧菜籽＊	麵包（含酵母）	莧菜籽	麵包（含酵母）	莧菜籽＊
	麵包（含酵母）	硬粒小麥粉	蕎麥	大麥	燕麥（煮熟）	大麥
	蕎麥	燕麥（煮熟）	玉米	穀片（乾燥）	鬆餅	蕎麥
	穀片（冰冷、乾燥、或膨化）	鬆餅	小米	蒸粗麥粉	義式麵食＊＊	穀片（冰冷、乾燥、或膨化）
	玉米	藜麥	木斯里原味穀物＊＊	薄脆餅乾	米（糙米、白米）	玉米
	蒸粗麥粉（couscous）	米（所有種類）	燕麥（乾）	硬粒小麥粉	米糕＊＊	蒸粗麥粉
	薄脆餅乾	麵筋	義式玉米粉製品＊＊	格蘭諾拉脆穀麥	小麥	薄脆餅乾
	格蘭諾拉（granola）脆穀麥	發芽小麥麵包（精華）	藜麥	燕麥麩		硬粒小麥粉＊
	小米	小麥	糙米＊＊	燕麥（煮熟）		格蘭諾拉脆穀麥
	木斯里（muesli）原味穀物		黑麥	鬆餅		小米
	燕麥麩			義式麵食		木斯里原味穀物

適合基本體型的膳食指南（續）

膳食項目	風能 忌	風能 宜	火能 忌	火能 宜	水能 忌	水能 宜
穀物 如果列出的是穀物「總稱」，請永遠採用適合您的	燕麥（乾）			米（印度香米、白米、野生米）		燕麥麩
	義式麵食 **			米糕		燕麥（乾）
	義式玉米粉製品 **			西米		義式玉米粉製品
	米糕 **			麵筋		藜麥 *
	黑麥			斯佩爾特小麥		米（印度香米、野生米）*
	西米			發芽小麥麵包（精華）		黑麥
	斯佩爾特（Spelt）小麥			樹薯粉		西米
	樹薯粉			小麥		麵筋
	小麥麩			小麥麩		發芽小麥麵包（精華）
						樹薯粉
						小麥麩

豆類					
紅豆	紅扁豆＊	味噌	紅豆	腰豆	紅豆
黑豆	綠豆	醬油	黑豆	黃豆	黑豆
黑眼豌豆	綠豆仁	黃豆香腸	黑眼豌豆	黃豆乾酪	黑眼豌豆
鷹嘴豆	黃豆乾酪＊	小黃豆仁	鷹嘴豆	黃豆粉	鷹嘴豆
腰豆	豆漿＊	印度黑豆仁	腰豆	黃豆仁粉	紅扁豆、褐扁豆
褐扁豆	醬油＊		褐扁豆、紅扁豆	醬油	皇帝豆
皇帝豆	黃豆香腸＊		皇帝豆	豆腐（冰冷）	綠豆＊
味噌＊＊	豆腐＊		綠豆	印度黑豆仁	綠豆仁＊
白腰豆	小黃豆仁		綠豆仁	味噌	白腰豆
乾豌豆	印度黑豆仁		白腰豆		乾豌豆
斑豆			乾豌豆		斑豆
黃豆			斑豆		豆漿
黃豆粉			黃豆		黃豆香腸
黃豆仁粉			黃豆乾酪		裂莢豌豆
裂莢豌豆			黃豆粉＊		天貝
天貝			豆漿		豆腐（熱的）＊
白豆			黃豆仁粉＊		小黃豆仁

適合基本體型的膳食指南（續）

膳食項目	風能		火能		水能	
	忌	宜	忌	宜	忌	宜
豆類				裂莢豌豆		白豆
				天貝		
				豆腐		
				白豆		
乳製品	牛奶（奶粉）	大部分乳製品都不錯！	奶油（含鹽）	奶油（無鹽）	奶油（含鹽）	酪奶＊
	山羊奶（奶粉）	奶油	酪奶	乳酪（軟質、非熟成、無鹽）	奶油＊＊（無鹽）	茅屋乳酪（脫脂羊奶製成）
	優格（原味、冰凍、或加水果）	酪奶	乳酪（硬質）	茅屋乳酪	乳酪（軟質、硬質）	印度酥油＊
		乳酪（硬質）＊	酸奶油	牛奶	牛奶	山羊乳酪（無鹽且非熟成）＊
		乳酪（軟質）	優格（原味、冰凍、或加水果）	印度酥油	冰淇淋	脫脂山羊奶
		茅屋乳酪		山羊奶	酸奶油	優格（稀釋過）
		牛奶		山羊乳酪（軟質、無鹽）	優格（原味、冰凍、或加水果）	

乳製品		印度酥油 山羊乳酪 山羊奶 冰淇淋＊ 酸奶油＊ 優格（稀釋過且調味過）＊		冰淇淋 優格（剛做好且稀釋過）＊		
動物性食品	羊肉 豬肉 兔肉 鹿肉 火雞肉（白肉）	牛肉 水牛肉 雞肉（紅肉） 雞肉（白肉）＊ 鴨肉 蛋 魚（淡水或海水） 鮭魚 沙丁魚	牛肉 雞肉（紅肉） 鴨肉 蛋（蛋黃） 魚（海水） 羊肉 豬肉 鮭魚 沙丁魚	水牛肉 雞肉（白肉） 蛋（只吃蛋白） 魚（淡水） 兔肉 蝦＊ 火雞肉（白肉） 鹿肉	牛肉 水牛肉 雞肉（紅肉） 鴨肉 魚（海水） 羊肉 豬肉 鮭魚 沙丁魚	雞肉（白肉） 蛋 魚（淡水） 兔肉 蝦 火雞肉（白肉） 鹿肉

適合基本體型的膳食指南（續）

膳食項目	風能		火能		水能	
	忌	宜	忌	宜	忌	宜
動物性食品		海鮮	海鮮		海鮮	
		蝦	鮪魚		鮪魚	
		鮪魚	火雞肉（紅肉）		火雞肉（紅肉）	
		火雞肉（紅肉）				
調味品	巧克力	黑胡椒*	紅辣椒	黑胡椒	巧克力	黑胡椒
	辣根	芒果調味醬（甜味或辛辣味）	巧克力	芒果調味醬（甜味）	芒果調味醬（甜味）	紅辣椒
		紅辣椒*	芒果調味醬（辛辣味）	芫荽葉	芝麻海鹽	芒果調味醬（辛辣味）
		芫荽葉*	芝麻海鹽	紫紅藻*	海帶	芫荽葉
		紫紅藻	辣根	鹿尾菜*	番茄醬**	紫紅藻*
		芝麻海鹽	海帶	昆布*	萊姆	鹿尾菜*
		鹿尾菜	番茄醬	萊姆*	醃萊姆	辣根
		海帶	芥末	芽菜	醃芒果	檸檬*

調味品					
	番茄醬	檸檬	溜醬油＊	美乃滋	芥末（不含醋）
	昆布	醃萊姆		泡菜	青蔥
	檸檬	醃芒果		鹽	海菜＊
	萊姆	美乃滋		醬油	芽菜
	醃萊姆	泡菜		溜醬油	
	醃芒果	鹽（過量）		醋	
	美乃滋	青蔥			
	芥末	海菜			
	泡菜	醬油			
	鹽	醋			
	青蔥				
	海菜				
	醬油				
	芽菜				
	溜醬油（tamari）				
	醋				

適合基本體型的膳食指南（續）

膳食項目	風能 忌	風能 宜	火能 忌	火能 宜	水能 忌	水能 宜
堅果	無	適量：	杏仁（帶皮）	杏仁（浸泡過、已去皮）	杏仁（浸泡過、已去皮）**	印度堅果
		杏仁	黑核桃	印度堅果	黑核桃	
		黑核桃	巴西堅果	椰子	巴西堅果	
		巴西堅果	腰果		腰果	
		腰果	長榛果		椰子	
		印度堅果	榛果		長榛果	
		椰子	夏威夷果		榛果	
		長榛果	花生		夏威夷果	
		榛果	長山核桃		花生	
		夏威夷果	松子		長山核桃	
		花生	開心果		松子	
		長山核桃	核桃		開心果	
		松子			核桃	
		開心果				
		核桃				

種子	油
爆米花 洋車前子**	亞麻籽油
奇亞籽（鼠尾草種子） 亞麻籽 哈爾瓦甜食（halva，譯註：一種甜點，將芝麻籽壓碎後和入麵糊中，再加入蜂蜜調和） 南瓜籽 芝麻 葵花籽 中東芝麻醬	適合內服與外用（最適合者置頂）： 芝麻油 印度酥油 橄欖油 大部分其他油品
奇亞籽 芝麻 中東芝麻醬	杏仁油 杏桃油 玉米油 紅花籽油 芝麻油
亞麻籽 哈爾瓦甜食 爆米花（無鹽、含奶油） 洋車前子 南瓜籽* 葵花籽	適合內服與外用（最適合者置頂）： 葵花油 印度酥油 加拿大芥花籽油 橄欖油
哈爾瓦甜食 洋車前子** 芝麻 中東芝麻醬	酪梨油 杏桃油 椰子油 亞麻籽油** 橄欖油
奇亞籽 亞麻籽* 爆米花（無鹽、無奶油） 南瓜籽* 葵花籽*	適合少量內服與外用（最適合者置頂）： 玉米油 加拿大芥花籽油 芝麻油（外用） 葵花油

適合基本體型的膳食指南（續）

膳食項目	風能		火能		水能	
	忌	宜	忌	宜	忌	宜
油		僅供外用：		大豆油	月見草油	印度酥油
		椰子油		亞麻籽油	紅花籽油	杏仁油
		酪梨油		月見草油	芝麻油（內服）	
				核桃油	大豆油	
				僅供外用：	核桃油	
				酪梨油		
				椰子油		
飲料	蘋果汁	酒類＊（啤酒或葡萄酒）	酒類（烈酒或葡萄酒）	酒類、啤酒＊	酒類（啤酒、烈酒、甜葡萄酒）	酒類（乾葡萄酒、紅或白葡萄酒）
	紅茶	杏仁奶	原味蘋果汁	杏仁奶	杏仁奶	蘆薈汁
	含咖啡因飲料	蘆薈汁	莓果汁（酸）	蘆薈汁	含咖啡因飲料＊＊	原味蘋果汁
	碳酸飲料	原味蘋果汁	含咖啡因飲料	蘋果汁	碳酸飲料	蘋果汁＊
	巧克力牛奶	杏桃汁	碳酸飲料	杏桃汁	櫻桃汁（酸）	杏桃汁
	咖啡	莓果汁（蔓越莓除外）	胡蘿蔔汁	莓果汁（甜）	巧克力牛奶	莓果汁

飲料					
冰冷的含乳飲料	角豆飲＊	櫻桃汁（酸）	紅茶	咖啡	調味紅茶
蔓越莓汁	胡蘿蔔汁	巧克力牛奶	角豆飲	冰冷的含乳飲料	角豆飲
冰茶	印度奶茶（加香料的熱奶茶）＊	咖啡	印度奶茶（加香料的熱奶茶）＊	葡萄柚汁	胡蘿蔔汁
冰冷飲料	櫻桃汁	蔓越莓汁	櫻桃汁（甜）	冰茶	印度奶茶（加香料的熱奶茶）＊
綜合蔬菜汁	穀物「咖啡」	葡萄柚汁	清涼的含乳飲料	冰冷飲料	櫻桃汁（甜）
西洋梨汁	葡萄汁	冰茶	穀物「咖啡」	檸檬水	蔓越莓汁
石榴汁	葡萄柚汁	冰冷飲料	葡萄汁	味噌湯	穀物「咖啡」
西梅汁＊＊	檸檬水	檸檬水	芒果汁	柳橙汁	葡萄汁
豆漿（冰）	芒果汁	木瓜汁	味噌湯＊	木瓜汁	芒果汁
番茄汁	味噌湯	鳳梨汁	綜合蔬菜汁	米漿	蜜桃汁
V8綜合蔬菜汁	柳橙汁	酸味果汁	柳橙汁＊	酸味果汁	西洋梨汁
蔬菜高湯塊	木瓜汁	番茄汁	蜜桃汁	豆漿（冰）	鳳梨汁
	蜜桃汁	V8綜合蔬菜汁	西洋梨汁	番茄汁	石榴汁
	鳳梨汁		石榴汁	V8綜合蔬菜汁	西梅汁
	米漿		西梅汁		豆漿（熱燙且經妥善調味）
	酸味果汁		米漿		

適合基本體型的膳食指南（續）

膳食項目	風能 忌	風能 宜	火能 忌	火能 宜	水能 忌	水能 宜
飲料		豆漿（熱燙且經妥善調味）		豆漿		
				蔬菜高湯塊		
花草茶	紫苜蓿	印度藏茴香	印度藏茴香	紫苜蓿	藥蜀葵	紫苜蓿
	大麥**	日本番茶	羅勒**	日本番茶	紅辛格爾茶（Red Zinger）	日本番茶
	羅勒**	貓薄荷*	肉桂*	大麥	玫瑰果**	大麥
	黑莓	洋甘菊	丁香	黑莓		黑莓
	玻璃苣**	菊苣	尤加利	玻璃苣		牛蒡
	牛蒡	菊花*	葫蘆巴	牛蒡		洋甘菊
	肉桂**	丁香	薑（乾的）	貓薄荷		菊苣
	玉米鬚	紫草	人蔘	洋甘菊		肉桂
	蒲公英	接骨木花	山楂	菊苣		丁香
	人蔘	尤加利	牛膝草	紫草		紫草*
	洛神花	甜茴香	杜松子	蒲公英		蒲公英
	啤酒花**	葫蘆巴	摩門茶	甜茴香		葫蘆巴

花草茶					
茉莉花**	薑（新鮮）	普列薄荷	薑（新鮮）		薑
檸檬香蜂草**	山楂	紅辛格爾茶	洛神花		人蔘*
摩門茶（Mormon tea）	杜松子	玫瑰果**	啤酒花		洛神花
蕁麻**	日本莖茶**	鼠尾草	茉莉花		牛膝草
西番蓮（*passion flower*）	薰衣草	檫木	日本莖茶		茉莉花
紅花苜蓿**	檸檬草	瑪黛茶	薰衣草		杜松子
紅辛格爾茶**	甘草		檸檬香蜂草		日本莖茶
紫羅蘭花**	藥屬葵		檸檬草		薰衣草
西洋蓍草	燕麥桿		甘草		甘草*
瑪黛茶**	橙皮		藥屬葵		檸檬香蜂草
	普列薄荷		蕁麻		檸檬草
	胡椒薄荷		燕麥桿		摩門茶
	覆盆子*		西番蓮		蕁麻
	玫瑰果		胡椒薄荷		西番蓮
	番紅花		覆盆子		胡椒薄荷
	鼠尾草		紅花苜蓿		覆盆子

適合基本體型的膳食指南（續）

膳食項目	風能 忌	風能 宜	火能 忌	火能 宜	水能 忌	水能 宜
花草茶		菝契 檫木 緑薄荷（留蘭香） 草莓＊ 鹿蹄草＊		菝契 緑薄荷 草莓 紫羅蘭花 鹿蹄草 西洋蓍草		紅花苜蓿 菝契＊ 檫木 緑薄荷 草莓 西洋蓍草 瑪黛茶
調味香料	芷茴香	所有其他香料都不錯！ 印度藏茴香 多香果 杏仁萃取精華 洋茴香 阿魏（興渠）	印度藏茴香 多香果 杏仁萃取精華 洋茴香 阿魏（興渠） 羅勒（乾）	羅勒（新鮮） 黑胡椒＊ 芷茴香＊ 小豆蔻＊ 肉桂 芫荽籽	鹽	所有其他香料都不錯！ 印度藏茴香 多香果 杏仁萃取精華 洋茴香 阿魏（興渠）

調味香料					
	羅勒	月桂葉	孜然		羅勒
	月桂葉	卡宴辣椒	咖哩葉		月桂葉
	黑胡椒	丁香	蒔蘿		黑胡椒
	小豆蔻	葫蘆巴	甜茴香		芷茴香
	卡宴辣椒＊	蒜	薑（新鮮）		小豆蔻
	月桂	薑（乾）	薄荷		卡宴辣椒
	丁香	肉豆蔻皮	苦楝葉＊		丁香
	芫荽籽	馬郁蘭（乾牛至）	橙皮＊		肉桂
	孜然	芥菜籽	香芹＊		芫荽籽
	咖哩葉	肉豆蔻	胡椒薄荷		孜然
	蒔蘿	牛至	番紅花		咖哩葉
	甜茴香	紅椒粉	綠薄荷		蒔蘿
	葫蘆巴＊	蓽茇	茵陳蒿＊		甜茴香＊
	蒜	罌粟籽	薑黃		葫蘆巴＊
	薑	迷迭香	香草＊		蒜
	肉豆蔻皮	鼠尾草	鹿蹄草		薑
	馬郁蘭（乾牛至）	鹽			肉豆蔻皮

適合基本體型的膳食指南（續）

膳食項目	風能		火能		水能	
	忌	宜	忌	宜	忌	宜
調味香料		薄荷	香薄荷			馬郁蘭（乾牛至）
		芥菜籽	八角			薄荷
		肉豆蔻	百里香			芥菜籽
		橙皮				苦楝葉
		牛至				肉豆蔻
		紅椒粉				橙皮
		香芹				牛至
		胡椒薄荷				紅椒粉
		蓽茇				香芹
		罌粟籽				胡椒薄荷
		迷迭香				蓽茇
		番紅花				罌粟籽
		鹽				迷迭香
		香薄荷				番紅花
		綠薄荷				鼠尾草

	甜味劑	調味香料
1	楓糖漿** 白糖	
2	大麥芽 果糖 濃縮果汁 蜂蜜（生的、未加工） 石蜜 糖蜜 米糖漿 黑紅糖 細粒原糖	八角 茵陳蒿 百里香 薑黃 香草 鹿蹄草
3	蜂蜜（生的、未加工）** 白糖** 石蜜 糖蜜	
4	大麥芽 果糖 濃縮果汁 楓糖漿 米糖漿 黑紅糖 細粒原糖	
5	大麥芽 果糖 石蜜 楓糖漿 糖蜜 米糖漿 黑紅糖 細粒原糖 白糖	
6	濃縮果汁 蜂蜜（生的、未加工）	香薄荷 綠薄荷 八角 茵陳蒿 百里香 薑黃 香草* 鹿蹄草

適合基本體型的膳食指南（續）

膳食項目	風能 忌	風能 宜	火能 忌	火能 宜	水能 忌	水能 宜
膳食補充品	大麥苗	蘆薈汁＊	胺基酸	蘆薈汁	礦物質：鉀	蘆薈汁
	啤酒酵母	蜂花粉	蜂花粉＊＊	大麥苗		胺基酸
		胺基酸	蜂王漿＊＊	啤酒酵母		大麥苗
		礦物質：鈣、銅、鐵、鎂、鋅	礦物質：銅、鐵	礦物質：鈣、鎂、鋅		蜂花粉
		蜂王漿	維他命A、B群、B_{12}、C	螺旋藻		啤酒酵母
		螺旋藻		藍綠藻		礦物質：銅、鈣、鐵、鎂、鋅
		藍綠藻		維他命D、E		蜂王漿
		維他命A、B群、B_{12}、C、D、E				螺旋藻
						藍綠藻
						維他命A、B群、B_{12}、C、D、E

六大基本味道

「味道」很重要，對身體的生命能量有直接的影響。根據阿育吠陀的說法，每一種食物以及每一種草本，都有特定的味道。適量運用味道，包括單一味道與各種味道綜合，都會帶來身體系統的平衡。

味蕾在舌頭上，由六個群組組成，對應阿育吠陀體認到的六大味道：甜、酸、鹹、苦、辛辣、澀。這六個基本味道源自於五大元素：

土＋水＝甜

土＋火＝酸

水＋火＝鹹

火＋風＝辛辣

風＋空＝苦

風＋土＝澀

舌頭上不同的味蕾群組感知到味道，並將信號傳送至大腦；訊息從大腦發出，不僅直接左右消化，而且會影響生命能量以及身體的細胞、組織、器官、系統。

甜味

甜味存在於米、糖、牛奶、小麥、椰棗、楓糖漿之類的食物中。甜食的特性通常是多油、冷卻、難以消化。甜味會增強必不可少的生命本質，適量取用時，有益於身體健康，並促進所有七大組織（血漿、血液、肌肉、脂肪、骨頭、骨髓和神經組織、生殖液）的成長。適度運用甜味可帶來氣力與長壽，激發感官覺受，改善膚色，促進健康的肌膚、毛髮和美妙的聲音。甜味可以解渴、緩解燒灼感，同時令人心曠神怡，提升穩定度。

儘管有所有這些優點，但過度使用甜味可能會造成許多失調。甜食會使水能惡化，導致傷風、咳嗽、充血、沉重、食慾不振、懶散、肥胖，也可能造成淋巴阻塞、腫瘤、水腫、糖尿病、胸部纖維囊腫病變。

酸味

酸味出現在柑橘類水果、酸奶油、優格、醋、乳酪、檸檬、青葡萄、發酵食品之類的食物中。酸味物質的本質是流暢、輕盈、發熱、多油，適量使用，既可提神又美味，可以刺激食慾和唾液分泌、幫助消化、爲身體補充能量、滋養心臟、同時啓發心智。

酸味使用過度，可能導致過度口渴、胃酸過多、心口灼熱、胃酸過多性消化不良、潰瘍、敏感性牙齒。因爲酸味具有發酵的作用，可能毒害血液，也可能造成皮膚炎、痤瘡、濕疹、疔瘡、牛皮癬之類的皮膚問題。熱的特性可能導致體內的酸鹼値呈酸性，也可能在咽喉、胸部、心臟、膀胱、尿道造成灼熱感。

鹹味

海鹽、岩鹽、海帶都是鹹味的例子。鹹味是發熱、沉重、多油，適量取用，可以緩解風能，增強火能和水能。由於水元素之故，鹹味具通便作用；由於火元素之故，鹹味可減輕痙攣和大腸疼痛。適度的鹹味能促進生長，維持水電解質平衡，刺激唾液分泌，改善食物的風味，並且幫助消化、吸收、以及廢物的排泄。

膳食中太多的鹽可能會造成火能和水能惡化，使血液濃厚而黏稠，導致高血壓，同時使肌膚狀況變糟。感覺到炎熱、昏眩、皮膚起皺紋、禿頭，可能是由於過度使用鹹味。鹽也可能引起水分滯留和水腫。斑塊狀掉髮、潰瘍、出血異常、皮膚發疹、胃酸過多，可能全都源自於過度使用鹹味。

辛辣

辛辣味存在於各種火熱的辣椒（卡宴辣椒、紅辣椒、黑胡椒），以及洋蔥、蘿蔔、蒜、芥末、薑裡面。辛辣味的本質是輕盈、發乾、發熱，適量取用可促進消化和吸收，同時清潔嘴巴，刺激鼻分泌物和眼睛流淚，藉此清除鼻竇。辛辣味能幫助循環、分解凝塊、促進廢棄物排除、殺死細菌和寄生蟲，並帶來感知的清明。

另一方面，日常膳食中過度使用辛辣可能會帶來負面反應，那會殺死精子和卵子，造成男女雙方性功能低下，也可能引發灼熱、哽塞、昏眩、因熱與渴的感覺而疲憊。由於火能惡化，可能導致腹瀉、心口灼熱、噁心。辛辣也可能使風能惡化（風能源自於火元素和風元素），導致頭昏眼花、顫抖、失眠、或是腿部肌肉疼痛。消化性潰瘍、氣喘、大腸炎、皮膚問題，也可能導源於過度使用辛辣。

苦味

這個味道出現在咖啡、苦瓜、蘆薈、大黃，以及皺葉酸模、葫蘆巴、薑黃根、蒲公英根、檀香木等草本之中。苦味是北美飲食中最缺乏的味道，它的本質是涼爽、輕盈、乾燥，可增強風能，並減弱火能和水能。

雖然苦味本身並不美味，但卻可增進其他味道的滋味。苦味抗毒，可以殺死細菌，有助於減輕灼熱感、發癢、昏眩、以及難治的皮膚病，也可以退燒，同時刺激皮膚和肌肉的堅實度。少量苦味可以減少腸中之氣，充當消化補品，具有乾燥身體系統的作用，並且減少脂肪、骨髓、尿液和糞便。

苦味使用過度可能耗盡血漿、血液、肌肉、脂肪、骨髓、精液，也可能導致性功能低下。極度乾燥和粗糙、憔悴、疲倦，可能都是食用過多苦味造成的，有時也可能因此引發頭暈和無意識。

澀味

澀味存在於不成熟的香蕉、石榴、鷹嘴豆、四季豆、去皮黃豌豆、秋葵、苜蓿芽，以及金印草（goldenseal，北美黃蓮）、薑黃、蓮子、三果木（*arjuna*）、明礬等草本之中，它的本質是冷卻、發乾、沉重，在咽喉中產生乾燥、哽塞的感覺。適量服用澀味，可鎮定火能和水能，但會激起風能。它可幫助潰瘍的療癒，同時促進凝結，進而止血。

過度取用澀味可能造成嘴巴乾燥、說話困難、便祕，以及腹部鼓脹、心臟痙攣、循環停滯；可能影響性衝動，導致精子耗竭；還可能引起異常憔悴、抽搐、面部神經麻痺、中風癱瘓、以及其他神經肌肉方面的風能失調。

味道對生命能量的影響

味道對生命能量會產生以下的效力：

風能：風能體質的人應該避免過量苦味、辛辣、澀味的物質，因爲這些會增強風元素，有引發「氣體」的傾向。內含甜、酸、鹹味的食物和草本適合風型人。

味道如何影響三大生命能量

味道	風能	火能	水能
甜	↓（表減弱）	↓	↑
酸	↓	↑	↑
鹹	↓	↑	↑
辛辣	↑（表減弱）	↑	↓
苦	↑	↓	↓
澀	↑	↓	↓

草本味道的療癒價值

草本的味道並不是次要的，而是直接與草本的許多療癒價值相關聯，甚至是直接負責草本的療癒價值。因此，阿育吠陀的草本通常是以需要品嚐的形式被服用，而不是將味道隱藏在膠囊中。

服用甜味、辛辣味、或味道誘人的草本沒有問題，但多數人，尤其是受西方文化薰陶者，並不喜歡苦味或澀味，如果不得不服用具有這類味道的草本，就想把草本置入膠囊中，然後一吞而下，而不品嚐其味道。因爲胃部並沒有味蕾，當草本以此方式被服用，得自於味道的效力和裨益便減少了，因爲味道並沒有被感知到。進食時，我們並沒有錯失味道的效力，因爲我們必須咀嚼；然而使用膠囊時，我們便錯失了草本的味道。

阿育吠陀醫師開立某一草本作爲藥方，理由之一是要平衡體內目前所缺乏的味道。該草本會將其味道和效力傳送到血漿組織中。舉例來說，三果實提供了所有味道，獨缺鹹味，但它往往會產生體內目前缺乏的主要味道（這對大部分西方人來說是苦味）。因此，許多人在某一段時間嚐到的三果實是苦的；之後因爲經常服用，苦味便被接收到血漿組織中，於是三果實可能嚐起來是酸的或甜的。

在阿育吠陀醫學中，大部分的草本是根據它們的主導味道、次要餘味、以及「潛在」味道加以分類的。主導味道在血漿組織中起作用，餘味在神經系統中起作用，而第三種味道則具有熱性或涼性的效力。

這說明了在服用阿育吠陀的藥物時，爲什麼讓味道在舌頭上產生效力是非常重要的。

火能：火型人應該避免酸、鹹、辛辣的物質，這些會使體內的火惡化。不過，甜、苦、澀味對火型人是有所裨益的。

水能：水型人應該避免內含甜、酸、鹹味的食物，因爲這些會增強體內的水。比較適合水型人的是辛辣、苦味、澀味的食物。

健康與不健康的飲食習慣

你如何進食，與你吃進的食物同等重要。以下是健康進食的幾則建議，其後則列出一連串應該避開的習慣。

要培養的飲食習慣

- 根據自己的體質選擇食物。這類食物將會滋養你，不會使你的生命能量惡化。
- 根據季節選擇食物。
- 衡量自己的經濟能力，食用最優質的「悅性」新鮮食物。
- 不餓不食。
- 渴了才喝水。如果肚子餓，卻以喝水代替進食，喝下的液體將會分解消化酶，降低你的胃火。
- 坐著吃，不要站著吃。
- 吃東西的時候就好好的吃。也就是說，不要閱讀、看電視、或是因太多的交談而分神，要聚焦在食物上。

- 充分咀嚼，每一口至少咀嚼三十二下。這可以讓口中的消化酶好好完成該做的工作。
- 以中庸的速度進食，切勿狼吞虎嚥。
- 讓胃填滿三分之一的食物、三分之一的湯水、留下三分之一的空間。
- 一餐吃下的食物不要超過雙手曲成杯狀的份量。吃過量會導致胃部擴展，讓人覺得需要額外的食物。此外，吃過量會在消化道內製造毒素。
- 用餐期間不要喝冰鎮飲料或果汁，可在兩口飯之間啜飲一些溫水。
- 蜂蜜絕不宜煮熟。蜂蜜一旦煮熟，分子就會變得像膠水，緊貼在黏膜上，堵塞微細管道，產生毒素。

不健康的進食習慣

- 吃得過量。
- 一頓飽餐後很快地又進食。
- 用餐期間喝太多水，或是完全沒喝水。
- 用餐時喝很冰的水，甚至是隨時喝冰水。
- 便祕還進食。
- 在當天不該吃東西的時間進食，要麼太早，要麼太晚（見90頁開始的「阿育吠陀日常作息的特色」說明）。
- 吃太多難以消化的食物，或是吃太少清淡食物。
- 邊用餐邊吃水果或喝果汁。

- 並不是眞正飢餓卻在吃東西。
- 情緒性進食。
- 同時吃著不相容的食物（見164頁表格）。
- 兩餐之間津津有味地吃著其他食物。

不相容的食物搭配

近來，藥局和健康食品店的架子上排列著專治消化不良與脹氣的消化助劑和藥丸。大部分這些腸胃道問題，很可能都是從不良的食物搭配開始的。

根據阿育吠陀的說法，某些食物搭配在一起會擾亂胃火的正常運作，並攪亂生命能量的平衡。不當的食物搭配可能會造成消化不良、發酵、腐敗、氣體形成。如果這類情況經常或是長時間存在於胃腸中，就可能致病。舉個例子，吃香蕉配牛奶會削弱「阿格尼」（胃火），同時改變腸道菌叢，產生毒素，導致鼻竇充血、傷風、咳嗽、過敏、蕁麻疹、皮疹。這類混亂會產生毒素，而這個有毒物質正是多數病痛的根源。

下表列出部分（但並非全部）應當避免的不相容食物搭配。烹調時加入香料和草本，可以緩和這些搭配的某些負面效力。強旺的消化火可以成爲處理這些組合最強而有力的方法。吃飯前，咀嚼少許新鮮的薑（喜歡的話，不妨先灑些鹽巴和萊姆汁），能夠刺激消化。

請注意，表中上欄粗體字的食物以及下欄粗體字的食物，代表兩者最不相容；而非黑體字的食物，代表不相容的程度較低。

食物名稱	不宜搭配
牛奶	**香蕉** 魚、甜瓜、優格、酸味水果、基恰里（綠豆仁加印度香米）、酵母麵包
優格	**牛奶** 酸味水果、甜瓜、熱飲（包括咖啡和茶）、魚、芒果（因此，芒果拉昔可不是什麼好點子）、澱粉類食物、乳酪、香蕉
甜瓜 「單獨吃，或是根本不吃」	**所有東西** 尤其是：穀物、澱粉類食物、炸物、乳酪
蛋	**牛奶** 優格、甜瓜、乳酪、水果、馬鈴薯
澱粉類食物	**香蕉** 蛋、牛奶、椰棗
蜂蜜 （絕對不要將蜂蜜煮熟）	同等比例（重量）的**印度酥油** 穀物
玉米	椰棗、葡萄乾、香蕉
檸檬	優格、牛奶、黃瓜、番茄
茄科植物 （馬鈴薯、番茄、茄子）	優格、牛奶、甜瓜、黃瓜

尤其要避開香蕉奶昔以及加入牛奶製成的「水果沙拉」這類調製品。綜合水果沙拉也是不相容的。有些由各種水果製成的混合水果飲料可能沒問題，但請先核對一下這份表格。

食用牛奶和乳製品的相關建議

在阿育吠陀中，印度酥油和新鮮優格之類的乳製品，都被視爲是膳食中相當重要的。不過，在殺死細菌和其他可能有害的微生物的加熱殺菌過程中，也可能同時破壞了適當消化所必備的酵素。如果牛奶被加熱相當長一段時間，例如，十五或二十分鐘，其中的酵素一定會被破壞，鈣質和其他營養素就無法被吸收。

將牛奶加熱到剛好沸點，這時，當中的酵素尚未被破壞，牛奶變得較不易產生水能。因此，如果可以從經認證的乳品店取得尚未加熱殺菌的有機牛奶，然後將該牛奶加熱至沸點，那就再好不過了。

話雖如此，但食用從超市購得的加熱殺菌牛奶，以及用那類牛奶製成的乳製品，仍舊勝過完全不吃乳製品。

食物與三大屬性的關係

阿育吠陀傳統教導說，食物不僅能提供營養，滋養身體，而且影響心智與意識。如同每個人都擁有某一生理體質（風能/火能/水能）一樣，每個人也都擁有以三大屬性——悅性、變性、惰性——爲特徵的心智素質。

數論哲學在談論創造時提到，悅性、變性、惰性是宇宙創造不可或缺的通用特質（見25頁），三者同等必要，如此才能維護我們在心理生物學上的功能。

因爲「悅性」，我們保有意識，每天早晨重新醒來。因爲「變性」，我們的念頭、感覺、情緒以創意的方式移動。因爲「惰性」，我們疲倦、筋疲力竭、沉重；沒有惰性，就沒有休眠。看待這點的另一個方法是：悅性帶來清明，變性帶來感知，惰性給予固態、具象的經驗。

這三大特性也是每一個細胞運作不可或缺的。悅性是潛在的能量，變性是運動的能量，惰性則是慣性。細胞中的潛在能量是覺知；覺知因爲變性的運動能量而活躍起來；然後該細胞因爲惰性的特質而變得遲鈍。因此，就人體在心理生物學上的活動來說，這三大特性是絕對必要的。

悅性、變性、惰性的心理素質

印度哲學家將人類的秉性分成三大基本類型：悅性的、變性的、惰性的。如同阿育吠陀的經文所言，這些類型的心理癖性和道德氣質，以及對社會、文化、生理狀況的反應，全都截然不同。

「悅性」蘊含本質、實相、意識、純淨、以及感知的清明。由悅性特質主導的人，有愛心、悲天憫人、具宗教性、心地純潔、遵循眞理與公義；他們往往禮貌周到、行爲正向，不容易不高興或生氣；雖然勞心，但心理上並不勞累，因此夜裡只需要四至五小時的睡眠。他們看上去清新、機靈、覺知，容光煥發，因智慧、快樂、喜悅而得到認可。他們有創造力、謙遜虛心、尊師重道；崇敬神明與人類，慈愛眾生。他們關懷大眾、鳥禽、動物、樹木，尊重一切生命與存在。

只要照顧到他們的利益，具「變性」特質的人就有愛心、平靜、有耐性。這種人的一切活動都是自我中心、自我本位的，只有在對他們有幫助的人面前，他們才會親切、友善、忠實。

所有運動與活動均源自於「變性」，變性帶來生活中的感官享受、歡愉，以及苦痛、努力、不安。由變性特質主導的人往往自我本位、野心勃勃、積極好鬥、自負、有競爭力，且有操控他人的傾向。他們喜歡權力、聲望、地位，而且是完美主義者；他們勤奮努力，但可能缺乏適當的規劃和正確的方向。情緒方面，他們容易生氣、猜忌、野心勃勃，少有喜悅的時刻。他們飽受恐懼失敗之苦，處於壓力之中，容易殫精竭慮；他們需要八小時的睡眠。

「惰性」是陰暗、慣性、沉重，且有唯物傾向。由惰性主導的人往往不那麼聰明，他們有抑鬱、懶散、過度嗜睡的傾向，甚至白天也一樣。他們很容易動些腦筋便感到疲累，喜歡責任輕的工作，而且酷愛吃、喝、睡、做愛。他們容易貪婪、占有慾強、依戀、易怒，而且對他人漠不關心。他們願意爲自身的利益而傷害別人。

這三大屬性在每一個人的意識之中不斷地相互作用，但由悅性、變性、惰性其中一個主導屬性負責一個人的心理素質。

在阿育吠陀的文獻中，根據食物引發的心智特性，將食物分類成「悅性的」、「變性的」、「惰性的」。簡言之，悅性的食物是清淡、健康的食物，可增加心智的清明度；變性的食物是誘人的食物，可增加活躍與躁動；惰性的食物則是沉重、使人遲鈍的食物，會造成抑鬱與沉重，導致諸多失調。

悅性的食物清淡而容易消化，帶來感知的清明，展現愛與慈悲，提升寬恕與樸實的特質。悅性的食物包括：水果、蒸蔬菜、新鮮蔬菜汁。牛奶和印度酥油是悅性食物，可以集結「活力素」，將元氣賜予「普拉納」（生命氣息）。

變性的食物是熱、辣、鹹，它們是刺激物、興奮劑，也是誘人的食物（一旦你的手伸進袋子裡，嘴巴就停不下來了），例如，鹹味薄脆餅乾和洋芋片。變性的食物還包括某些味道超濃郁的食物，例如，刺激感官的辣味泡菜和酸辣醬，這些食物會使心智更加躁動，對誘惑更加敏感。逐漸地，因為食用這些食物，心智變得更加「變動」，這代表傾向於憤怒、憎恨、操縱。

惰性的食物沉重、遲鈍、令人消沉，而且引發深沉的睡眠。凡是紅肉、羊肉、豬肉、牛肉、以及厚厚的乳酪，都屬於這一類。擱置許久和不新鮮的食物也屬於惰性。

不過，惰性的食物沉重、令人遲鈍的效力只會發生在食用過多的時候；適量食用，惰性食物會使人腳踏實地，增進穩定度。舉例來說，一個人的變性特質過剩——心智亢奮，不踏實，有失眠的症狀——適量吃些惰性食物會幫助這人變得比較務實，且可多睡一些。

我們可以根據169頁表格，將食物分成悅性、變性、惰性三大類。

惰性、變性、悅性的食物分類

食物種類	惰性	變性	悅性
水果	酪梨	酸味水果	芒果
	西瓜	蘋果	石榴
	李子	香蕉	椰子
	杏桃	番石榴	無花果
			桃子
			西洋梨
穀物	小麥	小米	米
	糙米	玉米	樹薯粉
		蕎麥	藍玉米
蔬菜	蘑菇	馬鈴薯	番薯
	蒜	茄科植物	萵苣
	洋蔥	花椰菜	香芹
	南瓜	綠花椰菜	芽菜
		菠菜	黃南瓜
		羅望子	
		泡菜	
		冬南瓜	

食物種類	惰性	變性	悅性
豆類	印度黑豆仁	紅扁豆	綠豆
	黑豆	木豆仁	黃扁豆
	斑豆	紅豆	腰豆
	粉紅豆		皇帝豆
乳製品	乳酪（硬質、熟成）	老奶、酸奶	牛奶
		酸奶油	新鮮的自製優格或乳酪
肉類	牛肉	魚	無
	羊肉	蝦	
	豬肉	雞肉	

三大屬性與生命能量的關係

學習阿育吠陀的學生經常問說，三大屬性與三大生命能量之間是否有關係。其實兩者並沒有直接的對應，但有某種關係。

「悅性」以如下順序存於生命能量之中：

1. 以知識與理解存在於火能之中。

2. 以清明與輕盈存在於風能之中。

3. 以寬恕與愛存在於水能之中。

「惰性」以如下順序存在於生命能量之中：

1. 在水能之中，它是沉重、遲鈍、想睡的。

2. 在火能之中，它以侵略性和競爭性來表達。

3. 風能之中的惰性少之又少，以迷惘爲代表。

積極而亢奮的「變性」存在於風能和火能之中，水能中則缺乏變性。

風能大約是百分之七十五的變性、百分之二十的悅性、百分之五的惰性。火能是百分之五十或更多的悅性、百分之四十五的變性、達到百分之五的惰性。水能可能是百分之七十五的惰性、百分之十五到二十的悅性、加上極少的變性。以下是另一種看待這些關係的方式：

三大屬性類型	悅性	變性	惰性
風能	清明	過度活躍	迷惘
	創意	神經質	無方向
	輕盈	恐懼	猶豫不決
		焦慮	哀傷
		不踏實	悲痛

三大屬性類型	悅性	變性	惰性
火能	知識	侵略性	憤怒
	理解	競爭性	仇恨
	領悟	權力	羨慕
	辨察	名望	妒忌
水能	愛	依戀	深度迷惘
	慈悲	貪婪	無意識
	寬恕	占有慾	昏睡
			抑鬱

現在，你擁有的背景資訊綽綽有餘，可以從第三部提出的療癒和建議中獲益。希望你喜愛這樣的阿育吠陀入門介紹，也希望你將入門介紹當中的原理與實務併入日常生活中。如果你做到了，我知道你的健康一定會有所改善，你的人生將在身體、心智、情緒、靈性上綻放開花。

【第三部】

阿育吠陀的自癒祕訣

9 如何使失衡回歸平衡：從移除症狀到根除病因

古老的阿育吠陀療癒藝術將每一個個體的生命視為一個整體。對阿育吠陀醫師來說，每一個個體都是一個不可分割、完整、獨特的生命。同時，阿育吠陀哲學教導說，在大宇宙（天地萬物）與小宇宙（個人）之間，有一份同時存在且與生俱來的關係。個人不斷地暴露在環境的變化、季節的變化，以及飲食、生活型態、情緒、工作、財務狀況和關係的變化之中，這些變化不斷地轟炸著每一個人類。若要保持健康或重拾健康，所有這些因素都必須被納入考量。

如同你已經學到的，當人體內風能、火能、水能三大生命能量的平衡被打亂，就可能致病。阿育吠陀的療癒宗旨不只是緩解特定疾病的症狀，更要讓失衡的因素回歸和諧。

因此，不論是草本療法、膳食和營養的改變、瑜伽姿勢、潔淨程序、或是呼吸鍛鍊，阿育吠陀療法的宗旨都是要根除疾病的根本原因，而不只是移除症狀。當然，我們一定要馬上處理緊急或威脅生命的症狀，例如，氣喘的喘鳴聲、心臟病的心痛、或是感染造成的發高燒，但如果疾病的根本原因沒有得到處理，問題將會以同一型態或另一種形式再次顯現。

阿育吠陀療法的診斷程序

阿育吠陀恢復健康的方法稱爲「chikitsa」（疾病療法），傳統上是由八大要素構成。如果你掃視一下相關的方塊文章，就會注意到，「疾病療法」是一套完整的療癒程序，從辨認和消滅疾病的根本原因開始，繼之以淨化身體、重建平衡，最終則是強化受到影響的器官、組織、系統，使其重新恢復活力，如此，疾病才不會復發。

如果你生病了，除非改變引發疾病的行爲，否則不可能完全被治癒。飲食不愼重、壓力重重的生活型態、未化解的情緒、運動量不足——這些是多數疾病的部分根本因素。辨認並消滅這些致病因素，是療癒過程不可或缺的要素。如果你服用建議的草本配方，但卻任憑不健康的生活習慣繼續下去，要想經驗到持久或重大的改善便是不可能的。

基於上述，針對每一個症狀，我不僅建議藥物治療，還推薦許多你可以用來療癒的其他措施，例如，特定的瑜伽姿勢和呼吸鍛鍊、要選擇或避開哪些食物、按摩油、茶飲、具效果的膏藥、以及許多可促進療癒的其他方法。此外，本書第二部分爲你的飲食與日常作息所提供的建議，可以使你穩穩地立足於與大自然和諧相處的健康生活方式中。請善加利用這些建議，讓它們成爲你個人整體計畫的一部分，爲你創造並維繫健康。

身體天生的療癒機制總是在做工，努力維持或回復整體的健康與平衡。這裡提出的建議將會支援身體，讓它在自然的過程中療癒。

下述要點將會幫助你好好地利用這部阿育吠陀療癒百科全書。

阿育吠陀療癒的八大要素

傳統的阿育吠陀療癒程序擁有八大不可或缺的要素：

1. 找出患者的「自然體質」。
2. 找出患者的「失衡體質」（體內目前生命能量的變異狀態）。
3. 找出一個或多個病因，例如，飲食、生活型態、情緒模式、關係品質、遺傳傾向等等。
4. 療癒的第一步——移除病因。
5. 根據患者的自然體質、失衡體質、季節、氣候、年紀等等，提供適當的養生法（飲食、運動、調息法等等）。
6. 提供一套排毒程序：要麼「緩解療法」，要麼「排除療法」（例如，帕奇卡瑪）。
7. 爲一般的身體提供「回春療法」，以求增強免疫力，強化特定的器官和組織。
8. 提供療癒方法，使其(1)對抗已被引發的生命能量，以及(2)對抗疾病——基於相反特性可以平衡的原理。

診斷的必要性

如果先經過仔細、明辨的診斷，判定病症本質上究竟是風能、火能或水能，那麼阿育吠陀的急救治療就會非常有效。針對某種特定病症的具體療癒法將會有所裨益。

話說回來，如果不花時間仔細診斷，那麼療癒法便不可能恰當，最後一定得不到渴求的結果。因此，在決定採用哪一種阿育吠陀療法之前，先仔細檢視生理徵象與症狀，將會幫助你判定究竟是風能、火能或水能的疾病或症狀，然後選擇建議的療癒法。

極少數情況顯示，書中並沒有提及某症狀究竟是風能、火能或水能，這時，你可以安心採用爲該症狀提供的一般型療癒建議。

草本療法的相關注意事項

阿育吠陀藥典包羅萬象，如實囊括了成千上萬種醫術藥方，其中許多是草本的準備方法。我針對編列在此的每一種症狀，設法囊括幾種非常簡單的療法，利用廚房中常見的草本，或是洗個溫水澡之類的家庭常用策略。此外，我還推薦了一些常用的阿育吠陀草本，大部分均可從各種來源輕易取得。至於如何準備自己的草本配方、如何服用草本、如何製作印度酥油、以及其他重要資訊的相關指南，請見附錄二。

看看哪一種方法奏效

針對每一種症狀，準備了好幾則建議。沒有人期望你全數採用。可嘗試你覺得不錯的建議，然後觀察效用如何。如果這方法把問題解決了，就不需要嘗試其他的；假使似乎沒效，那就換一種不同的方法試試。每一個人都不一樣，所以一定會對這些療癒起不同的反應。

如果某一療癒無效，別氣餒

採用阿育吠陀的原理與療法進行自我療癒時，要將一條基本的療癒準則銘記在心。如果你診斷出自己的問題是，譬如說，風能失調，於是著手施行某一減少風能的療癒法，然後發現這個方法無效，或是顯然會使問題更加惡化，這表示你的診斷並不完全正確。

這並不代表你應該放棄嘗試阿育吠陀療法！只要考量自己的症狀，看看推薦給火能或水能的方法，哪一種對你來說更有道理，然後嘗試看看。如果你沒有接受過阿育吠陀診斷訓練，很可能就是犯錯了。因此，要善用自己的判斷力，再試一次。

有時候，第一種療癒的成效會給你線索，以找到更有裨益的方法。舉例來說，或許你認爲自己的症狀是由於水能過剩，於是決定採用薑、胡椒或「三辣藥」之類的熱性草本來治病。假使情況變糟，你出現火能惡化的症狀，例如，易怒或皮疹，就可以推斷或許問題其實與火能過剩有關。請重新評估情況，再邁出下一步。

務必對症下藥

多數的失衡與疾病都跟體質有關。印度人常說：「自然體質指出疾病傾向。」風型人可能患有風能相關問題，火型人主要出現火能症狀，水型人則會出現水能疾病。

不過，少數病例顯示，你的疾病或症狀可能與自己的體質類型不相符。譬如說，你可能主要是火型人，但或許有失眠或便祕之類的風能症狀，而這可能是生活中風能惡化因素相結合所造成的結果，例如，風能膳食、乾冷的氣候、或是作息不正常。因此，當療癒法出現在眼前時，要慎選符合目前「症狀」的選項，而此選項不見得就是你的體質類型。

一種療癒方法該採用多久

大致上，療癒法應該要一直用到症狀消失爲止，可能是幾天、幾週、或幾個月，取決於幾個重要因素，例如，疾病或症狀的嚴重程度？罹患此病多久了？你想要好起來的動機有多強烈？

首先，評估你想要康復的渴望。如果你有強烈的渴望，要得到結果的動機十足，那麼你需要的第一件事情是：孜孜不倦地遵循已開立的阿育吠陀養生法。基於業力法則（因果律），你得到的好處有多大，取決於你自己的行動。因此，除了依照建議，一日服用二回或三回草本（千萬別因爲居家治療就遺漏或忘記），還需要重新思考你的飲食、日常作息、鍛鍊計畫等等，藉此處理症狀的根本原因。很可能單單使用草本療法卻不改變你的生活方式，力量是不夠強大的，不足以推翻當初致病的那些行爲模式。

如果症狀嚴重，而你孜孜不倦地執行選定的療癒法，同時適度地改變生活型態，而症狀仍舊持續，那就需要請醫生幫忙。另一方面，如果是慢性病症，期待持續多年的病症在一週或一個月內消失，是不切實際的。

因此在決定建議的療癒法該採用多久時，請用常識推斷。而且要一開始就盡力而爲：假使沒有盡力，並且最後沒有得到想要的結果，你一定會質疑是否自己原本可以做得更好。這是人性。

體內的每一個疾病過程，以及每一個療癒過程，都有它自己的動力、速度、持續時間。你無法要芒果迅速成熟；該成熟的時候，它自然就成熟了。因此，爲了完全根除疾病，要給出充分的時間，而且要有耐性。阿育吠陀不是一套速成法。凡是快速修復的東西，並沒有完全解決眞正的問題。

療癒時的注意事項

請教你的醫師

本書中的某些症狀是嚴重的病症，需要醫師在旁監督。有時候，溫和或臨床前病例可以因爲採用這些阿育吠陀建議而完全被療癒，但這些療癒法並不是諮詢醫師的替代品。

假使你已經因爲某特定疾病或症狀而接受某位醫師的照顧，那麼這裡建議的阿育吠陀療癒法可以與醫師提出的養生法一同使用。但這樣的做法唯有結合醫師的知識與監督才算恰當妥貼。

要求你的醫師仔細監督你的進展。隨著時光的流逝，你可能有辦法將對強力藥物治療的依賴減至最低或完全排除，只要身體的平衡狀態可以被帶到飲食、運動、草本、以及其他阿育吠陀方法足以控制或消除該病症的程度。

判定疾病的嚴重程度

絕大部分的輕微受傷和疾病均可在家好好療癒，採用諸如改變生活型態、飲食、草本、簡單的瑜伽伸展操之類的自然方法。但有時候由合格醫師、甚至是訓練有素的醫療團隊加以診治，卻是絕對的關鍵。這點十分重要，務必永遠謹記。

舉例來說，持續一天、甚至是幾天的腹瀉，可以在家得到有效的療癒（見274頁「腹瀉」）。但假設患者腹瀉得非常厲害，且持續了一段時間，導致大量脫水。這是很嚴重的症狀，需要住院治療，不可以居家治療，甚或是門診治療；這需要到醫院，如此，靜脈注射進食才能立即展開。

或者假設某人發高燒，燒到或許是攝氏四十度，口中胡言亂語，似乎神志不清，且逐漸失去意識。這是非常嚴重的情況，必須立即採取行動，找人幫忙。

因此，要始終對任何疾病的嚴重性、強度、持續性或復發率有所警覺，確定疾病得到適當的處置。而且要謹記：如果你不是受過訓練的醫療專業人士，就不可能什麼都知道。有疑問時，請務必就醫。

甘草茶注意要點

我常建議飲用甘草茶。高血壓患者可以在緊急時喝甘草茶應對（例如，緩和氣喘發作；見213頁「氣喘與喘鳴聲」），但不宜經常飲用，因甘草茶可促進鈉離子滯留，可能會使血壓升高。

10 125種家常疾患與照護全集（按A至Z排列）

1 腹部絞痛（Abdominal Cramps）

見393頁「肌肉抽筋與痙攣」。

2 痤瘡（Acne）

同時見436頁「阿育吠陀肌膚護理法」。

痤瘡是由於高度火能在肌膚底下流動，同時冒出來，形成面皰。阿育吠陀建議好幾種自然療法，一起採

A

用，可以有效控制痤瘡。

可能引發火能的原因多不勝數，包括情緒壓力、經期前荷爾蒙改變、接觸到化學物質或太多的陽光，也可能是細菌感染。找出原因很重要，如此才能妥善處理；或者，以接觸化學物質或陽光爲例，只要避開即可。

遵照平息火能的膳食：因爲痤瘡是火能症狀，所以第一步是要遵照平息火能的膳食，如第八章所詳述。要避開辣味和發酵食品、鹽、炸物、柑橘類水果；偏愛米、燕麥粥、蘋果泥之類比較溫和的食物。

運用下述草本植物來平衡火能：下述配方對平息導致痤瘡的過剩火能極爲有效：

配方	做法
胡黃蓮 青牛膽（*guduchi*） 蘆筍草	將三味草本等比例混合（可以從每種一茶匙開始），然後服用四分之一茶匙這樣的混合草本，一日二回或三回。飯後，將草藥粉放在舌頭上，搭配溫水服下。

- 孜然—芫荽籽—甜茴香茶是一種有用的茶飲，以常見的家用草本製成。做法：每餐飯後，將這些三味種子各三分之一茶匙浸泡在熱水中十分鐘，過濾之後飲用。一日飲用三回。

飲用藍色太陽水：將透明的玻璃瓶罐裝滿水，用半透明的藍色紙包起來（例如，藍色玻璃紙膠膜，美術用品店和有些雜貨店可以買到），然後放在太陽底下曝晒大約兩小時。每天喝一至三杯藍色太陽水，具有冷卻、舒緩效果。信不信由你，眞的有效！

三種療癒肌膚的膏藥

這裡有三種方便在家自製，然後塗抹在肌膚上的膏藥，可以有效減輕痤瘡。

1. 將一茶匙的鷹嘴豆粉與足量的水混合，製成軟膏，用此混合軟膏洗臉。將臉沖洗乾淨後，敷上下述2.或3.任一種軟膏。
2. 杏仁粉與少許水混合，將混合後的軟膏敷在臉上。待軟膏乾了，同時停留在臉上半小時，然後沖洗乾淨。（可以用咖啡機或堅果研磨機自製杏仁粉，十分容易。）
3. 羊奶中加入檀香粉與薑黃粉，混合成膏藥，對肌膚頗具療效。做法：取四分之一茶匙薑黃粉與二分之一茶匙檀香粉加以混合，加入足量的羊奶製成軟膏，將此混合膏藥敷在臉上。

◆**重要提醒**：有一段時間（長達五天），你的臉會看起來黃黃的，不過這個配方對減輕痤瘡相當有效。

喝蘆薈汁：可以嘗試飲用半杯純蘆薈汁，一日二回。

保持大腸清潔：保持大腸清潔相當重要，目的在清除體內的毒素。做法很容易，只要服用草本植物印度醋栗（*amalaki*），每天二分之一至一茶匙，將印度醋栗粉放在舌頭上。睡前服用，搭配溫水服下。

敷甜瓜：就寢時，將一些甜瓜塗抹在肌膚上，敷一整夜。甜瓜冷涼、抗火能的特性有助於對治痤瘡。此外，甜瓜可使肌膚柔軟。

瑜伽姿勢：推薦療癒痤瘡的瑜伽體位有雄獅式，以及人稱「拜月式」的一連串姿勢（見502頁附錄四圖解）。

呼吸鍛鍊：只透過左側鼻孔呼吸，持續五到十分鐘，有助於減輕火能。（這稱爲「月亮氣息」，據說具冷涼效用；透過右側鼻孔呼吸稱爲「太陽氣息」，具加熱作用。）只要用拇指按住右側鼻孔，並透過左側鼻孔正常呼吸。如果左側鼻孔塞住了，不要勉強，稍後再嘗試即可。

放鬆臉部：雙手用力揉搓，讓掌心發熱，然後將雙手放在臉上幾分鐘，這會幫助放鬆臉部肌肉，增加血液供應。也可以揉搓雙手，直到掌心發熱，然後將掌心輕輕地覆蓋在眼睫毛上。我們的睫毛是強力帶電的，它們會吸收暖氣，緩和肌膚底下以痤瘡形式冒出來的火能。

觀想：痤瘡的根本原因是情緒壓力。「觀想」是緩解情緒壓力的一個有效方法。閉上雙眼，觀想痤瘡正在清理、離去——好像你在與自己肌膚中迸出來形成痤瘡的組織溝通。此方法非常有效。

最後建議：避免經常照鏡子，對痤瘡生起不好的感覺。

3 上癮（Addictions）

同時參見442頁「吸菸」。

人爲什麼會上癮？就多數的病例而言（因母親上癮，致使嬰兒出生便上癮的悲劇情節除外），上癮的人一開始只是想在人生中尋求更多的歡愉和喜悅。他們的人生艱難而不快樂，關係可能痛苦而不稱心，在職場上可能既不滿意又壓力重重，而且就是不知道該如何面對當時的情境。因此，他們逃避現實處境，遁入毒品或酒精之中。

不論上癮的物質是菸草、大麻、酒或其他東西，很快就會超出心理上的逃避，成爲化學上的依賴。然後，除非某種程度的上癮物質存在於血液中，否則這人的大腦不會正常運作。

治療取決於上癮的嚴重程度和存在的時間多久。對較溫和的上癮來說，例如，剛剛染上吸菸的習慣，這人可以說停就停。但如果長期嗜酒者突然喊停，就會產生難以處理的酒精戒斷症候群。

潔淨法：若要有效處理上癮問題，施行帕奇卡瑪療法相當重要，這是一套有效的阿育吠陀潔淨與排毒程序。參見第四章的相關敘述，可明白你能夠在阿育吠陀門診接受哪些帕奇卡瑪療法，以及一套你可以爲自己進行的居家帕奇卡瑪療程。

減輕劑量：隨著這套潔淨療程的施行，緩緩減少上癮物質的劑量。根據阿育吠陀的說法，除非有什麼強力藥物可以對治戒斷症候群，否則突然完全戒掉上癮物質是不妥當的，可能會出現壓力重重的戒斷症候群。

- 由於尼古丁毒性（影響肺臟與心血管系統）與酒精毒性（影響肝臟）之故，我們必須強化受影響的器官。關於酒精毒性，請用這個配方：

配方		做法
白花丹（*chitrak*）	三份	服用此兩味草本各二分之一茶匙，搭配兩大匙蘆薈汁，一日三回。
胡黃蓮	三份	

- 阿育吠陀建議由蘆薈汁製成的一種苦酒，叫做「庫瑪麗阿薩瓦」（*kumari asava*），嗜酒者可以飲用少量這類濃度低的乾酒，以此取代烈酒或其他酒精飲料。嘗試以四茶匙苦酒用等量的水稀釋，然後逐步減少草藥酒的劑量，同時採用上述草本配方以強化受損的肝臟。
- 同樣的方法可用在菸草上。請尼古丁上癮的癮君子從每根香菸中移除三分之一至一半的菸草（從點菸的那一頭），改用等量的玫瑰花瓣、婆羅米、甘松（*jatamamsi*）混合填入紙內。吸這樣的菸，一直吸到菸草開始燃燒。等菸草燒起來，就將菸摁熄扔掉。

鼻部藥物治療：用婆羅米酥油進行「鼻腔滴藥」，也可減輕尼古丁的毒性（見附錄三）。

運動：大部分時間，只要升起想喝酒或吸菸的渴望，就應該外出散步，走進清新的空氣中，或是做些其他的運動，也可以去游泳。

何時該就醫

如果強烈酒精成癮且在戒酒時經驗到頭痛、顫抖、嗜睡、抑鬱、或是其他酒精戒斷症狀，請立即就醫，這時便需要醫療上的協助。

刺激食慾：有些人飲酒是因爲食慾不振，除非喝上一杯，否則從不覺得餓。假使情況如此，不需要飲酒，可以喝些薑茶來刺激食慾（同時參閱208頁「食慾不振」）。或者嘗試下述刺激火力的茶飲配方：

「阿格尼」茶

配方		做法
水	九百四十六毫升	將上述材料全部放入鍋中煮沸二十分鐘。將鍋子從爐上取下，放涼幾分鐘，然後加入半顆萊姆汁。萊姆汁不要煮沸。
卡宴辣椒粉	八分之一撮	
生薑根	二分之一把，剁碎	
黑紅糖或其他甜味劑	兩大匙	
岩鹽	八分之一至二分之一茶匙	

瑜伽體位：某些瑜伽練習也有裨益，包括拜日式和某些鼻孔交替調息法。「嗖哈」靜心（見125頁）也有幫助。

A

4 過敏（Allergies）

同時參見311頁「食物過敏」。

根據阿育吠陀「發病機制」的說法，過敏是生命能量的反應，針對特定的過敏原，例如，花粉、灰塵、地毯上的化學物質、豚草、或是任何強烈的化學氣味。這些過敏反應被歸類成風型、火型、水型。

● **風型過敏：**以胃脹氣、胃部不適、甚或是腸絞痛爲特徵。風能過敏可能導致突然間喘鳴、打噴嚏、頭痛、耳鳴、或是失眠。舉例來說，有些人一接觸到灰塵或花粉，就突然開始喘鳴。這樣的喘鳴是由於風能造成支氣管叢收縮，而患者可能也會經驗到失眠和其他風能症狀。

● **火型過敏：**火能已經存在於肌膚底下，如果此人接觸到某一過敏原，例如，化學物質、豚草、或是某些合成纖維，由於火能炎熱與銳利的特性，於是火能穿透毛細管，造成皮疹、發癢、蕁麻疹、風疹、過敏性皮膚炎或濕疹等等所有火型過敏反應。

● **水型過敏：**時常在春季經驗到，這時，植物和樹木將花粉散佈到大氣中。當杜松或其他花卉的花粉被吸入時，花粉進入鼻咽呼吸道，而在某些人體內，花粉會刺激纖細的黏膜，導致花粉熱、傷風、充血、咳嗽、鼻竇感染、甚至是氣喘。

爲了有效對治過敏，首先必須找出患者的過敏是風型、火型或水型，然後才能決定明確的療癒方法。

大多數病例中，或許百分之八十，從患者的自然體質就能預測過敏傾向。也就是說，一個人的體質與過敏反應類型之間通常有所對應。自然體質屬火能的人，比較可能出現火型過敏反應，尤其是在失衡體質或目前的身體狀態顯示火能失衡時。但也可能發生由於飲食、環境條件、情緒因素、或是其他原因，水型人可能出現風能失衡的症狀，以此類推。

風型過敏療癒法

藥物灌腸療法：風型過敏最有效的療法之一是十根粉茶灌腸劑。做法：將一大匙十根粉草本複方加入約四百七十毫升的水，煮沸五分鐘，製成茶。放涼後過濾，將此液體用作灌腸劑。（完整說明見497頁。）風能症狀，例如，喘鳴、打噴嚏、咽喉乾燥，大腸乾燥導致膨脹、便祕、腹部不適，均可因爲這套十根粉茶灌腸療法而立即得到矯正。

草本療法：使用如下草本配方：

配方		做法
印度人蔘	一份	將這些草本以等比例混合成粉狀，服用四分之一茶匙，搭配溫水服下，一日三回，以此緩解風型過敏。
心葉黃花稔	一份	
印度葛根	一份	

• 若要舒緩極度喘鳴的狀況，可調製一杯薑茶或甘草茶。做法：將一茶匙薑或甘草放進一杯水中煮沸三分鐘左右，接著加入五至十滴「摩訶那羅延」（*mahanarayan*）油，充分混合，每十至十五分鐘啜飲一口。（如果沒有摩訶那羅延油，可用二分之一茶匙純印度酥油代替。）

火型過敏療癒法

草本療法：以下草本配方對平息火能相當有效：

配方		做法
蘆筍草	八份	飯後服用上述混合草本二分之一茶匙，搭配少許溫水，一日二回或三回。
珊瑚殼粉（*kama dudha*）	二分之一份	
青牛膽	一份	
海螺殼粉（*shanka bhasma*）	四分之一份	

• 至於蕁麻疹、皮疹、風疹、皮膚炎或濕疹，可在肌膚上塗抹苦楝油或苦味酥油（*tikta ghrita*）。

血液淨化療法：傳統上，阿育吠陀建議，火能強的人因爲容易罹患火型問題（例如，在夏季時晒傷），宜在夏天開始之前進行血液淨化或放血。雖然此法目前在西方不太受到尊重，但在印度仍舊廣泛使用，因爲它已被證明是一套有效的預防措施兼療癒方法。今天，若要善用此法，可以考慮捐贈大約二百三十毫升或一百毫升的血液給血庫。這麼做有助於緩和過敏性皮膚炎和過敏性濕疹之類的火能症狀。

• 若要製造類似的效果，可以採用潔淨血液的草本複方。譬如，混合等量的茜草（*manjistha*）和苦楝。

配方		做法
茜草	一份	飯後服用上述混合草本二分之一茶匙，搭配溫水，一日三回，將可潔淨血液，幫助療癒火型過敏。
苦楝	一份	

• 常見的西方草本植物牛蒡，也是有效的血液淨化劑。做法：一杯沸騰的開水中加入二分之一茶匙牛蒡，製成茶，一日飲用二回或三回。

水型過敏療癒法

草本療法：水能過敏通常顯現爲呼吸道肺部充血、咳嗽、傷風、氣喘、或是花粉熱。若要緩解這些症狀，可用下述草本配方：

配方		做法
冰糖綜合粉	四份	服用上述混合草本約四分之一茶匙，一日三回，可搭配蜂蜜。
光果甘草（*yashti madhu*）	四份	
雲母粉（*abrak bhasma*）	八分之一份	

催瀉療法：水能過敏發生在過多的水能聚集在胃部和肺臟時，催瀉療法是緩解這類充血的一個方法。

做法：採用亞麻籽油（多數天然食品店均可買到），服用一茶匙，一日二回或三回，持續兩天或三天，效果相當好。也可以使用三果實（見下文）。

催吐療法：若要移除胃部和呼吸道中過剩的水能，催吐療法是特別有效的阿育吠陀療癒法。不過，我注意到，西方人對嘔吐有強烈的文化偏見，許多人似乎對這個過程感到特別不舒服。那似乎不只是生理上的厭惡反感，在情緒上可能也難以跨越，因爲某些情緒上的淨化可以因生理上的淨化而出現。所以如果你對嘔吐容易帶有強烈的情緒，或是不懂得處理這類情緒，最好不要嘗試催吐療法。

如果你想要嘗試——而我想要強調的是，這對消除過剩的水能非常有效——這個程序是：喝下滿胃的甘草茶和鹽水，然後將這些液體全吐出來，清空胃部。一開始喝幾杯甘草茶，接著喝下約四百七十毫升摻進大約一茶匙鹽的水，喝到胃滿，然後搓按舌頭後方，把所有液體吐出來。

◆**重要提醒**：如果有高血壓、低血壓、裂孔疝氣、或是心臟病史，切勿施行催吐療法。

適合所有過敏類型的療癒指南

三果實療法：三種類型的過敏患者，均可在夜間服用二分之一至一茶匙的三果實（三果實的準備步驟和用法，見492頁附錄二）。三果實可充當輕瀉劑，也可擔任強力催瀉藥，是由三種草本構成：印度醋栗、欖仁（*bibhitaki*）、訶子（*haritaki*）。訶子針對風能做工，印度醋栗針對火能做工，欖仁針對水能做工。

改變膳食：風型過敏者宜遵照舒緩風能的膳食；火型過敏者宜遵照平息火能的膳食；水型過敏者宜遵照減輕水能的膳食。（關於飲食指南，請見第八章。）

留意食物搭配：重要的是，過敏患者不可吃不相容的食物搭配，例如，牛奶配優格、肉類配乳製品、家禽類配乳製品、甜瓜配穀物、或是水果配穀物。避開香蕉奶昔，以及用牛奶製作水果沙拉之類的東西。關於更完整的食品不相容清單，見164頁。

避開原因：對大部分過敏而言，患者應該設法避開過敏原這個直接原因。對貓、狗、毛髮、花粉、黴菌等等過敏的人，只要設法避開即可。此外，也要設法避開聚酯纖維與嫘縈之類的合成纖維，這些可能會造成火型肌膚過敏。最好穿戴棉質衣物。由於大量殺蟲劑常被噴灑在棉屬植物上，所以不妨考慮只用有機棉產品，不過這類產品往往比較昂貴。

杜絕過敏原：通常，呼吸道容易接觸到灰塵和其他過敏原。若要將無法避開的過敏原的影響減至最低，用印度酥油潤滑鼻腔黏膜是一個方法，如此可避免過敏原與黏膜直接接觸。

苦楝油療法：若要減輕或避開環境過敏原的影響，另一個方法是用苦楝油塗抹於身體裸露在外的部分。肌膚上有苦楝油，以及苦楝的消毒特性，可將與過敏原的接觸減至最少。

◆**重要提醒**：使用苦楝藥草油，也就是以芝麻油或另一種油品作為基底，燒煮苦楝葉。純粹的苦楝萃取液太過強烈。如果你發覺這樣的苦楝藥草油還是太過強烈，會引起發癢或燒灼感，可用椰子油對半混合。

減壓靜心：大部分的過敏與壓力相關聯。因爲壓力，造成心靈與身體失衡。名爲「空碗」靜心（見124頁）的修煉法可幫助回復平衡，有助於照料壓力相關的過敏症。

瑜伽姿勢：對水型與風型過敏來說，最有幫助的瑜伽體位是拜日式。對火型過敏而言，可練習拜月式。如需瑜伽體位幫忙，詳見附錄四。

呼吸鍛鍊：鼻孔交替調息法對花粉熱、喘鳴、打噴嚏之類的呼吸道感染有效。風箱式調息（火的氣息）對水型充血性過敏有益（見第六章）。此外，勝利調息法有助於增進免疫力，對所有類型的過敏均有益。

5 貧血（Anemia）

現代醫學描述了許多類型的貧血：缺鐵性貧血、惡性貧血、鐮狀細胞性貧血、低蛋白血症貧血（血液中缺乏蛋白質），以及某些維他命缺乏貧血，例如，B_{12}與葉酸缺乏貧血。某些出血性疾病，例如，大量月經出血、痔瘡出血、或是牙齦出血，都可能因爲失血而導致貧血。每當現代醫療談到貧血問題，都將這些出血一律視爲致病因素。

阿育吠陀以截然不同的角度看待貧血。阿育吠陀將貧血的類別歸入三大基本生命能量症狀：風型、火型、水型。不論一個人罹患的是缺鐵性或葉酸缺乏貧血，都無關緊要；重要的是，貧血如何透過某一特別的個體表達它自己。結果是（見200頁「阿育吠陀貧血類型與西方貧血類型的關聯」），阿育吠陀的詮釋與現代醫學的理解之間也存在著某種對應關係。

貧血的類型

● **就風型貧血而言**：患者看上去瘦削，肌膚乾燥、粗糙、呈鱗片狀，且關節劈啪作響。此人看起來憔悴而蒼白，可能飽受呼吸困難與便祕之苦，而且可能排的是柏油狀的黑色糞便。

● **就火型貧血而言**：患者的眼睛微帶黃色，可能尿液的顏色鮮明，糞便呈現深棕色或是微帶黃色。肝臟和／或脾臟區可能有噁心或疼痛感，可能經驗過頭昏或暈眩，且患者可能很容易因光亮而惱怒。

● **就水型貧血而言**：常有腫脹的現象（水腫），且患者的肌膚感覺起來冰冷而濕黏，看上去有光澤。因為水腫，患者的肌膚大幅延展，時常可以在皮膚上看見窗戶的映像。

仔細觀察，就能分辨患者的貧血是風型、火型、或水型。藉由療癒所屬的生命能量，就可以療癒根本原因，緩解貧血。

貧血的療癒法

風型貧血：針對風型貧血，阿育吠陀建議服用苦味酥油，這是苦味的印度酥油（見493頁說明）。早餐、午餐、晚餐前五至十分鐘，先服用一茶匙苦味酥油，將有助於提升血量。

- 也可以採用混合配方：

配方		做法
回春沒藥（*kaishore guggulu*）	兩份	服用上述混合草本二分之一茶匙，搭配溫熱牛奶，一日三回，有助於矯正風型貧血。
雲母粉	八分之一份	
印度人蔘	五份	
十根粉	五份	

- 記載於吠陀文獻（Vedac，譯註：印度最古老的宗教文獻與文學作品的總稱）的一帖特定草本配方，具有潔淨、排毒的作用，專治風型貧血，叫做「乾闥婆訶子」（*gandharva haritaki*，譯註：「乾闥婆」是印度的香神、樂神），這是將訶子粉放在鐵製平底鍋內的蓖麻油中烘烤。做法：將一大匙蓖麻油置入鐵製平底鍋中，放在爐火上加熱；待蓖麻油暖了，將約三十公克的訶子置入嫩煎。訶子將會變濃稠，同時轉變成微棕色（必須攪拌）。就寢前，服用二分之一茶匙乾闥婆訶子，搭配溫水服下。服用兩個月，或是服用到血液回復正常爲止。

◆ **重要提醒**：這個混合配方有可能造成拉肚子；如果發生這情況，可減少劑量，直至覺得舒服為止。

火型貧血：對火型貧血來說，阿育吠陀建議蘆筍草酥油（*shatavari ghee*，將蘆筍草與印度酥油一起燒煮。準備藥草油和藥用酥油的相關說明，見附錄二）。服用一茶匙蘆筍草酥油，一日三回，分別在早餐、午餐、晚餐前。

- 也可以採用下述草本配方：

配方		做法
蘆筍草	五份	混合這些草本，然後服用二分之一茶匙這樣的混合配方，搭配兩大匙蘆薈膠，一日三回。這樣的組合對療癒火型貧血相當有效。
婆羅米	三份	
苦楝	兩份	
印度鐵粉（*loha bhasma*）	八分之一份	

水型貧血：若有腫脹，可用：

配方		做法
黃細心	五份	服用上述混合草本二分之一茶匙，搭配幾口溫水，一日二回。也可以將此配方混合些許蜂蜜，然後用水沖下。
刺蒺藜（*gokshura*）	三份	
胡黃蓮	兩份	

A

各類貧血的通用法則

吃含鐵豐富的食物：鐵是很好的造血劑，因此，含鐵豐富的食物，例如，甜菜根、胡蘿蔔、葡萄、葡萄乾、醋栗，都被阿育吠陀用來療癒大多數的貧血。無花果、椰棗、棗糖，也是很好的鐵質來源。石榴汁和蔓越莓汁可以被用作造血劑，甜菜根搭配胡蘿蔔榨汁也具有此等功效。（加入一撮孜然到胡蘿蔔汁／甜菜根汁中，更可發揮最大功效。）葉綠素也是很好的鐵質來源，阿育吠陀經常建議食用葉綠素，包括菠菜、茄茉菜（*chard*）、以及其他新鮮綠色蔬菜。

優格與薑黃粉：早上和下午空腹時，吃一杯原味優格加一茶匙薑黃粉。不要在太陽下山後吃這款食品。如果水能失衡，只在中午吃。

藍綠藻：藍綠藻也可以發揮效用，但主要是針對火型貧血患者。因爲藍綠藻是豐富的「普拉納」來源，不適合風型人，那會使風型人更加亢奮。水型人可能也會發現藍綠藻有幫助。

銅水：風型人和水型人可能會發現銅水有效。做法：將眞正的銅杯盛滿水，放置隔夜，然後一大早飲用（見476頁）。

膳食與生活型態的選擇：這些選擇應該要遵照適合各種能量體型的通用準則（膳食、運動等等）。針對風能問題，請遵照抗風能指南；針對火型貧血患者，宜遵照舒緩火能的膳食和其他指南；至於水型貧血患者，則遵照減輕水能指南。

阿育吠陀貧血類型與西方貧血類型的關聯

臨床觀察顯示，現代醫學分類的各種貧血類型，與阿育吠陀描述的貧血類型之間有其相互關聯性。譬如說，火型貧血與單核血球增多症以及可能導致肝臟問題的肝炎相關聯。鈷胺素（維他命B_{12}）缺乏貧血也與火能相關聯。水能貧血可能導致低蛋白血症貧血和水腫，風型貧血可能與缺鐵和葉酸缺乏貧血相關聯。藉由療癒貧血的風能、火能、水能類型，阿育吠陀就能同時療癒由現代醫學分門別類的貧血類型。

瑜伽體位：適合風型和水型貧血患者的瑜伽姿勢包括：蝗蟲式、蓮花式、以及倒立體位（肩倒立式、犁式、頭倒立式），這些姿勢將血流供給帶到甲狀腺、胸腺、大腦這類極其重要的器官。頭倒立式不太適合火型貧血患者，但拜日式、以及船式、弓式、橋式將會非常有效。

呼吸鍛鍊：推薦「右側鼻孔調息法」給所有症狀的貧血患者。做法：用右手無名指和小指按住左側鼻孔，只透過右側鼻孔呼吸。右側鼻孔呼吸可以刺激在造血上扮演重要角色的肝臟。

6 憤怒與敵意（Anger and Hostility）

憤怒與敵意是神經系統中火能惡化的徵兆。火能是正確理解與判斷必不可缺的，但當火能受到干擾或失去平衡時，就會造成誤解與錯判，導致憤怒和敵意。這裡的目標在於將火能帶回到正常體質的功能。以下有幾則簡單的居家療法，可以冷卻炎熱的火能，使脾氣得到控制。

膳食：對於容易或時常生氣的人，或許最重要的應該是遵照平息火能的膳食（見第八章），尤其要避開熱燙、辛辣和發酵食物、柑橘類水果、以及酸味水果。要選擇簡單、清淡的食物與涼爽的飲料，避開酒類與含咖啡因飲料。

保持涼爽：不建議火型人洗三溫暖或蒸氣浴、因鍛鍊或運動導致過熱、或是在直射的太陽底下待太久。換言之，宜保持涼爽。

推油按摩：用一些旱蓮草（*bhringaraj*）油或椰子油按揉頭皮或腳底，這會幫助降低過剩的火能。（準備藥草用油的指示說明，見附錄二。）你可以每晚就寢前這麼做，可經常緩和火能。務必穿舊襪、戴舊帽、或是在枕頭上鋪毛巾，以免油汙染了寢具。

善用檀香精油：另外還有一個簡單而有效的方法，可以幫助平衡情緒，就是將一滴檀香精油滴在雙眉之間的「第三眼」位置，同時滴在咽喉、胸骨、肚臍、太陽穴、手腕等部位。只要少量精油就夠了。

花草茶：飲用洋甘菊─聖羅勒─玫瑰茶。

配方		做法
洋甘菊	一份	將上述混合花草二分之一茶匙浸泡在一杯熱水中，放涼後飲用。可以一日喝三回，於每餐飯後飲用。
聖羅勒（*tulsi*）	一份	
天然玫瑰花粉	兩份	

• 也可以採用更簡單的配方。做法：取二分之一茶匙洋甘菊和一茶匙剁細的新鮮芫荽葉，置於一杯熱水中浸泡約十分鐘，放涼後飲用。

平息火能的飲料：一杯葡萄汁，加入二分之一茶匙孜然、二分之一茶匙甜茴香、二分之一茶匙檀香粉。這杯可平息火能的涼爽飲料，有助於沉澱憤怒的感覺以及胃灼熱之類的其他火能症狀。

印度酥油鼻腔滴藥：將小指浸入一罐婆羅米酥油（如果沒有製作婆羅米酥油，也可用純印度酥油代替），取少量潤滑兩個鼻孔內側。（要確定指甲有修剪過，才不至於刮傷自己。）然後將油輕輕地向上吸入，此舉會將鎮定的訊息傳送至大腦，你會變得相當平靜，憤怒與敵意會像天空中的雲朵一般逐漸消散。

做呼吸鍛鍊：「清涼調息」是有助於驅散憤怒的冷卻調息法。做法：將舌頭捲成管狀，透過嘴巴深呼吸，下達腹部；屏住氣息幾秒鐘；透過鼻子吐氣。重複約十二次（見119頁圖示）。

瑜伽姿勢：適合調整火能的瑜伽體位包括：駱駝式、眼鏡蛇式、牛式、船式、羊式、橋式。（瑜伽姿勢圖解，見附錄四。）避開頭倒立式，或是犁式和肩倒立式之類的其他倒立姿勢。不要做拜日式，改練拜月式。

靜心：在此有一套靜心古法是，留神觀照你的每一個情緒來來去去，既不替它命名，也不試圖馴服它。當感覺升起，深呼吸，然後將情緒吐出。

7 心絞痛（Angina）

心絞痛的全名是 **angina pectoris**（胸口疼），是水能導致的疾病。積聚的水能堵住普拉納風能流入冠狀動脈，因此，心臟肌肉接收不到足量的血液和氧氣供應。這是一種局部性貧血，造成的疼痛可能嚴重而嚇人。心絞痛一般從胸部中央的胸骨開始，來到左肩，然後繞經上手臂內側，直達小指尖端。

草本療法：要療癒心絞痛，下述草本療法相當有效：

配方		做法
鹿角粉（*shringa bhasma*）	八分之一份	服用上述混合配方二分之一茶匙，搭配溫水，一日二回或三回。
香附子（*musta*）	三份	
三果木	三份	

• 另一個有效的療法是，將各二分之一杯的牛奶和水煮沸，加入二分之一茶匙三果木和兩撮番紅花，一天服用二回或三回。你可能會發現這個療法對胸疼和心悸頗有裨益。

特殊草本：在印度，心絞痛的處理法常是直接將特定的強效草本置於舌頭底下，藉此立即緩解症狀，就像現代醫學經常使用硝酸甘油藥片一樣。關於這些草本，請詢問你的阿育吠陀醫師。

具效果的膏藥：可以將膏藥局部塗抹在胸前。用薑粉（一茶匙）和鹿角粉（只要一撮）製成膏藥，加入足量的溫水，敷於患部。

鹿角：設法取得一些鹿角（可在印度雜貨店和中藥行買到），用研缽和碾槌或是另一種研磨石，在粗糙的石頭上磨擦鹿角，直到磨出些許泥膏。將一些泥膏敷在胸前，可以瞬間緩解心絞痛。

金水：進食前，服用一茶匙金水，一日二回或三回，也很有效。（製作金水的相關說明，見476頁。）

何時該就醫

心臟是相當寶貴、攸關生死的器官，與心臟有關的任何症狀都可能是心臟病的徵兆，或是心臟病正在成形的信號。因此，如果出現任何可能是心臟造成的胸痛，務必請教醫生。尤其（但不僅限於）如果用力比平時少卻感到胸痛，或是胸痛持續好幾分鐘，請視之為急症。

A

瑜伽姿勢：如果心絞痛並不劇烈，做些溫和的瑜伽伸展，可以促進冠狀動脈循環。有裨益的瑜伽姿勢包括：駱駝式、船式、蝗蟲式、溫和的脊柱扭轉式、眼鏡蛇式。這些姿勢可伸展冠狀動脈，增加流至心臟的血液供給。

8 焦慮（Anxiety）

焦慮往往與失眠和恐懼感相關聯，主要是由神經系統中的風能惡化所引起。因此若要療癒焦慮，我們必須平衡風能。

這裡有幾種有效的阿育吠陀療法，可以平息風能，療癒焦慮和恐懼，同時改善睡眠。

鎮定舒活茶：用下述花草製作茶飲：

配方		做法
印度纈草（*tagar*）或纈草（*valerian*）	一份	將上述花草二分之一茶匙浸泡在一杯熱水中五至十分鐘，然後飲用。這個配方能有效平息風能、減輕焦慮。可以一日飲用二回這帖鎮定舒活茶。
香附子	一份	

放鬆舒心浴：在溫暖的浴盆中加入薑和小蘇打粉，將會幫助你平息焦慮。做法：一浴盆的水，加入三分之一杯薑和三分之一杯小蘇打粉，身體浸泡十至十五分鐘。

杏仁奶：杏仁奶可幫助消除焦慮。做法：將大約十顆沒有烤過的生杏仁浸泡在水中放過夜。剝去杏仁皮，將杏仁放入攪拌機中，加入一杯溫熱的牛奶。攪拌時，加入一撮薑以及一小撮肉豆蔻和番紅花。

柳橙汁：對治焦慮伴隨而來的心跳加速，一杯柳橙汁加一茶匙蜂蜜和一撮肉豆蔻粉，頗具療效。

具鎮定作用的按壓點：左手握成拳頭，讓手指停在手掌中間。找出中指指尖的落點位置，亦即手掌的「中心」，然後用右手拇指穩穩地按壓左手中央的這個點。按壓一分鐘，如此，激動不安的「普拉納」（導致焦慮）將會平靜下來。

何時該就醫

每一個人偶爾都會經驗到憂心與焦慮，但如果嚴重的焦慮長期持續，或是變得鋪天蓋地，妨礙你的社交或職業運作，那就需要醫療關照。下述是就醫的三大理由：

1. 長期經驗到嚴重的症狀，例如，氣息短促、胸部有壓力或感到疼痛、頭暈，伴隨極度的憂心和緊張。
2. 患有恐慌症——短暫、難以解釋的強烈恐懼，週期性出現。
3. 為了躲避焦慮感，你避開大眾、地點或情境。

A

大休息式：臉朝上躺著，呈現瑜伽的大休息式，手臂放在身體兩側。

放鬆靜心：靜靜地坐著，注意力集中在頭頂，同時做「嗖哈」靜心（如125頁所述）。

舒緩焦慮推油按摩法

給自己來一次全身推油按摩，對減輕焦慮將大有幫助。風型人宜用芝麻油，火型人宜用葵花油或椰子油，水型人宜用玉米油。用一百七十或二百公克加熱過（但不熱燙）的油，從頭到腳擦揉全身。這樣的按摩一般在早晨沐浴之前進行，但如果高度焦慮或失眠，也可以在就寢前進行。

一次小型按摩也頗具功效：使用適量適合自己體質的油，用一些油按揉頭皮，再花幾分鐘擦揉腳底。

9 食慾不振（Appetite, Low）

食慾差是負責消化作用的胃火低落的病症。生命之火「阿格尼」低落可能源自於新陳代謝緩慢，但也可能是新陳代謝緩慢肇因於「阿格尼」低落，兩者彼此相互影響。「阿格尼」低落不僅造成食慾不振，也導致消化不良、脹氣、胃腸道內的毒素、舌頭上的舌苔、口臭。欠缺活力同樣屢見不鮮。

適合這種情況的最有效療法可能會令你感到驚訝：不吃。短暫的斷食有助於燃起消化之火。跳過早餐，什麼也不吃。到了中午，食慾可能就回來了，你會覺得餓，準備要進食。

缺乏食慾往往是由於不斷的用力咀嚼，加上喝冰冷飲料，這些會抑制「阿格尼」。爲了良好的消化力與長期的健康，以及重振食慾，這兩個壞習慣都必須戒除。

如果午餐時間到了卻不覺得餓，可取些新鮮生薑，剁成小塊，加些萊姆汁和一撮岩鹽，然後把這東西嚼碎。那會點燃「阿格尼」，刺激食慾。

食慾不振也可能是由於情緒因素。如果情況如此，用等比例的生薑、婆羅米、洋甘菊製成茶。做法：每一杯水加入一茶匙上述的混合草本，浸泡五至十分鐘後飲用。

此外，每晚就寢前，將二分之一茶匙三果實加入一杯溫水中服用。做法：將沸騰的開水倒入裝有二分之一茶匙三果實的杯子當中，放涼至宜人的溫度後喝下。

這幾個簡單的方法應該足以幫助你重拾健康的食慾。如果都試過了，還是覺得不想吃，那就去看醫生，因爲缺乏食慾可能是某個更嚴重疾病的症狀。

10 關節炎（Arthritis）

阿育吠陀將關節炎分成三大類，對應於風能、火能、水能。若要妥善處理這個病症，至關重要的是：仔細診斷罹患的究竟是哪一種類型。

關節炎的類型

- 如果關節炎是風能所引起，你的關節將會劈啪作響。這類關節乾燥、不腫脹，可能就跟過剩的風能還沒成爲病因的時候一樣。此外，這類關節在觸摸時可能覺得冰冷。它們在動的時候最痛，通常有一個特別柔軟的部位。跑步、跳躍、跳彈簧墊、或是任何需用力的運動，往往會使疼痛加劇。
- 火能型關節炎的特徵是發炎反應，這類關節變得腫脹，即使不動也感到疼痛，時常看起來紅通通的，而且摸起來感覺熱燙。
- 水能型關節炎的關節也會變得僵硬而腫脹，不過感覺起來冰冷而濕黏，並非熱燙。些許移動並不會使疼痛加劇，反倒可以緩解疼痛。早上痛得比較厲害，等患者開始活動後，疼痛就減輕了。

適合各類關節炎的通則

每一種關節炎的療癒法都是獨一無二的，我們待會兒就會看見。但對所有病例來說，知道關節炎始於大腸是非常重要的。

不論是風能、火能、或水能失衡，全都取決於當事人的生活型態、飲食、情緒模式。然後那個特定的生命能量使消化火緩慢下來，導致消化不良，帶來有毒、黏稠的副產品，稱為「毒素」。

風能是主要的活動能量，將毒素帶入大腸內，毒素由此遊遍全身系統，然後滯留在骨骼組織和關節當中，導致關節炎僵硬與疼痛的特徵。

所以，我們對治關節炎的目標是：將毒素從關節中移除，將它帶回到大腸，然後排除掉。

因此若要緩解關節炎，保持大腸清潔便相當重要。要完成此事，如果你不確知罹患的究竟是風能、火能、或水能型關節炎，那就將一茶匙三果實加入二分之一至一杯溫水中，在晚上服用，這對所有類型的關節炎均有效。或者如果你已確知罹患的是哪一種關節炎，就可以用訶子來療癒風能型關節炎，用印度醋栗來療癒火能型關節炎，用欖仁來療癒水能型關節炎（所有病例均是二分之一至一茶匙草本搭配溫水）。

現在來談談完整的療癒法。

適合風能型關節炎的療癒法

- 遵照平息風能的膳食（見第八章）。選擇溫暖、易消化的食物，避開冰冷食物和飲料，包括沙拉。避開豆類、大麥和玉米之類的乾性穀物，以及茄科植物，例如，番茄、馬鈴薯、茄子。
- 服用「健美沒藥」（*yogaraj guggulu*），一日三回，每回一錠。
- 將摩訶那羅延油塗抹於患部，接著應用局部濕熱敷。譬如，腳踝罹患關節炎，可在患部塗抹摩訶那羅延油，用油擦揉肌膚，使其滲入內部，然後將那隻腳浸泡在溫度可以忍受的熱水中。在水中加入一

「茶袋」棕色芥菜籽。可將兩大匙芥菜籽用手帕或薄紗棉布包好，製成茶袋。

- 有助益的瑜伽姿勢包括：前彎式（不要使勁）、膝胸式、大手印法、以及半橋式。（瑜伽姿勢圖解，見附錄四。）

適合火能型關節炎的療癒法

火能型關節炎產生的疼痛與發炎症狀，往往大過其他類型。

- 遵照平息火能的膳食（見第八章），尤其要避開熱燙、辛辣的食物、泡菜、菠菜、番茄。
- 這些阿育吠陀草本配方將會幫助你。服用一錠「回春沒藥」（三五〇毫克），一日三回，以及二分之一茶匙「甦達善」，一日二回，搭配溫水服下。
- 外在部分，用涼爽的蓖麻油或椰子油塗抹痛處。
- 塗抹涼性物質，例如，檀香粉膏，可具舒緩之效。做法：取一茶匙檀香粉，加入足量的水，製成膏藥，將膏藥溫和地擦揉至關節患部。
- 如果關節熱燙而發炎，可在其上放置冰敷袋，有助於減輕疼痛與發炎。
- 有幫助的瑜伽姿勢包括：船式、弓式、駱駝式、牛式、蝗蟲式、以及名爲拜月式的一系列姿勢。（瑜伽姿勢相關圖解，見附錄四。）
- 也可以做清涼調息，如下：將舌頭捲成管狀，透過嘴巴深呼吸，將氣息吸入腹部。屏住氣息幾秒鐘，然後透過鼻子將氣息吐出。重複操練大約十二遍（見119頁圖示）。

適合水能型關節炎的療癒法

當關節疼痛、腫脹、僵硬、摸起來覺得冰冷、濕黏，就被歸類為水能型關節炎。

- 遵照減輕水能的膳食（見第八章），尤其不要食用乳製品，不要喝冰冷飲料。
- 黃細心沒藥（*punarnava guggulu*，二五〇毫克）是對這類關節炎有幫助的強效草本配方。一日服用三回，每回一錠。
- 外在部分，可以塗抹菖蒲根（*vacha*）粉膏。做法：將足量的溫水加到一茶匙的菖蒲根粉中，製作成膏藥，塗抹在關節上。
- 若有滲出物（關節充滿液體），可用等量的黃細心粉和薑粉，製成有效的膏藥。做法：兩種粉末各一茶匙，搭配足量的溫水混合，製成膏藥後塗抹。
- 對水能型關節炎有幫助的瑜伽姿勢包括：樹式、三角式、前彎式、脊柱扭轉式。（瑜伽姿勢圖解，見附錄四。）

類風濕性關節炎與退化性骨關節炎

關節炎除了分類成風能型、火能型、水能型，還可以劃分出類風濕性關節炎或退化性骨關節炎。如果確知自己罹患哪一種關節炎，下述指南將使你的療癒更加具體明確。

類風濕性關節炎：服用一錠獅吼沒藥（*simhanada guggulu*，三五〇毫克），一日三回，以及一錠白花丹根粉（*chitrak-adhivati*，二〇〇毫克），一日二回。

- 另外建議四分之一茶匙健美沒藥，搭配些許溫水服下，一日三回。
- 也可以喝一杯薑茶加兩茶匙蓖麻油。蓖麻油內含天然的類固醇前驅物，有助於療癒類風濕性關節炎的發炎症狀。睡前飲用此茶。蓖麻油預期具有一些通便功效。

退化性骨關節炎：服用一錠健美沒藥，一日二回。晚上，服用二分之一茶匙乾闥婆訶子（在蓖麻油中嫩煎過的訶子），搭配溫水。如果沒有乾闥婆訶子，則用薑茶加蓖麻油，如上所述。

11 氣喘與喘鳴聲（Asthma and Wheezing）

支氣管性氣喘的特徵是，突發性的氣息短暫而急促，伴隨喘鳴聲。如果這樣的發作沒有停下來，患者可能會越來越呼吸困難。

所有氣喘疾病的根本原因都是胃中的水能增加，增加的水能從胃移到肺臟、氣管、支氣管。增加的水能堵住氣的自然流動，在支氣管叢中引發痙攣，於是造成氣喘與喘鳴聲。

阿育吠陀療癒氣喘的宗旨在於，將滯留於肺臟和支氣管內的水能帶回到胃部，水能可以從胃排除掉。

氣喘可能是過敏、傷風、充血、咳嗽、或是花粉熱所引發，也可能是被花粉、灰塵、動物毛髮、或各式各樣的食物所挑動，或是體內水能增加所造成。不論原因爲何，在氣喘發作期間，重要的是立即緩解呼吸困難與氣喘的喘鳴聲。

立即停止喘鳴的方法

將一茶匙甘草根（光果甘草）放入一杯水中煮沸幾分鐘，製成甘草茶。飲用此茶前，先加入五至十滴摩訶那羅延油（如果有的話），或是二分之一茶匙的純印度酥油。每五到十分鐘啜飲一口。

某些例子顯示，甘草茶可能會引發嘔吐。這是有益的：可以消除水能，緩解支氣管痙攣，而患者通常會立刻覺得舒服些。

這種甘草茶不僅可以用來救急，如果經常氣喘，也可天天飲用，以藉此預防。唯一的例外是，高血壓患者不宜常喝甘草茶，因爲甘草茶會將鈉保留在體內。高血壓患者可將甘草茶當作防止氣喘發作的應急措施，但不應該經常飲用。

此茶一旦調製好，可以持續七十二小時不喪失功效。

◆**重要提醒**：一旦開始感覺到快要發作，覺得胸腔緊縮，呼吸有些困難，或是出現以往經驗可以體認到的不論什麼警示症狀，就應立即調製此茶。千萬不要等到嚴重呼吸困難時才著手準備。

草本療法

下述草本療法可以經常採用，以此作爲氣喘的長期預防措施。

- 混合一茶匙肉桂和四分之一茶匙三辣藥，加入一杯沸騰的開水中，浸泡十分鐘，在飲用前加入一茶匙蜂蜜。可以一天喝二回這樣的茶。
- 一半甘草、一半薑製成茶，對預防氣喘也很有幫助。每一杯水加入半茶匙這樣的混合草本。
- 也可以試著用二分之一茶匙月桂葉和四分之一茶匙蓽茇，混入一茶匙蜂蜜中，一日服用二回或三回。
- 可以緩解充血、減輕呼吸困難的另一個方法是：四分之一杯洋蔥汁加一茶匙蜂蜜和八分之一茶匙黑胡椒。這個療法對立即緩解氣喘也相當有效。
- 下述草本配方對預防和立即緩解氣喘均有幫助：

配方		做法
冰糖綜合粉	二分之一茶匙	若要立即緩解，服用這帖混合草本加蜂蜜，一次少許即可。若長期服用，一日服用一回。
黃細心	二分之一茶匙	
蓽茇	少量	
雲母粉	少量	

- 可能還會發現，三分之一杯菠菜汁加一撮蓽茇相當有效。可一天喝二回這樣的菠菜汁。

三種芥菜籽療癒法

芥菜籽在療癒支氣管系統時相當有效。以下三種方法善用了芥菜籽的發熱與療癒力量：

1. 用一些棕色芥籽油擦揉胸口，有助於緩解症狀。
2. 混合磨碎的芥菜籽和華茇（如果沒有華茇，就用黑胡椒）製成茶。做法：芥菜籽和華茇各四分之一茶匙，浸泡在一杯熱水中十分鐘，加入一至兩茶匙蜂蜜。一日飲用二回或三回，或者每隔十五分鐘啜飲一口，如此喝一整天，效果更佳。
3. 混合一茶匙棕色芥籽油與一茶匙天然有機糖，一天吃二回或三回，空腹時服用。

其他方法

如果感染是病因：對某些人來說，氣喘的根本原因可能源自於鼻子和鼻竇受到感染往下傳。如果情況如此，在兩側鼻孔各滴五至十滴溫暖的印度酥油會有幫助。

設法避開過敏原：如果氣喘與喘鳴是由於對某食物過敏，那就要避開問題食物。同樣地，要避開可能引發氣喘症狀的任何物體，例如，滿是灰塵的書、發霉的地下室、某些化學製品。

食物禁忌：避開大部分的乳製品，包括所有乳酪。避開發酵食品和所有的親水性食物，例如，鹹味食品、黃瓜、鮪魚。有些人需要避開香菇、花生、核桃和其他堅果、以及酵母。反應可能是立即的（對這些物質極度敏感的人來說），或者可能要花幾個小時才會形成。

慢性支氣管氣喘：如果罹患慢性支氣管氣喘，試試看這個方法。將大約七顆丁香嵌入剝了皮的香蕉中，放過夜。隔天早上，把香蕉和七顆丁香吃掉。一小時內不要吃任何東西，然後喝一杯加了一茶匙蜂蜜的熱水。這會讓肺臟有能量，可降低氣喘的喘鳴聲。

適合氣喘病的瑜伽姿勢：可幫助緩解氣喘的有效瑜伽體位有：弓式和眼鏡蛇式、金剛坐姿、以及包括肩倒立式和犁式在內的倒立姿勢。（瑜伽姿勢圖解，見附錄四。）

何時該就醫

用這些阿育吠陀療法，氣喘通常就可以得到控制。不過，假使發現平時幫助你順暢呼吸的藥物似乎不再奏效，或者除了呼吸困難之外，還有胸痛、腳腫、大量出汗，而且從前就有心臟問題，那就需要立即尋求醫療照護。

12 香港腳（Athlete's Foot）

擁有水能兼火能體質的人，流汗多，最容易得到香港腳。這是一種腳趾間發癢、發炎的疾病，往往伴隨腳底流汗。

用阿育吠陀療法可以有效療癒香港腳。一開始用棉花棒沾些茶樹精油清潔患部，茶樹精油是天然的抗菌油，在天然食品店和其他地方都買得到。

接著塗抹混合後的蘆薈膠與薑黃粉。做法：將一茶匙蘆薈膠與二分之一茶匙薑黃粉混合在一起，塗抹一些於患部。但有一點要注意：這個混合膏藥會染黃你的肌膚和襪子。如果在夜間敷藥，則會染汙床單，所以可以穿舊襪子，以防床單變色。繼續這個療法，一日二回，持續至少兩週。

另一個方法是用苦楝皂洗腳，然後用吹風機完全吹乾或用柔軟的毛巾完全擦乾，接著將些許苦楝油（大約四分之一茶匙）混合十滴左右的茶樹精油，用棉花棒將此一混合油局部塗抹在患部。

如果你有香港腳或是容易得到香港腳，要避開發酵食物和糖。

13 背痛

(Backache)

近來，背痛十分普遍，已經成了許多不同類型工作的職業公害。舉起重物或坐在電腦桌前的時候，人們可能會拉傷或損傷了自己的背肌。情緒因素也可能導致背痛，受傷也有此可能，例如，車禍受傷。有些人可能甚至椎間盤突出，這會造成嚴重的背痛。不論你背痛的原因爲何，下述的天然阿育吠陀居家療法將會有所幫助。

草本療法：服用健美沒藥，一日三回，每回一錠，或是服用一錠回春沒藥，一日二回或三回。大部分的阿育吠陀草藥商都備有這兩款特殊的阿育吠陀配方。

- 背痛也可用香附子草本來緩解，這款草本是肌肉止痛劑。做法：服用四分之一至二分之一茶匙，搭配溫水，一日二回或三回。
- 印度纈草和纈草是肌肉舒緩劑。選擇其中一種服用二分之一茶匙，搭配溫水，將會放鬆可能導致背痛的肌肉，有助於帶來寧靜的睡眠。

運用這些草本，多數背痛都可以得到有效的療癒，但椎間盤破裂或突出往往需要重症醫療照護。

用油擦揉：用摩訶那羅延油擦揉背部疼痛區，也可有效緩解疼痛。風型人和火型人宜將油塗抹在痛處表面即可，水型人則應該花些時間對痛處進行更深度的按摩。

或者試試看這個做法：將薑粉混合足量水製成的膏藥塗抹於患部，敷個十至十五分鐘，然後將膏藥洗掉，再用一些尤加利精油塗抹於背部。（除非背痛在頸部或肩膀，否則如此擦揉背部必須假手他人。）

洗個熱騰騰的草藥浴：若需額外的療癒和肌肉放鬆，可將摩訶那羅延油塗抹在背部，然後洗個加了薑粉和小蘇打粉（各三分之一杯）的熱水浴。在浴盆中浸泡十至十五分鐘。可以一週洗二回或三回這樣的熱水浴，也許在週二、週四、週日。

灌腸有幫助：飽受背痛之苦的人時常便祕，而且很難分辨哪一個是果、哪一個是因。背痛可能是由於長期便祕，或者，背痛造成的肌肉痙攣和焦慮亦可能引發便祕。不論是哪一種情況，簡單的十根粉茶灌腸都會有所幫助。

做法：將一大匙十根粉置於四百七十毫升的水中煮沸大約五分鐘，放涼後加入二分之一杯芝麻油。等此液體涼度夠時，用它作爲灌腸劑，盡你所能憋住該液體五至十分鐘。十根粉芝麻油灌腸劑對風能具舒緩功效，有助於緩解便祕和背痛。（灌腸指南，見497頁。）

溫和的伸展操：某些溫和的瑜伽鍛鍊可以幫助緩和背痛。大體上，這些姿勢可能有所幫助：駱駝式、蓮花式、牛式、前彎式、脊柱扭轉式、棕櫚樹式、蝗蟲式、修改過的溫和魚式。

所有這些姿勢既可以當作預防措施，又有助於療癒背痛。但再次強調，一定要聽從受過訓練的教師所給出的忠告。（瑜伽姿勢圖解，見附錄四。）

◆**重要提醒**：所有瑜伽姿勢都應該由受過訓練的瑜伽教師教授，但尤其重要的是，當你背痛時，不應該在沒有專業指導的情況下操練任何的瑜伽姿勢。如果背痛源自於椎間盤突出，這點尤其重要。

更多可幫助療癒背痛的訣竅

- 背痛常是由於過剩的風能，因此，減少消耗增加風能的食物是有幫助的。要避開大部分的豆類，包括黑豆、斑豆、紅豆、鷹嘴豆。要避開生、冷的沙拉。（關於平息風能的膳食，如需更多資訊，見第八章。）
- 避免接觸冰冷的天氣或寒風。

- 安靜地坐著靜心，或是觀察自己的呼吸，這有助於放鬆緊繃的肌肉。（靜心相關資訊，參見第七章。）
- 不要穿高跟鞋走路。
- 不要嘗試做跑步、跳躍、或其他費力的運動；改而操練某些溫和的瑜伽伸展操，如上所述。
- 性愛活動應該減至最少。

遵照這些指南不僅可幫助你療癒背痛，更將使你在未來避開背痛。

14 口臭（Bad Breath）

口臭常是全身毒性的徵兆，毒性要壓在大腸中、小腸裡，要壓在口中。口臭也可能是因爲長期消化不良或吸收障礙。當消化虛弱或緩慢，吃進的食物便在胃腸道中發酵、腐敗，形成有臭味的「毒素」。站在鏡子前，伸出舌頭。如果舌頭後端的舌苔厚，那是毒素的徵兆，也是口臭的原因。

阿育吠陀療癒口臭的首要目標是點燃胃火，那會因此燒毀毒素，減輕症狀的根本原因。以下有幾個有效的居家療法，可以預防並療癒口臭。

B

飲食與草本療法

- 首先監控你的飲食。重要的是，不吃難以消化的餐點，並且要遠離冰冷飲料、冰淇淋、乳酪、優格，這些全都會降低胃火，減緩消化速度，毒素有可能因此增加。
- 然後，每餐飯後（通常是午餐與晚餐之後），咀嚼大約一茶匙烘烤過的甜茴香籽和孜然籽（各半混合）。這將會改善消化，間接幫助大腸排毒。單是甘草味的甜茴香籽就既美味又有裨益，不過兩者混合，功效更佳。
- 喝二分之一杯的蘆薈汁，一日二回，直到口氣恢復清新。
- 慢慢咀嚼一顆或兩顆小豆蔻籽，也可幫助將口臭減至最低。小豆蔻可幫助消化，有利於減少毒素。
- 每餐飯後喝一杯孜然—芫荽籽—甜茴香茶（等比例），以幫助消化。每一杯熱水浸泡三味草本各約四分之一至二分之一茶匙。

其他療法

- **照顧牙齒與牙齦**：口臭的另一個原因是口腔衛生差。每餐飯後的潔牙工夫很重要，可用內含苦楝或某草本配方的阿育吠陀牙膏，也可每天使用牙線。將茶樹精油與苦楝油各半混合，塗抹在牙齦上，輕輕地按摩，可以幫助預防牙齦萎縮。務必將按摩完後的殘油吐出來，而不是吞下去（見460頁「阿育吠陀牙齒與牙齦護理法」）。
- **瑜伽姿勢**：瑜伽手印、雄獅式、以及蓮花坐姿加前彎式，都是適合對治口臭的好體位（見附錄四）。
- **呼吸鍛鍊**：也可以操練名為「清涼」的調息法（見118頁說明）。

如果你遵照這些指南，就可以跟口臭說拜拜。

15 禿髮（Baldness）

同時參見324頁「毛髮護理祕訣」。

毛髮脫落是一種微妙的新陳代謝失調，可能與疾病有關。我見過，譬如說，病患因罹患糖尿病或是感染傷寒之後，造成毛髮脫落。這可能是由於頭皮上的某些眞菌感染，或是因爲荷爾蒙失調。缺乏鈣、鎂、鋅可能會影響毛髮的滋養，導致毛髮開始脫落。還有一定的遺傳因素，促使基因在特定年紀開始觸發毛髮脫落。

根據阿育吠陀的說法，早年脫髮往往與體型和生命能量的平衡有關。火型人以及體內火能過剩的人，比其他體質的人更可能在人生的早年脫髮，或是發現頭髮過早變得稀疏或灰白。頭髮根部皮脂腺內的過剩火能或是毛囊炎（頭髮的毛囊發炎），都可能使患者開始脫髮。

蘆薈：若要降低火能，維護毛髮健康，可飲用蘆薈汁（三分之一杯）或吃些蘆薈膠（一大匙加一撮孜然），一日三回，持續三個月左右。

推油按摩：平息火能的另一個有效方法是，就寢前，用一些椰子油擦揉頭皮和腳底。穿雙舊襪子，若要維護枕頭的衛生，可戴寬鬆的羊毛帽，或是在枕頭上鋪毛巾，讓枕頭不會因油而壞損。

- 就寢前，用婆羅米酥油或旱蓮草油按摩頭皮，有助於預防毛髮脫落。除了按摩油的特性，按摩本身會促進頭髮根部的循環，帶來更多營養素以支持毛髮生長。
- 用維他命E油按摩頭髮，也可有效預防或減緩毛髮脫落。

有益毛髮的食品：健康的毛髮有賴營養的膳食。乳酪、牛奶、優格之類的乳製品對毛髮有益（假設你可以好好消化乳製品），白蘿蔔和日本蘿蔔也有幫助。椰子、煮熟的蘋果、高麗菜也相當實用。每天早上吃一把白芝麻籽。一把小小的白芝麻籽內含約一二〇〇毫克的鈣和六〇〇毫克的鎂，是滋養毛髮的優質來源。

適合毛髮的草本：某些草本非常適合滋養毛髮。試試看下述這帖有益的配方：

配方		做法
十根粉	五份	就寢前，加二分之一茶匙上述混合草本到一杯羊奶中，加熱至沸騰後飲用。這將會增益骨骼、滋養毛髮。
旱蓮草	四份	
甘松	三份	

礦物質補充劑：你也可以服用礦物質補充劑，確保自己擁有足量的鈣、鎂、鋅，藉此改善毛髮的狀況。每天服用約含下列劑量的礦物質補充劑：鈣／一二〇〇毫克，鎂／六〇〇毫克，鋅／六〇毫克。就寢前服用這些補充劑。

按摩：壓力、頸部僵硬、車禍造成的頭頸部震傷，也可能導致毛髮脫落。若要軟化頸部肌肉、緩解疼痛、降低壓力，可先按摩肩頸部肌肉，然後再淋浴。

頸部運動：也可以做些簡單的頸部運動，例如，將頭轉到左邊三次，轉到右邊三次，仰頭三次，低頭三次，然後輕輕地轉圈，包括順時針和逆時針方向各三次。

抗壓茶飲：若要幫助你處理壓力，可用等比例的甘松和婆羅米製成茶。做法：將一茶匙混合草本浸泡在一杯熱水中，一日飲用二回或三回。

瑜伽姿勢：瑜伽姿勢可以幫助緩解頸部的緊繃，間接幫助毛髮保持健康。建議的姿勢包括：肩倒立式、駱駝式、眼鏡蛇式、牛式（見附錄四的圖解說明）。

放鬆靜心法：你還會發現，靜心是降低壓力和緊張的有效方法。嘗試安靜地坐著，觀察自己的呼吸；或是嘗試空碗靜心（如124頁所述）。

16 蚊蟲叮咬（Bites and Stings）

任何蚊蟲叮咬均可在肌膚底下觸發局部的火能刺痛。只要蚊蟲的毒液留在那裡，就可能持續製造週期性的過敏反應，甚至可能因叮咬而導致腎炎，這是一種涉及全身性水腫（浮腫）和呼吸困難的重症，患者可能會窒息。因此，蚊蟲叮咬儘管通常無害，但卻可能偶爾變得非常嚴重，必須多加留意。

芫荽葉：一旦遭到蚊蟲叮咬，應儘快喝些芫荽汁。做法：將一把芫荽葉與大約三分之一杯水置入攪拌機中，徹底攪拌，然後過濾。飲用過濾後的芫荽汁（一日三回，每回兩茶匙），然後將葉泥局部敷於患部的肌膚上。這將會立即平息蚊蟲叮咬所造成的發癢、灼熱，以及蕁麻疹或皮疹。

喝椰子水：可飲用三分之一杯椰子水（椰子內的汁液），加大約八分之一茶匙珊瑚殼粉。飲用這樣的混合椰汁二回或三回，有助於療癒蚊蟲叮咬所造成的反應。

椰子灰：這裡有另一種簡單而迷人的方法。取一片乾椰子，點火燃燒，乾椰子會像蠟一樣著火。讓乾椰子燒掉約二分之一吋，然後吹熄。此時會產生一些煙，等煙消失後，就只剩下柏油狀的黑色殘渣。將黑色殘渣直接敷在被叮咬處，將能立即緩解。

此法為何有效？因為椰子既是抗組織胺、又是天然類固醇的優質來源。

也可以用燃燒椰子殼的方法製作椰子灰。

塗抹苦楝油或苦楝膏：在被叮咬的部位，也可塗抹苦楝油或苦楝膏。苦楝是一種解毒劑，可以解除多數有毒昆蟲的毒液。若要製作苦楝膏，可取一些苦楝粉與些許水混合，將混合後的苦楝膏敷於患部肌膚上，約十至二十分鐘，然後把膏藥洗掉。千萬不要用純粹的苦楝萃取液，而是應該採用將苦楝葉置於芝麻油中煮沸所製成的藥草油。這在天然食品店或印度雜貨店通常可以買到。

具效果的膏藥：你還會發現，用二分之一茶匙檀香粉與二分之一茶匙薑黃粉製成的膏藥，既舒緩又有效果。將上述草本加足量的水混合，製成膏藥，局部塗抹在被叮咬的患部。

預防之道：在印度和世界各地，苦楝油都是常用的驅蟲劑，內含驅除蚊蟲的天然化學成分。外出前，可先在裸露的肌膚上塗抹些許苦楝油。

B

17 膀胱問題（Bladder Problems）

同時參見468頁「尿失禁」。

膀胱與排尿問題可能會引發膀胱炎，這是膀胱發炎造成排尿時有灼熱感。其他膀胱問題包括：頻尿，或是恰恰相反，尿液滯留在膀胱中，導致膀胱膨脹。也可能在排尿時，膀胱有疼痛感，此症狀稱爲「痛性尿淋瀝」（strangury）。我們來一一檢視這些症狀。

尿液滯留膀胱

在此病例中，膀胱膨脹了，但患者並不排尿。這可能是由於尿道縮窄、攝護腺肥大，也可能是尿道結石。原因可能很多，但處理方式卻很簡單。

- 取兩條毛巾或兩塊海棉，一個浸泡在熱水裡，另一個浸泡在冷水中，大約每隔一分鐘，將兩者輪流置於膀胱區。這樣的冷熱交替可刺激膀胱，患者很容易便會排尿。
- 如果冷熱敷交替仍不完全成功，可將黃細心膏（黃細心粉加足量水，製成膏藥）塗抹在膨脹膀胱正上方的肌膚，讓膏藥持續置留約半小時。
- 如果尿液滯留是由於尿道縮窄或攝護腺肥大，可用下列這帖配方：

配方		做法
黃細心沒藥	四份	服用二分之一茶匙這樣的混合草本，搭配溫水，一日三回，有助於擴大縮窄的尿道，或是放鬆攝護腺，幫助回復尿液的順暢流動。
喜來芝（*shilajit*）	一份	

膀胱炎

膀胱炎會導致排尿時的灼熱感。若要緩解此一症狀，可飲用芫荽籽茶、孜然茶或甜茴香茶，或是將三味草本以等比例製成茶。在阿育吠陀中，孜然—芫荽籽—甜茴香茶被廣泛使用在排尿時舒緩膀胱的刺痛感。

你還會發現下述混合配方對膀胱炎相當有效：

配方		做法
黃細心	五份	服用二分之一茶匙這樣的混合草本，搭配溫水，一日二回或三回。
刺蒺藜	四份	
香附子	三份	

膀胱鬆弛

這是膀胱的括約肌失去張力或氣力的病症，膀胱因此而漏尿。女性比較常見，可能會因爲打噴嚏或咳嗽便不慎排出一些尿液。針對此症，服用一把白芝麻籽，搭配一茶匙石蜜或未精煉的天然紅糖，充分咀嚼，然後喝半杯水服下。這是非常簡單的療法，可讓膀胱回復張力。一日服用一回或二回，直到症狀改善爲止。

進一步的討論與建議，見468頁「尿失禁」與426頁「攝護腺問題」。

18 外出血（Bleeding, External）

一般而言，被割到五至六分鐘內，出血就會自動停止。血液會凝結，出血會止住，割傷會密合起來。在這種情況下（占絕大多數），除非割傷嚴重，出血過多，否則沒有多少事可做。

不過，有些人出血的時間更長，這是因爲血液不合作，沒有迅速凝結所致。當一個人持續出血，基本上代表此人的血液太過稀薄。雖然這個問題的成因通常相當簡單且良性，但血液無法凝結（或是牙齦、割傷、或傷疤開始出血），也可能是血癌、白血病或是血友病、紫斑症（造成肌膚底下大量出血的一種火能疾病）的早期徵兆。

從阿育吠陀的觀點，血液無法及時凝結成塊是由於火能失衡。血液中過剩的火能使血液熱燙、銳利、具穿透性，不容許自然凝固並結成血塊。因此，基本處方是遵照舒緩火能的膳食、使用舒緩火能的草本、以及服用可直接幫助止血的止血專用草本。

冰敷：若要止住外出血，可從冰敷開始。用一些冰（直接或包在布裡），這會促進血管收縮、止住血流。冰箱裡的一袋冰凍蔬菜將在緊急時刻發揮效用。

施壓：多數人熟知的其他簡單止血法，包括：

1. 用止血帶。

2. 在出血區直接施壓。

3. 如果出血在四肢，將那隻手或腿舉起來，高過身體其他部位。

蘆薈：另一個有效的方法是塗抹一些蘆薈。做法：一撮蘆薈粉與一撮薑黃粉混合成膏狀，將會立即止住大部分的出血。蘆薈膠也有效。

澀味草本：其他澀味草本也有效。阿育吠陀草本珠仔樹（*lodhra*）、青木香（*kushtha*）、木橘（*bilva*），都是有效的止血藥，單獨使用或以等比例混合成膏藥，均可直接使用。這些草本也可以內服，處理持續的出血問題相當有效；使用二分之一茶匙，一日二回或三回。

棉花灰：你將會發現，這個簡單的古老療法對外出血非常有效。做法：取一小球無菌棉花，燒掉。（要確定是眞正的棉花，而不是最近常見的合成棉花，合成棉花完全無效）。將棉花燒成黑灰，等灰冷卻後，敷在出血的傷口處，同時加以按壓。棉花灰會黏住出血點，瞬間止血。幾天內會結痂，傷口便完全癒合。

◆**重要提醒**：不要移除棉花灰；讓它留在傷口上結痂，否則會重新揭開傷口。

喝冰冷的水：許多時候，單是喝些冰冷的水就會止血，因爲涼爽會使血管收縮。

19 內出血 (Bleeding, Internal)

同時參見429頁「直腸出血」。

內出血的病例包括：消化性潰瘍、血腫、尿道出血。若要幫忙止血，可用下述阿育吠陀草本製作一帖草本複方。

配方	做法
珠仔樹 青木香 木橘	將這些草本等量混合，服用二分之一茶匙，一日二回或三回。這三味草本均有幫助止血的功效，因此如果只找得到一味，就用一味亦可；不過三味混合，效果最佳。

火型人比較容易瘀傷；他們的血管薄，而且比較容易破裂。服用珠仔樹、青木香、木橘這三味阿育吠陀草本，可幫助火型人預防內出血。將三味草本等量混合，服用二分之一茶匙，搭配溫水，一日服用二回或三回；只要症狀持續，便繼續服用。

❀ **薑黃膏**：當一個人受了傷，血管有時會破裂，造成大片瘀傷和血腫。若要止住內出血，平息血腫般的腫脹，可塗抹由一茶匙薑黃粉、一茶匙檀香粉、以及一撮明礬粉製成的膏藥。（取些水將這些粉末混合在一起，製成膏藥。）將膏藥塗抹到皮膚上時，要稍微按壓血腫部位。

番紅花奶：另一個內出血止血救護法是，喝一杯加了二分之一茶匙薑黃粉和一撮番紅花的溫熱牛奶。

果汁：飲用蔓越莓汁或石榴汁，對止住內出血也有幫助。

何時該就醫

尿液或糞便中帶血，可能是腎臟問題或癌症等嚴重疾病的徵兆，應該請教醫師，做更深入的診察。

20 疔瘡（Boils）

疔瘡是肌膚和皮下組織疼痛、充滿膿液的發炎症狀，有許多成因：可能是由於長期便祕，或是血液中火能過旺，有毒的肝臟也可能製造疔瘡。一再生疔瘡可能是糖尿病的徵兆，所以如果你一再生疔瘡，就要檢測一下血糖。

苦楝粉膏：在生疔瘡的部位塗上苦楝粉膏（較佳），或是抹些苦楝油。若要製作苦楝粉膏，只要將一些苦楝粉與溫水混合即可。

三果實洗滌法：用三果實茶洗滌患部。做法：將一茶匙三果實置於一杯水中煮沸後放涼，再用此茶清洗臉部或其他患處。讓茶在肌膚上風乾。（三果實的相關資訊，見492頁。）

糖尿病患適用：如果家族中有糖尿病史，且你一再生疔瘡，可用下述配方：

配方		做法
苦楝	一份	服用上述混合草本二分之一茶匙，搭配溫水，一日二回或三回，將可幫忙調理疔瘡的根本成因。持續服用此草本，直到疔瘡消失為止。
薑黃	一份	
胡黃蓮	二分之一份	

長期便祕者適用：如果疔瘡的出現是由於長期便祕，可用十根粉茶灌腸。做法：將一大匙十根粉草本放進約四百七十毫升的水中煮沸五分鐘，將此液體放涼後過濾，再用來灌腸。

此外，晚上可服用二分之一茶匙的印度醋栗或草本複方三果實。做法：將三果實浸泡在一杯熱水中五至十分鐘，然後飲用。這樣的通便法有助於清理造血系統中過多的火能，那是疔瘡的成因。你可以持續不間斷地服用三果實或印度醋栗。即使在疔瘡痊癒之後，仍可以此法作為預防措施和一般的保健補品。

具效果的涼性膏藥：局部塗抹由紫檀粉與薑黃粉製成的膏藥。做法：兩味草本粉末各取二分之一茶匙，一起放進溫水中混合，製成膏藥。

- **讓疔瘡頭冒出來**：將煮熟的洋蔥當作濕敷藥塗抹，或是將薑粉和薑黃粉（各二分之一茶匙）製成的膏藥直接塗抹在疔瘡上，讓疔瘡頭冒出來。
- **肝臟淨化劑**：如果疔瘡是由於皮脂腺感染（火能症狀），便有可能長成膿瘡，變成發炎、凸起、紅腫。如果使用某配方幫忙潔淨肝臟，病症將會有所改善。

蘆薈膠是簡單而有效的肝臟潔淨劑。服用兩大匙的蘆薈膠，一日三回。

也可以嘗試下述阿育吠陀配方：

配方		做法
鋪地穿心草（*shanka pushpi*）	三份	服用上述混合草本二分之一茶匙，搭配溫水，一日三回。
胡黃蓮	兩份	
寬筋藤萃取精華（*gulwel sattva*）	八分之一份	

21 哺乳問題（Breastfeeding Problems）

哺乳問題有好幾種，我們一次討論一個。

孩子沒胃口

在這種情況下，母親的奶水很多，可是孩子卻沒胃口。這裡有幾個有效的天然方法可以幫忙。

喝甜茴香茶：將一茶匙甜茴香籽浸泡在一杯煮沸的開水中製成茶，等茶涼了，每隔十至十五分鐘餵寶寶喝一茶匙。

孩童處在人生的水能階段，身體正在發育長大，而這也是許多水能疾病（例如，傷風和流鼻水）發生的時間，因此水能可能滯留於胃部，減低食慾。餵食這種甜茴香茶有助於將水能沖出，並以溫和的方式刺激消化酶分泌。

製作蜂蜜酥油（*ghrita madhu*）：將一撮蓽茇加入二分之一茶匙的蜂蜜與二分之一茶匙的印度酥油中混合，讓寶寶舔這個混合油。寶寶舔得越多，胃口就會回復得越好。

監控母親的飲食：寶寶明顯食慾不振，有可能是因爲寶寶覺得奶水不好喝。如果母親的體質容易產生過剩的火能，尤其如果母親的膳食熱燙而辛辣，或是包括酸性食物和水果，那麼奶水可能帶有苦味，所以寶寶不喜歡。味道不好可能是寶寶明顯食慾不振的原因。因此，重要的是，判定母親的自然體質，要確定母親食用的餐點是恰當的。

清空乳房的奶水：如果孩子的胃口變差，而母親分泌的奶水比以前更多，那麼清空乳房的奶水就很重要。這可以避免乳脂和淋巴組織阻塞。務必清空乳房的奶水，一天至少二回或三回。

如果母親決定不餵母乳：當女性選擇不給寶寶餵食母乳，會發生一個相關情況。這時，奶水滯留，而這可能是乳房纖維囊腫病變的原因之一。因此每當乳房中有奶水，清空乳房就變得很重要。

奶水不足

寶寶食慾極佳，但乳汁分泌不足。這個問題與第一個問題相反。這裡有幾則建議可以增加奶水的質與量。

長生蘆筍草：若要增加乳汁的分泌，阿育吠陀推薦一帖美味的混合草本，稱爲「長生蘆筍草」（*shatavari kalpa*）。做法：將蘆筍草置於平底鍋中，用印度酥油和天然紅糖烘烤。將一茶匙烘烤過的甜味蘆筍草加入溫熱的牛奶中，一天服用二回或三回。

純蘆筍草：也可以用純蘆筍草加印度酥油和糖。做法：將等量的蘆筍草和天然紅糖混合在一起，一茶匙這樣的混合草本加上一茶匙印度酥油以及一杯熱牛奶飲用。

杏仁奶：另一個可增加母乳的配方是杏仁奶。做法：將十顆杏仁浸泡在水中過夜，隔天早晨，剝掉杏仁皮，將這些杏仁與一杯熱水或熱牛奶一起放進攪拌機中攪拌。將攪拌後的混合物倒入杯子中，加一茶匙蜂蜜或棗糖，以及薑、小豆蔻、番紅花各一撮。一天飲用二回。

草本配方：若要維持健康的乳汁分泌，可用下述草本配方：

配方	做法
胡黃蓮　兩份 喜來芝　兩份 蘆筍草　三份	服用上述混合草本四分之一茶匙，搭配滿滿一匙蜂蜜，一日二回或三回。如果你願意，也可以整個哺乳期間都採用這個配方。

乳頭感染

第三個問題是，哺乳寶寶期間，乳頭沒有清潔乾淨，造成眞菌感染。因此要注意仔細清洗，以避免這種情況發生。

預防措施

若要預防乳房膿瘡、乳腺炎、充血阻塞、奶水滯留乳房，可用溫暖的蓖麻油溫和地按摩乳房。做法：取一茶匙蓖麻油，由內側向外側溫和地按摩乳房，也就是從胸骨往回朝腋下按摩，包括乳頭底下和周圍，然後來到身體側邊。

不要將蓖麻油塗抹在乳暈和乳頭上。如果將蓖麻油塗抹在乳頭上，而寶寶吸吮到蓖麻油，就有可能會拉肚子。因此，要麼避開乳頭，要麼在餵奶前將蓖麻油洗掉。

22 乳房疼痛（Breasts, Sore）

乳房疼痛一般是荷爾蒙失衡、淋巴阻塞、或經前症候群的症兆。或者，這樣的身體不適可能與某些情緒因素相關聯，例如，哀痛或悲傷。這裡有幾則有效的自我療癒建議：

溫和地按摩：取一茶匙溫暖的蓖麻油，從內側向外側溫和地按摩胸部，也就是從胸骨往回朝腋下按摩，包括乳頭底下和周圍，然後來到身體側邊。早晨沐浴前以及就寢前做這類溫和的按摩，有助於減輕疼痛。

對治水分滯留的草本：水分滯留也可能是乳房疼痛的原因。這時，乳房變得柔軟、腫脹、擴大，胸罩變緊。若要減少腫脹，可製作下述混合草本：

配方		做法
黃細心	一份	將上述混合草本二分之一茶匙，加入一杯熱水中製成茶飲用。然後以上述方法按摩乳房，你將會看見明顯的改善。可以一天喝二回這樣的茶，直到疼痛消失為止。
蘆筍草	一份	
香附子	一份	

寶寶便祕的處理方式

在印度，如果襁褓中的嬰兒便祕了，母親會刻意在乳頭上塗抹幾滴蓖麻油，當寶寶吸吮奶水時，那幾滴蓖麻油就隨之被吸掉，便祕便以如此溫和的方式得到緩解了。

另一帖有效的草本療法：乳房疼痛也可以另一帖草本配方來療癒：

配方	做法
甘松　兩份 蘆筍草　三份 印度纈草　三份	三味草本以上述比例混合，將二分之一茶匙混合草本加入一杯水中製成茶，浸泡五至十分鐘後飲用。你可以一天飲用二回這樣的茶，直到疼痛消失為止。

◆**重要提醒**：絕不要長時間穿戴過緊的胸罩。緊束的壓力會妨礙循環，使乳房組織停止呼吸。最好穿著讓乳脂組織可以適當呼吸的棉質胸罩。

23 脆甲症（Brittle Nails）

阿育吠陀認爲，手指甲和腳趾甲是骨骼組織的副產品，因此如果想要擁有健康的指甲，建立強壯骨骼所需要的適當營養是必不可缺的。如果鈣和鎂的攝取量不夠，或是對這些礦物質吸收不良，指甲就會變得粗糙、脆弱、破碎、分裂，可能出現隆起與褶痕。如果你有這些症狀，可以確定這些是骨骼營養不良的徵兆。

若要強化骨骼與指甲，可服用在藥房便可買到的鈣、鎂、鋅補充劑。你的配方應該包含每天大約這些劑量：鈣／一二〇〇毫克，鎂／六〇〇毫克，鋅／六〇毫克。就寢前服用這些補充劑，效果最佳。一顆綜合礦物質補充劑也有所幫助。

你可能吃下足量的礦物質，但大腸的毒素可能會阻止礦物質被完全吸收。如果你服用鈣、鎂、鋅作爲膳食補充劑，但指甲還是很脆弱，就表示你吸收不了這些礦物質。罪魁禍首在於：大腸內的毒素過度累積。

有一個安全又簡單的方法可以潔淨大腸的毒素，就是：經常服用草本複方三果實（見492頁）。做法：將二分之一茶匙三果實浸泡在二分之一至一滿杯的溫水中，過濾後飲用。你可以在晚上睡覺前服用，或是將三果實浸泡在冷水中放過夜，隔天早上一起床就喝掉。這麼做會逐漸將毒素排除掉。

促進指甲生長與氣力的另一個方法是：每天吃一把白芝麻籽。一把芝麻籽內約含一二〇〇毫克的鈣和鎂。

二分之一茶匙的阿育吠陀草本印度人蔘或蘆筍草，加入一杯熱牛奶中飲用，一日二回，也有助於預防脆甲症。

游泳、跑步或有氧舞蹈之類的有氧運動，或是名爲拜日式的連續瑜伽姿勢（見附錄四的圖解），應該也有幫助。運動可促進循環，有助於將礦物質帶到指甲根部的組織。

因爲指甲與骨骼組織相連，強化骨骼也會有所裨益。服用二〇〇毫克的三果實沒藥錠（*triphala guggulu*），一日二回，可於午餐和晚餐後服用，有助於強化指甲。

對某些人來說，脆甲症與骨骼流失如影隨行。特別是在女性更年期，脆甲症可以表示骨骼組織虛弱。因此如果你有脆甲症，最好檢查一下是否已有骨質疏鬆的情況。

24 燒燙傷（Burns）

許多人相信，處理燒燙傷，最好是在患部塗抹油膩多脂的東西，例如，奶油。但事實並不然。所有燒燙傷都屬於火能，而火能炎熱、銳利、燒灼的特性會立即造成灼熱的疼痛和發炎。多脂物質其實是禁忌，因爲那會使火能惡化。

冰冷是治療燒燙傷最有效的方法。立刻敷上冰冷的東西，例如，冰塊或冰冷的水，是最好的治療法。如果沒有冰塊，可利用冰箱裡的一袋冷凍蔬菜。

冰敷後，用等量的檀香粉和薑黃粉製作膏藥，但不是用水混合，而是蘆薈膠。做法：取約一大匙的蘆薈膠，以及檀香粉和薑黃粉各四分之一茶匙，混合在一起，局部塗敷此膏藥。這具有舒緩與療癒的作用。

或者在冰敷之後，當灼熱感停止時，可塗抹苦味酥油。

芫荽葉對療癒燒燙傷有好處。做法：將一把芫荽葉與大約三分之一杯水放進攪拌機中，製作新鮮芫荽汁。過濾後服用芫荽汁（一日三回，每回兩茶匙），並將一些葉泥直接敷在患部肌膚上。

重要的是，不要用繃帶包紮燒燙傷傷口，要讓傷口接觸空氣。如果用繃帶包起來，身體的熱度反而對傷口不利。因此，塗抹上述草藥膏或苦味酥油後，就讓膏藥留在上面。如果必須蓋住傷口，以防膏藥被擦掉，那就使用質輕的紗布。

何時該就醫

這一節，我們討論的不是嚴重的燒燙傷，而是一般的居家燒燙傷，例如，不慎誤觸熨斗、長柄平底鍋或香菸。至於嚴重的燒燙傷，尤其是身體大面積灼傷，患者需要住院治療、輸血、重症特別照護。

25 黏液囊炎（Bursitis）

同時參見209頁「關節炎」。

黏液囊炎是黏液囊（肩膀、膝蓋、以及身體其他部位周圍的小液體氣囊）發炎。黏液囊炎是與關節炎類似的火能症狀，有效果的療癒法也與火型關節炎的處理方式類似。

服用回春沒藥應該有所幫助，一日三回，每回一錠。可透過郵購向各家阿育吠陀草藥商索取這帖草本療法。

塗抹檀香膏也具有舒緩的效果。做法：取一茶匙檀香粉，加入足量的水，製成膏藥，接著將膏藥輕輕地擦進痛處。

鼻腔滴藥，或是將溫暖的印度酥油鼻腔滴劑滴到鼻孔中（兩側鼻孔各五滴），有助於減輕疼痛。鼻腔滴藥可開啓「普拉納」的流動，幫助普拉納自由地流經關節的結締組織，進而減輕疼痛。（相關說明，見499頁。）

嘗試用一些芝麻油、尤加利精油、茶樹精油、摩訶那羅延油、或苦楝油，局部地輕輕擦揉腫脹的關節或其他痛處。

黏液囊炎的病理過程與關節炎相同，始於毒性累積在大腸。這些毒素在血流中被吸收，進入周身循環，並且滯留在黏液囊中，導致黏液囊炎的症狀。因此，重要的是，採用下述策略以保持腸道清潔：

- 晚上就寢前，飲用一杯熱牛奶加兩茶匙蓖麻油，如此的通便效果會將大腸內的火型毒性排泄掉。如果兩茶匙無效，隔天晚上可調整劑量，改用三茶匙。隔天早上，排便量應該會大大增加，幫助潔淨大腸中的不潔之物。可以繼續使用這個方法，直到症狀完全消失。
- 其次，可於晚上時，將一茶匙三果實或印度醋栗加入一杯溫水中飲用。

你的飲食應該要能舒緩火能、但不激起風能。嚴禁熱燙、辛辣的食物，以及泡菜之類的發酵食品。此外，避開生菜和沙拉，嚴禁冰水和其他冰冷飲料，忌吃豆類（斑豆、紅豆、黑豆、鷹嘴豆）。

只要罹患黏液囊炎，就不宜做劇烈運動。溫和的瑜伽伸展有幫助，不妨試試駱駝式、眼鏡蛇式、牛式，以及貓式、脊柱扭轉式和前彎式——要在瑜伽老師的指導下進行。

26 口瘡（Canker Sores）

口瘡通常是外傷，也就是它是由於嘴巴裡的割傷或撞傷所致。當人們吃到銳利、乾燥、或堅硬的食物時，例如，爆米花、玉米片、薄脆餅乾或乾麵包，或是飯後咀嚼甜茴香籽，堅硬、銳利的食物可能會傷到口腔黏膜，幾天內便顯現成口瘡。

用粗糙、硬毛的牙刷，或是刷牙時不當地用力按壓，都可能會刺激黏膜，造成口瘡。有人會在睡覺時、甚至是在咀嚼或說話的時候，不慎咬到雙頰或嘴唇的微細組織。如果有顳顎關節障礙且咬合不正，這種情形更有可能發生。假使唾液中含有高度的火能，這人的牙齒可能很銳利，因爲牙冠被腐蝕了，而這樣的搭配可能導致口瘡一再發生。

局部處理方式

- 針對口瘡，最簡單的阿育吠陀解決方式是：局部塗抹薑黃粉和蜂蜜。做法：將一茶匙蜂蜜與四分之一茶匙薑黃粉混合在一起，擦揉在口瘡上。起初會感到有點灼熱，但口瘡區將會迅速癒合。
- 用一些蘆薈汁，一天漱口好幾次。
- 蘆薈膠兩大匙，一日三回，也有助於治癒口瘡。
- 將蘆薈膠與苦楝粉混合也有幫助。做法：用一茶匙蘆薈膠與一撮苦楝粉混合，直接塗抹在口瘡上。

- 將十滴茶樹精油滴到三分之一杯的水中，用此液體來回漱口。這款溫和的液體將會充當抗菌劑，幫助預防再次感染，同時也有助於治癒口瘡。
- 珊瑚殼粉草本是另一種局部的阿育吠陀療法。做法：取四分之一茶匙珊瑚殼粉和一茶匙新鮮奶油混合在一起，塗抹在口瘡上。

內服藥

- 通常，火能強旺的人比較可能罹患口瘡。因此，應遵照舒緩火能的膳食，避開熱燙、辛辣食物和發酵食品（見第八章）。此外，遠離烈酒，因為那會使口瘡加劇。
- 兩餐之間，飲用二分之一杯蔓越梅汁，可幫助治癒口瘡，舒緩灼熱感和刺痛感。
- 食用混合的冰糖粉（二分之一茶匙）與孜然粉（二分之一茶匙），有助於止痛，同時可減少發炎與刺痛。
- 有時候，口瘡會伴隨腹瀉或便祕。服用二分之一茶匙葛根搭配一杯溫熱的牛奶，有助於緩解便祕；服用四分之一茶匙葛根搭配一茶匙印度酥油，可以矯正腹瀉。

C

27 白內障（Cataracts）

白內障是水能失調，水能的分子累積在眼睛的晶體中，影響晶體的半透明與透明度，使晶體越來越不透光。隨著白內障的增長，視線會變得越來越迷濛、模糊。通常，糖尿病患者容易罹患白內障，罹患幼年型糖尿病的年輕人也有此傾向，雖然白內障主要與老年人相關聯。

有效的洗眼草本：如果眼科醫生檢查出你有白內障成形的早期徵兆，這帖三果實洗眼茶對於溶化造成白內障的水能分子相當有效。

做法：一茶匙三果實加入一杯水中煮沸二至三分鐘，將此茶放涼，用一塊雙層或三層薄紗棉布過濾，使過濾後的草藥茶不留下任何三果實顆粒。接著，拿一只洗眼杯，用三果實茶沖洗眼睛。你可能希望重複沖洗兩次或三次，這取決於沖洗的感覺，以及多少茶眞正進入眼睛裡。

若要保持晶體清晰，預防白內障進一步增長，可在早晨和睡前均用三果實茶沖洗眼睛。這樣規律地沖洗一個月，如果證明有效，便可繼續不間斷地長期使用。這有助於抑制白內障形成的過程。

蓖麻油滴眼劑：就寢前，在眼睛裡滴一滴純淨的蓖麻油（不含防腐劑），潤滑眼角膜和眼結膜，幫助移除晶體上的水能分子，如此，可預防白內障成形。

草本療法：第三種方法是採用下述這帖內服用混合草本：

配方	
黃細心	五份
蘆筍草	三份
婆羅米	三份

做法
服用上述混合草本二分之一茶匙，搭配溫水，一日二回，作為對抗白內障的預防措施。就跟三果實洗眼液一樣，只要你願意，便可持續使用此配方。

28 橘皮組織（Cellulite）

與其說橘皮組織是健康問題，不如說是社會學上的問題。橘皮組織是皮下脂肪累積在肌膚底下，在肌膚表面造成小小的波紋，這當然不算是種疾病。膽固醇高，吃煎炸、油膩食物，飲食激起過多的水能，這些人似乎比較可能有此症狀。用許多橄欖油烹調的人，也比較可能出現橘皮組織。由於橘皮組織可能逐漸導致肥胖，因此可被視爲超重的初期階段。

在阿育吠陀的術語中，肌膚底下的「脂肪火」（負責代謝脂肪的火力）降低了。未處理的脂肪分子滯溜，形成橘皮組織。阿育吠陀的療癒目標是去點燃或活化這股脂肪火。

運動：經常鍛鍊是第一個方法。走路、游泳、或是其他有氧運動都相當重要，至少要針對橘皮組織形

C

成區做些「局部」鍛鍊。換言之，假使橘皮組織出現在大腿，可別把鍛鍊侷限於舉重和上半身的發展。

- **密切注意水能：**注意你的飲食，要確定飲食不會增加水能（見第八章）。將乳製品、甜食、冰冷食物和飲料、以及油膩的煎炸食物減至最少，嚴禁用橄欖油烹調。
- **維他命K：**在肌膚上塗抹維他命K乳液。這種乳液可以消除蜘蛛網斑，將橘皮組織減至最少。
- **局部按摩：**用芝麻油和芥籽油各半混合，按摩橘皮組織區。按摩後，撲上菖蒲根粉，同時擦揉該區肌膚，有助於移除橘皮組織。

29 膽固醇（Cholesterol）

高膽固醇意指血液中的脂質增加，基本上是一種新陳代謝失調。肝功能低落或是甲狀腺的活動減少、過去曾經服用類固醇、或是飲食非常容易產生水能，這些人似乎最容易膽固醇過高。

你的膽固醇水平應該要在二〇〇以下，大約一六〇至一九〇算正常，而膽固醇值在二〇〇或二〇〇以上則令人憂心，因爲血液中膽固醇濃度高，往往會在動脈壁上形成斑塊，導致粥樣硬化性病變、心血管疾病、高血壓、中風、以及心臟問題。

C

有兩種膽固醇，ＨＤＬ（高密度脂蛋白）是「好」的膽固醇，ＬＤＬ（低密度脂蛋白）是「壞」的膽固醇。近來，研究人員表示，總膽固醇濃度固然重要，但作爲心血管疾病和其他健康問題的預測因子，總膽固醇與ＨＤＬ的比值更加重要。

若要降低高膽固醇濃度，預防膽固醇越積越高，可遵照下述指南。

密切注意飲食：遵守平息水能的膳食（見第八章）。不吃油膩的煎炸食物，不吃乳酪，禁食高脂牛奶或優格，將甜食與冰冷食物和飲料減至最少，用大蒜和洋蔥烹調。

規律運動：週一至週五，每天至少走半個小時。去游泳或參加其他的有氧鍛鍊，每週至少三次。只要調整飲食和運動，就可以控制膽固醇。不過你可以做的還有許多。

用草本對抗膽固醇：用大蒜對抗高膽固醇相當有效。做法：將一顆新鮮蒜瓣剁細，與二分之一茶匙磨碎的生薑根以及二分之一茶匙萊姆汁混合，於每餐飯前食用。

- 飲用一茶匙肉桂和四分之一茶匙混合草本三辣藥製成的茶，將兩者放在一杯水中浸泡十分鐘，加一茶匙蜂蜜飲用，一日二回。
- 服用二分之一茶匙三辣藥加一茶匙蜂蜜，一日二回或三回，有利於燒掉毒素和過剩的水能，且有助於調節膽固醇。
- 下述草本可幫助控制高膽固醇濃度：

配方		做法
胡黃蓮	三份	服用二分之一茶匙，搭配蜂蜜和熱水，一日二回。
白花丹	三份	
喜來芝	四分之一份	

- 服用一顆二〇〇毫克的三果實沒藥錠，一日三回。
- 另一味在降低膽固醇濃度方面功效卓著的草本是白花丹根粉。服用一顆二〇〇毫克的白花丹根粉，一日二回，午餐和晚餐飯後，可幫助膽固醇回復正常。

熱水和蜂蜜：一大早喝一杯加了一茶匙蜂蜜的熱水，有助於「刮」去體內的脂肪，降低膽固醇。加一茶匙萊姆汁或十滴蘋果醋，將使該飲料更具功效。

降低膽固醇的食物：除了避開高脂肪食物，也可以吃些本身有助於降低膽固醇的食物，包括：藍玉米、藜麥、小米、燕麥粥。研究顯示，蘋果、葡萄柚、杏仁也可以幫助降低膽固醇。

瑜伽姿勢：有利於控制膽固醇的瑜伽姿勢包括：拜日式、肩倒立式、孔雀式、眼鏡蛇式、脊柱扭轉式、蝗蟲式、蓮花式。

呼吸鍛鍊：名爲「火的氣息」（風箱式調息）的呼吸鍛鍊也有幫助（見118頁說明）。

30 慢性疲勞（Chronic Fatigue）

參見302頁「疲勞與慢性疲勞」。

31 傷風與流行性感冒（Colds and Flu）

人們常在冬天和春季時得到傷風感冒和流行性感冒，那些症狀實在是再熟悉不過：流鼻水、咳嗽、充血、頭痛、身體痠痛，有時還伴隨發燒。

阿育吠陀認爲，傷風感冒是水能與風能失調。身體不斷地積累過多涼快而潮濕的水能特性，造成充血和流鼻水；同時，可能苦於風能過剩，因此胃火降低，導致受寒、食慾不振和／或消化不良。

薑療法

薑是傷風感冒的最佳療方。這裡有幾種採用薑的簡單居家療法，不僅可大大緩解傷風症狀，並能加速痊癒。

C

● 結合下述草本：

配方		做法
薑	一份	將一茶匙上述配方浸泡在一杯熱水中大約十分鐘，然後過濾；喜歡的話，可加些蜂蜜增加甜度。如果一天飲用幾回這帖美味茶飲，將有助於調理傷風感冒、充血阻塞、流行性感冒。
肉桂	一份	
檸檬草	兩份	

● 另一種絕佳療法是：薑—小豆蔻—肉桂茶，配方如下：

配方		做法
薑	兩份	將一茶匙配方浸泡在熱水中十至十五分鐘，等茶冷卻些，就可加入約二分之一至一茶匙的蜂蜜調味。
肉桂	三份	
小豆蔻	只要一撮	

● 一茶匙薑或幾片尤加利葉，放進約四百七十毫升的水中煮沸。關掉爐火，將一條毛巾蓋在頭上，然後吸入此水的蒸氣。這會緩解充血，幫助你覺得舒服許多。單是蒸氣，完全不加草本，也會有所助益。

其他草本療法

● 可嘗試將二分之一茶匙甜茴香籽粉與一茶匙天然原糖混合服用，一日二回或三回。

● 若要療癒帶咳嗽與充血的傷風感冒，可將二分之一茶匙肉桂與一茶匙蜂蜜混合，一天服用此一混合草

C

本二回或三回。（咳嗽的相關處理方式，見263頁「咳嗽」。）

- 若要對治流行性感冒，可將一茶匙聖羅勒置入一杯水中製成茶，煮沸一分鐘，然後飲用。
- 阿育吠陀對治傷風感冒的有效古老草本配方如下：

配方		做法
冰糖綜合粉	一份	等比例混合上述草本，然後服用四分之一茶匙加一茶匙蜂蜜，一日二回或三回，於飯後服用。
摩訶甦達善粉（*maha sudarshan churna*）	一份	

- 西方草藥學有些有用的草本，適合療癒傷風感冒。不妨嘗試下述這帖混合配方：

配方		做法
紫錐花（*echinacea*）	一份	服用四分之一茶匙上述混合草本加蜂蜜，一日三回。
金印草	一份	
肉桂	兩份	

◆**重要提醒**：萬萬不可用薑搭配阿斯匹靈。薑和阿斯匹靈都是血液稀釋劑，不宜一起服用。因此，若要飲用薑茶或採用其他的薑療法，最好在服用阿斯匹靈之前或之後兩小時。

其他療法與建議

維他命C：服用一些維他命C會有幫助。

天然鼻腔滴劑：早晚各滴一些（三至五滴）液化的印度酥油到兩側鼻孔，將會潤滑鼻腔通道，緩解感冒造成的刺痛過敏與噴嚏連連。

熱水：一天喝好幾回熱水，是排除體內毒素、加速從傷風感冒復原的有效方法。

勿食乳製品：嚴禁乳製品，例如，優格、茅屋乳酪、牛奶、以及所有冰冷飲料。

充分休息：休息對痊癒來說非常重要，要儘可能地休息、閱讀、放鬆。

只做溫和的運動：阿育吠陀說，當你傷風感冒時，最好不要做劇烈運動，那樣容易使感冒移轉至胸腔。只要操練幾種溫和的瑜伽體位即可：拜日式相當有益；倒立姿勢，包括肩倒立式和頭倒立式（只維持一分鐘左右），以及前彎式，都有助於預防鼻涕倒流，幫助黏液通過鼻子。

呼吸鍛鍊：利用「火的氣息」的呼吸鍛鍊，協助將傷風燒掉。正常而被動地吸氣，但強而有力地呼氣，迅速重複好幾次。這個鍛鍊有助於清除呼吸道的黏液。更詳細的說明，見118頁。

另一種有效的呼吸鍛鍊是深度的「鼻孔交替調息」，不屏住氣息，也有助於緩解充血（見117頁）。

預防措施：將服用印度醋栗作爲預防方法。印度醋栗是回春補品，也是維他命C與鐵質的優質來源。每天晚上服用一茶匙印度醋栗，搭配溫水，有助於預防普通感冒。

如果晚上服用三果實，就等於已經在服用印度醋栗了；印度醋栗是構成三果實（加上訶子和欖仁）的三味草本之一。這時不建議再另外服用印度醋栗，因爲會造成腹瀉。

32 大腸炎（Colitis）

大腸炎的成因是風能將火能推進大腸中，造成發炎。療癒的基本方法是平息火能。

草本療法

● 療癒大腸炎的絕佳草本療法如下：

配方		做法
蘆筍草	四份	服用上述混合草本四分之一茶匙，搭配溫水，一日二回或三回，持續一或兩個月。
海螺殼粉	八分之一份	
珊瑚殼粉	八分之一份	
長生不死藥（*sanjivani*）	兩份	

● 也可服用蘆薈膠，一日二回，每回一大匙。蘆薈是涼性的，適合降低火能。

灌腸

C

● **潰瘍性大腸炎的灌腸法**：潰瘍性大腸炎的特徵是腹瀉、黏液、直腸出血。針對此一症狀，阿育吠陀建議「藥物灌腸療法」，不用純水，而是採用木橘、無憂樹（*ashoka*）、檀香、或甘草根之類的某一澀味草本製成茶。準備灌腸的方法如下：

將一大匙草本（譬如，甘草粉）放進約四百七十毫升的水中煮沸五分鐘後過濾，趁此茶尚溫暖時，加入大約兩大匙的印度酥油。將此液體放涼至常溫，然後用來灌腸。可以的話，將此液體憋在體內五分鐘。一週執行一次或兩次這樣的程序。（更完整的「藥物灌腸療法」說明，見497頁。）

甘草內含天然類固醇的食品前驅物，有助於療癒潰瘍。這是一種安全、簡單的方法，可以矯正大腸炎或潰瘍性大腸炎。

具舒緩功效的油灌腸法：大腸是風能的活動中心，而風能正拉著或推著火能進入大腸，於是造成大腸炎。若要對抗過剩的火能、同時平息風能，阿育吠陀建議將椰子油之類的涼性油注入直腸。做法：使用一杯左右微溫的油作為灌腸劑，設法憋住五分鐘，但不要擔心是否提早滲漏出來。

飲食療法

兩顆蘋果療法：

- 一種簡單而有益的大腸炎療法是：食用煮熟的蘋果加一撮肉豆蔻。做法：將幾顆蘋果去皮、去籽、煮熟，製成果泥（可用馬鈴薯搗碎機），然後加入一茶匙印度酥油和一撮肉豆蔻。這有助於平息大腸炎和潰瘍性大腸炎的發炎刺痛。
- 蘋果汁也有助於緩解燒灼感。

膳食預防措施：潰瘍性大腸炎患者絕不可食用熱燙、辛辣食物，也絕不可飲酒或吸菸，這些全都會激發火能，嚴重刺激大腸。

運動可以強化大腸

抬腿：罹患潰瘍性大腸炎的人，大腸非常虛弱。若要強化大腸壁，可臉朝上平躺，慢慢抬高雙腿，雙膝儘可能打直，直到雙腿與地板呈四十五度角爲止。這個練習稱爲「抬腿」。假使發覺很難將雙腿一起抬高，可以先抬一腿，再抬另一腿。一開始，保持雙腿高舉幾秒鐘；練習幾週後，可將雙腿高舉的時間逐漸延長至一分鐘。

瑜伽姿勢：緩緩地移動成膝胸式，然後犁式、蝗蟲式，可以的話，再加上蓮花提升式。此外，慢慢地收腹、挺腹，藉此鍛鍊腹部，這會強化大腸壁。（瑜伽姿勢圖解，見附錄四。）

33 結膜炎（Conjunctivitis）

這是一種火能症狀，涉及眼睛的結膜發炎，使眼睛發紅而畏光，有分泌物與灼熱感。這裡有幾種有效的療法：

芫荽葉：將新鮮的芫荽葉泥敷在閉闔的眼皮上。做法：一把芫荽葉與四分之一至三分之一杯的水一起攪拌，濾出汁液，將葉泥敷在閉闔的眼皮上。飲用濾出的芫荽汁也有幫助。

芫荽籽洗眼液：將一茶匙芫荽籽浸泡在一杯沸騰的開水中至少十五分鐘，製成洗眼液。渣滓全數濾掉，放涼後，將此水用在閉闔的雙眼上。（不要擔心是否有水滲入眼睛裡。）請留意：洗眼液不宜太熱或太冷。

羊奶敷：將無菌棉花球浸入山羊奶中，再把棉花球置於眼睛上方。這會冷卻火能，讓結膜炎可以被療癒。

草本療法：可內服等量珊瑚殼粉與寬筋藤萃取精華製成的混合草本。服用此混合草本四分之一茶匙，搭配溫水，一日二回，持續一週。

處理孩童結膜炎的方法

若要處理年幼孩童的結膜炎，最佳方法是：滴一滴母乳在孩子的眼睛裡。母親的奶水對自己的孩子頗具療效。如果母親還在哺乳，而孩子染上了結膜炎，眼睛發炎且有分泌物，這時只要一滴母親的奶水，就可以療癒寶寶。

天然草本抗生素

- 將一些薑黃放進幾盎司純水中攪拌，製成薑黃溶液。把一條乾淨的手帕浸入溶液中，晾乾（手帕會變得很黃），然後用這條手帕擦拭被感染的眼睛。薑黃的天然防腐、抗菌特性，會幫助清除細菌，促進痊癒。
- 服用草本抗生素同樣有效。可用下述三味製成混合草本：

配方	做法
薑黃　一份	服用二分之一茶匙，搭配溫水，一日二回，於飯後服用。
苦楝　一份	
茜草　一份	

何時該就醫

假使三至四天內沒有將結膜炎清除乾淨，請立即就醫。

34 便祕（Constipation）

便祕是風能症狀，表現出風能乾燥與堅硬的特性。便祕的成因在於：膳食中的纖維不足、水分攝取不足、缺乏運動、吃太多肉、以及好幾個其他因素。便祕可能造成鼓脹與不適、胃腸脹氣與疼痛、頭痛與口臭，也可能導致從大腸吸收毒素。因此，最好保持風能平衡，藉此預防便祕。

遵照平息風能的膳食：預防便祕的最佳方法之一（尤其如果你擁有風能主導的體質）就是：遵照風能平衡的膳食（見第八章）。遠離冰冷的食物和飲料、水果乾、沙拉、以及大部分的豆類；選擇溫暖的食物、溫暖的飲料、全熟的蔬菜。膳食中加一些油是有益的。

三果實：對治便祕的最佳阿育吠陀良藥八成是三果實，此藥結合三味對所有體質均有裨益的草本（見492頁）。晚上服用二分之一至一茶匙三果實，大部分的便祕問題均可得到矯正。做法：將三果實浸泡在一杯熱水中五至十分鐘，然後飲用。

有些人發覺晚上服用三果實會造成利尿作用，必須起床排尿好幾次。如果發生這種事，可將三果實浸泡在一杯溫水中放過夜，隔天一大早起來就喝掉。其實，服用三果實的最佳時間是在清晨四點或五點左右，但盡力將此事安排到日常作息中即可。

這裡有幾則可進一步幫助緩解便祕的建議：

把水果當點心：許多水果都有助於對治便祕，因此可在兩餐之間吃些水果。譬如說，香蕉是溫和的瀉藥，在兩餐之間吃兩條成熟的黃香蕉，有助於緩解便祕。（但不要邊吃飯邊吃香蕉，香蕉不宜跟其他食物一起食用。健康的食物搭配祕訣，請見第八章。）

> ◆**重要提醒**：香蕉應該吃熟的。從香蕉的明亮黃色外皮即可判斷是否成熟，而且熟香蕉裡面會有小小的黑點。綠色香蕉具便祕的特性，應該要避開。此外，香蕉皮一旦變黑，就不要吃了，這樣的香蕉已經過熟。

一日一蘋果，醫生遠離我：這句古老的民間諺語，蘊含許多眞理。蘋果效果好，既可幫助調節腸道，又可清潔舌頭和牙齒。若要對抗便祕，飯後一小時左右，將一顆生蘋果削皮，然後徹底咀嚼。同樣有效的方法是：

- 鳳梨汁。
- 葡萄乾：每天一把，至少飯後一小時再食用。
- 西梅乾。
- 桃子：飯後一小時左右吃一顆或兩顆。

多吃纖維素：膳食中的纖維，例如，小麥麩、燕麥片、或燕麥麩，有助於保持腸道正常。不要忘記，新鮮水果和蔬菜以及全穀物，纖維含量也都很高。

溫和而有效的牛奶與印度酥油：就寢前，喝一杯加了一或兩茶匙印度酥油的熱牛奶。這是一種有效但溫和的緩解便祕法，尤其適合風能和火能體質；但對水型人來說，常用此法可能會太過增加水能。

蓖麻油：也可使用蓖麻油，但只針對比較棘手的便祕問題。就寢前，替自己泡一杯薑茶（可以將新鮮的切片生薑放進水中煮沸，也可把一些薑粉加入一杯熱水中），加兩茶匙蓖麻油到薑茶中，然後飲用。

如果兩茶匙薑粉沒有達到預期的效果，可於隔天晚上再試一次，將劑量增加至三茶匙，必要的話，增加至四茶匙。可根據效果調整劑量。

> ◆**重要提醒**：趁週末可以待在家裡時，才使用這套蓖麻油通便法！

蓖麻油往往會造成依賴，感覺上是一旦用了，其他瀉劑就沒什麼效了。因此建議只有針對狀況嚴重的病例或緊急情況時，才使用蓖麻油，把它看作是終極手段，而不是常用方法。不過，有一個方法可以避免這層依賴。服用加了兩茶匙蓖麻油的溫熱牛奶，會使排便順暢，同時不造成依賴。

亞麻籽：晚上，將一大匙亞麻籽放入一杯水中煮沸兩至三分鐘，然後一整杯喝掉，包括茶和亞麻籽。

孩童便祕：給孩童三顆浸泡在溫水中的無花果。

嚴重便祕：如果三天完全沒排便，不要使用瀉藥。便祕嚴重時使用猛烈的瀉藥會造成腸阻塞，甚至是腸穿孔，那是很危險的。更好的方法是：先灌腸，再循序漸進地調節腸道系統。

用溫暖的純水灌腸，也可用三果實茶或十根粉茶代替純水，將可緩解眼下的問題。接下來若要調整排便，可遵照以下「預防措施」的建議。

預防措施：這裡有幾則避免將來便祕的建議。

- 遵照平息風能的膳食（見第八章）。
- 膳食中採用許多纖維素。
- 一天喝四至五杯水，不論當天喝了多少的果汁或茶。
- 經常運動。從週一至週五，每天走路、輕量型跑步、游泳、或是從事其他有氧運動（適合你的體型、年紀、體適能水平）半小時，將會裨益良多。
- 瑜伽體位也有助於預防便祕，尤其操練拜日式（一天十二回合）、膝胸式、抬腿（見附錄四）。
- 稱爲「滾胃法」（腹部滾動按摩）的瑜伽鍛鍊，也有助益（見499頁）。

35 孕期便祕（Constipation During Pregnancy）

同時參見259頁「便祕」。

懷孕期的最佳便祕良方是洋車前子麩皮（*sat isabgol*）草本。將一茶匙加入一杯溫熱的牛奶中飲用。

一杯熱牛奶中加一茶匙印度酥油，也非常有效。懷孕期間，印度酥油與牛奶混合是溫和通便的完美搭配。

最有效的通便良藥之一——三果實，懷孕期間不宜使用。三果實會刺激腹中的孩子，寶寶會變得過動。

此外，懷孕期間切勿服用蓖麻油或其他猛烈的瀉藥，例如，會使寶寶過動的三果實。

36 咳嗽（Cough）

喉嚨發癢，氣管或支氣管乾燥、刺痛或發炎，全都可能導致咳嗽。

從阿育吠陀的觀點，大部分咳嗽是支氣管叢中過剩的火能或水能所引起，導致支氣管黏膜充血阻塞、受

C

到刺激。療癒這個症狀的基本策略是：降低不想要且正在製造充血的火能或水能。

若要最有效地療癒咳嗽，就需要判定究竟是乾咳（風能），還是有黏液上湧的有痰性咳嗽（水能），或者火能是否也在作怪。

乾咳

療癒乾咳或沒有許多黏液的咳嗽，可吃一根熟香蕉加一茶匙蜂蜜和兩撮磨碎的黑胡椒。一日服用此配方二回或三回。

- 可嘗試咀嚼四分之一茶匙的印度藏茴香（*ajwan*，印度芹菜籽）混合一茶匙的天然有機糖。
- 製作塔利薩蒂茶（*talisadi*），配方爲：

配方		做法
塔利薩蒂粉	二分之一茶匙	加一些蜂蜜，這茶相當有效。
甘草粉	二分之一茶匙	

- 乾咳或喉嚨刺痛可能是由於扁桃腺稍微充血，或是喉嚨有充血症狀，例如，咽頭炎或喉頭炎。若要緩解此一症狀，一杯牛奶中加入二分之一茶匙薑黃粉和四分之一茶匙薑，煮沸後製成「金黃奶」，於晚上飲用，將會緩解喉嚨刺痛，清除乾咳。

C

療癒頑固性咳嗽的方法

將一顆蒜瓣剁碎，放進一杯牛奶中煮沸，再加入四分之一茶匙薑黃粉，製作出一杯嚐起來像蒜頭湯的金黃色牛奶。這樣的「蒜末薑黃奶」可有效舒緩並療癒多數類型的咳嗽。

有痰性咳嗽

療癒有痰性或水能咳嗽，最簡單的居家療法是黑胡椒。做法：將四分之一茶匙黑胡椒粉與一茶匙蜂蜜混合，在飽腹時吃下。（如果聲音嘶啞，可用一茶匙印度酥油代替蜂蜜。）黑胡椒的發熱特性有助於緩解充血，逼出咳嗽。一日服用二回或三回，持續三至五天。

- 二分之一茶匙薑粉，搭配一撮丁香和一撮肉桂粉，放進一杯煮沸的開水中製成茶，可以緩解咳嗽。
- 如果持續不斷地咳嗽，可嘗試這帖配方：

配方		做法
磨碎的芥末	二分之一茶匙	一起放入一茶匙蜂蜜中混合，然後慢慢服用。（薑可緩解充血，芥末具有發熱作用。）只要咳嗽持續，可一天使用這個混合配方二回至三回。
薑粉	二分之一茶匙	

● 另一個療癒有痰性咳嗽的實用天然療法如下：

配方		做法
月桂葉	二分之一茶匙	將這帖混合配方加入一茶匙蜂蜜中服用，一日二回或三回。
華茇	四分之一茶匙	

● 也可嘗試一茶匙蜂蜜混合一撮丁香粉，一日服用二回或三回。

其他咳嗽

咳嗽帶青黃色痰：這類咳嗽代表有再次感染的現象，因爲有火能涉入。針對這個症狀，可使用等比例的下述草本製茶：

配方	做法
冰糖綜合粉	用四分之一茶匙上述混合草本製茶，搭配蜂蜜，一日飲用三回。此配方有利於排痰，同時幫助快速療癒這類型的咳嗽。
摩訶甦達善	

何時該就醫

如果咳嗽持續一週以上，就應該就醫。

小兒咳嗽：可嘗試讓咳嗽的孩童飲用二分之一杯石榴汁加一撮薑粉和一撮蓽茇粉。

• 混合四分之一茶匙冰糖綜合粉與一茶匙蜂蜜，作爲小兒咳嗽的特效藥。不過，如果母親對花粉過敏，孩子就有可能對蜂蜜過敏。假使情況如此，就用楓糖漿代替蜂蜜。

慢性咳嗽：將四份蒜粉與一份三辣藥混合，加入一些蜂蜜，一日服用二回。

37 腹部絞痛（Cramps, Abdominal）

參見393頁「肌肉抽筋與痙攣」。

38 經痛（Cramps, Menstrual）

參見383頁「月經不順」。

39 頭皮屑（Dandruff）

雖然頭皮屑有時肇因於眞菌感染或其他皮膚病，但多數病例都是頭皮得不到足量血液所造成，於是肌膚缺乏蛋白質，變得乾燥且雪花片片。

頭皮屑也可能是由於缺乏維他命B_6，或是因爲風能過剩，後者同樣會導致皮膚乾燥。

處理方法很簡單。若要促進頭皮區的血液循環，可每天用苦楝油（以芝麻油爲基底）按摩幾分鐘。如果是肌膚眞菌感染導致頭皮屑，那麼具消毒特性的苦楝油也會幫助療癒此一症狀。

第二種方法是用蛋白混合萊姆汁。做法：將兩顆蛋的蛋白放進一只小罐或容器內，加入一顆新鮮萊姆汁，混合在一起，接著抹到頭髮上。讓此汁液停留在頭髮上半小時，然後用苦楝皀洗頭髮。蛋白將會提供頭皮所缺乏的蛋白質，不久之後，頭皮屑便會消失無蹤。

40 抑鬱症（Depression）

◆**重要提醒**：抑鬱是嚴重的病症，需要醫生監督。輕微或潛伏型的抑鬱症，有時可用這些阿育吠陀建議完全療癒，但不可以這些方法代替諮詢醫師。

如果已有醫師照護你的抑鬱症，那麼阿育吠陀療法在這方面的建議，可與醫師的療法併用，但這樣的做法唯有在醫師的同意與監督下才算恰當。

請求醫師仔細監督你的進展。隨著時間的流逝，如果身體的平衡可以被帶回到某個點，在此，飲食、運動、以及其他阿育吠陀療程便足以控制或消除你的抑鬱症，那麼你可能有辦法將對強力藥物的依賴降至最低或完全排除。

臨床抑鬱症不只是心情低落或沉重，抑鬱症的症狀包括：對朋友和日常活動失去興趣；睡眠障礙，例如，失眠、早早醒來、或者睡過頭；焦慮、易怒、或煩躁不安；能量低落且疲乏勞累；食慾不佳且體重減輕，或者有時恰恰相反，吃得過飽且體重增加；難以全神貫注並做出決定；性衝動下降；無價值感和罪疚感；感到無望和無助；經常哭泣；有自殺的念頭。

從阿育吠陀的觀點，抑鬱的發生太過複雜，無法在此詳述。簡言之，我們可以說，因爲特定的致病因素，來自大腸的風能、來自小腸的火能、或是來自胃部的水能，進入周身循環且滯留在神經系統中，干擾心智與神經系統的正常運作，因而造成抑鬱。

導致抑鬱的原因可能是風能、火能、或水能。三種抑鬱，各別的對治方法都不一樣，不過第一步都是將飲食帶回到符合平息風能、火能、水能的膳食指南（見第八章）。這點很重要，千萬不要忽略！

風能型抑鬱症

風能型抑鬱症通常與恐懼、焦慮、神經質、失眠相關聯。下述居家療法會幫助消解輕微的風型抑鬱症：

- 飲用十根粉茶。做法：將一茶匙十根粉草本浸泡在一杯熱水中飲用，一日服用二回。
- 用等比例的印度人蔘和婆羅米（大約各三分之一至二分之一茶匙）製茶，將兩者浸泡在一杯水中約十分鐘，一日飲用二回或三回。
- 另一帖抑鬱症家用療法是用聖羅勒與鼠尾草製茶。做法：每杯熱水中加入四分之一茶匙聖羅勒和二分之一茶匙鼠尾草，一日飲用二回。
- 溫暖的芝麻油鼻腔滴劑（兩側鼻孔各三至五滴），可有效緩解抑鬱症（見499頁）。早晚空腹時進行這套「鼻腔滴藥法」。
- 用芝麻油擦揉頭頂和腳底，頗能舒緩風能，且對風能型抑鬱症具效果。
- 心理上，寂寞是供養風能型抑鬱症的一個因素。可嘗試多花時間與人聯繫，這會幫助消除抑鬱症。

火能型抑鬱症

火能型抑鬱症通常與憤怒相關聯，或是因爲恐懼失敗、喪失掌控力、或是犯錯。火能型抑鬱症往往涉及自殺的念頭，這是很嚴重的，應該要請教醫生。

當然，也可能有輕微的火能型抑鬱症是肇因於考試不及格、工作上沒得到升遷、或是某件諸如此類的事情。火型人可能對成功相當癡迷，當他或她不成功時，就容易心煩意亂、消沉沮喪。這類抑鬱不可持續過久，否則會變得十分嚴重。

面對季節性情緒失調，火型人最容易受傷。這是一種相當輕微的抑鬱症，好發於冬天。

針對所有類型的火能型抑鬱症，可使用下述簡單但有效的方法：

- 就寢前，用一些椰子油或葵花油擦揉頭皮和腳底。
- 飲用雷公根（*gotu kola*）或婆羅米茶或銀杏茶，一日二回或三回。做法：將二分之一茶匙的草本加入一杯熱水中。
- 等量混合下述三味草本：

配方	做法
婆羅米	服用二分之一至一茶匙這帖混合草本，搭配溫水，當作茶喝，一日二回或三回。
甘松	
蘆筍草	

- 用婆羅米酥油當作鼻腔滴劑，兩側鼻孔各滴三至五滴，一日二回，於空腹時使用。

- 靜心。幾分鐘的靜心有助於療癒火能型抑鬱症。靜心的相關說明，見第七章。

水能型抑鬱症

水能型抑鬱症會造成心智沉重感，且與過度睡眠、體重增加、嗜睡、無價值感相關聯。下述自然療法可大大緩解水能型抑鬱症：

- 斷食三至四天，只喝蘋果汁。這會產生奇蹟式的效果，可減輕水能型抑鬱症的沉重。
- 在可能的範圍內，增加運動量。
- 喝薑茶（將二分之一至一茶匙薑粉浸泡在熱水中），一日二回。
- 製作下述草本複方：

配方		做法
薩茹斯瓦蒂（*sarasvati* 或 *saraswati*）	兩份	服用這帖混合草本，一日三回。將二分之一茶匙草藥粉放在舌頭上，搭配溫水服下。
黃細心	三份	
白花丹	三份	

- 兩側鼻孔各滴五滴黃細心酥油，一日二回。（關於如何準備自製藥用油說明，見495頁。）
- 拜日式（一天十二回合）、肩倒立式、犁式，都是療癒抑鬱症的建議瑜伽體位；也可操練大手印法；其他的建議姿勢有弓式和金剛坐姿（坐在腳後跟上）。（瑜伽體位圖解，見附錄四。）

- 名爲「勝利調息法」的呼吸鍛鍊，對療癒水能型抑鬱症也有所裨益（見120頁說明）。

何時該就醫

採用這些阿育吠陀居家療法後，如果抑鬱症並未很快有起色，就該去看醫生。

41 糖尿病（Diabetes）

糖尿病是代謝性的水能型失調，因爲消化火的功能減弱，導致高血糖的傾向。若要控制高血糖，阿育吠陀建議採用下述混合草本：

配方		做法
青牛膽	一份	服用二分之一茶匙，一日二回或三回，搭配溫水。
匙羹藤（*shardunika*）	一份	
胡黃蓮	一份	
黃細心	兩份	

使用薑黃粉是另一個簡單而有效的控制血糖草本配方。做法：將一些00號大小的膠囊（藥房或天然食品店可以買到）填滿薑黃粉，一日三回，每回兩顆，於用餐前幾分鐘服用。這個療程可以持續進行一個月，然後重新評估症狀。臨床觀察顯示，依賴胰島素的患者經驗到對胰島素的需求大減，糖尿病往往可以因此得到控制。

若要協助調節血糖值，可嘗試取用二分之一茶匙磨碎的月桂葉和二分之一茶匙薑黃粉，置於一大匙蘆薈膠中混合，於午餐和晚餐前服用，一日二回。

膳食：若要減少水能，就應該遵照平息水能的膳食（見第八章），尤其要避免攝取過多的甜食、碳水化合物、乳製品。多食用新鮮蔬菜與苦味草本。

銅水：晚上，在銅製器皿中加入一杯水，隔天早上把水喝掉。

瑜伽姿勢：對糖尿病有裨益的瑜伽姿勢包括：拜日式和孔雀式、蝗蟲式、抬腿、膝胸式。鼻孔交替調息法也有幫助。（見附錄四的瑜伽姿勢圖解，以及第六章「調息法」說明。）

42 腹瀉（Diarrhea）

同時參見278頁「嬰兒腹瀉」。

一般而言，腹瀉發生在消化火轉弱時，造成的結果是吸收力和同化力變得小之又小，而沒有消化的食物變成水狀的糞便排出。阿育吠陀緩解腹瀉的目標在於強化消化火，同時平息惡化的不論哪一種生命能量（通常是火能）。

消化不良、神經質，或者是吃錯食物，不然就是吃到不相容的食物，也可能會造成腹瀉。

平息火能

對治腹瀉的第一道防線是立即降低膳食中的火能。遵照平息火能的膳食指南（見第八章），尤其是遠離辛辣和發酵食物。

何時該就醫

如果沒有罹患嚴重的疾病，腹瀉通常相當容易控制。不過，腹瀉也可能是某一重病的症狀，因此，如果這些居家療法在兩天或三天內不見成效，就要去看醫生。

四種食物療法

- 將一顆或兩顆蘋果煮成糊狀，加入一茶匙印度酥油、一撮小豆蔻、一撮肉豆蔻。要慢慢吃。這樣的混合不僅美味，而且有助於立即止瀉。

D

● 如果沒有蘋果，可以用香蕉，只是不需要煮。將一根或兩根熟香蕉切片，然後就跟蘋果一樣，加入一茶匙溫暖的印度酥油，以及小豆蔻和肉豆蔻各一撮。香蕉的鉀離子含量高，有助於使糞便結塊。

● 另一個有效的腹瀉療法是將米飯和優格一起煮。做法：取大約一杯煮好的印度香米，加入一大匙印度酥油，以及三或四大匙新鮮原味優格，攪拌後食用。

● 另一個採用優格的療法是：將同等份量的優格與水混合（大約各二分之一杯），加入大約八分之一茶匙磨碎的新鮮生薑，然後飲用。

草本療法

● 可嘗試將薑粉（大約二分之一茶匙）與一茶匙天然原糖混合，然後咀嚼此一混合配方，搭配一些溫水。一日服用二回或三回，持續二至三日。

● 另一個簡單的療法如下：

配方		做法
印度酥油	一茶匙	混合在一起食用。就像上述的薑與糖混合一樣，一日服用這個配方二回或三回，持續二至三日。
肉豆蔻	四分之一茶匙	
薑粉	四分之一茶匙	
天然原糖	一茶匙	

● 針對急性腹瀉，可將二分之一茶匙的甜茴香粉與二分之一茶匙的薑粉混合，然後咀嚼此一混合草本，

一日二回或三回。

- 可嘗試喝一杯熱咖啡加一些萊姆汁（大約十滴）以及一撮小豆蔻或肉豆蔻。
- 如果腹瀉顯然是火能強旺造成的，可用這帖草本配方：

配方		做法
蘆筍草	二分之一茶匙	兩者混合，搭配二分之一杯溫水，一日服用二回或三回。
葛根	二分之一茶匙	

- 你也可以使用洋車前子麩皮來對治火能腹瀉。乍聽之下，這很奇怪，因爲洋車前子通常是當作瀉藥。不過，以火能腹瀉來說，過多的火能累積在胃腸道內，刺激大腸壁，造成腹瀉。因此，就寢前，食用一茶匙洋車前子麩皮混合一杯新鮮優格，將會吸收火能，使糞便結塊，幫助矯正腹瀉。務必確定優格是剛做好的，而不是放了太久的優格。

防止脫水

腹瀉有時會導致脫水，若要避免此情況發生，可在約四百七十毫升的常溫水中，加入一茶匙天然原糖、一茶匙萊姆汁、一撮鹽巴，然後一整天小口小口地喝。

◆**重要提醒**：如果腹瀉持續超過三天，最好去看醫生。

43 嬰兒腹瀉（Diarrhea-Babies）

喝母奶的嬰兒如果腹瀉，可能是母親的飲食造成的。譬如說，如果母親吃了不新鮮的食物和隔夜的飯菜，或是難以消化的食物，對寶寶來說，母親的奶水也會比較不容易消化。大致上，阿育吠陀建議，當六個月大或更小的寶寶腹瀉時，母親應該要遵照平息火能的膳食。

一天一顆蘋果：只要餵寶寶一些煮熟的蘋果，通常就可以治好腹瀉。做法：將蘋果削皮、去籽、煮熟，並加入二分之一茶匙印度酥油、一撮小豆蔻、以及一小撮薑，充分攪拌後，放涼至常溫。

◆**重要提醒**：若要餵食這樣的蘋果泥給寶寶吃，可用標準嬰兒奶瓶。拿一把乾淨的剪刀將奶嘴的尖端剪斷，製成一個大到足以讓蘋果泥流過的開口。

製作乳清：乳清是乳酸菌的天然來源。由於嬰兒腹瀉往往源自於胃腸道中菌叢的改變，因此，乳清有助於恢復正常菌叢。乳清也是鉀與鈣的優質來源，可以使糞便結塊。

做法：將一杯牛奶煮沸，剛開始沸騰時，擠大約二分之一茶匙萊姆汁到鍋子裡，此時，牛奶會凝結。接著將此混合物倒在薄紗棉布或篩網上，過濾掉厚重的部分，剩下的水狀部分就是乳清。每隔十至十五分鐘，餵食四至五茶匙的乳清給寶寶吃，如此應可止瀉。〔厚重、固態的部分就是美味的新鮮乳酪，稱爲「印度豆腐乳酪」（*paneer*），常用在印度料理中，不妨試試看。〕

簡單的草本療法：另一個簡單的居家療法是混合一茶匙蜂蜜、二分之一茶匙印度酥油、一撮肉豆蔻、以及一撮番紅花。

罌粟籽粥：也可以爲寶寶製作罌粟籽粥。做法：將二分之一杯牛奶和二分之一杯水煮至沸騰，然後加入一茶匙罌粟籽。這些種子將會膨脹、變軟，成爲宜人、易消化的粥品。這是幫助止瀉的優質食物；另一個好處是，寶寶會睡得更香甜。

鈣補充劑：寶寶長牙齒的時候也可能會腹瀉。牙齒是骨骼組織的副產品，當寶寶開始長牙時，尤其是門牙或犬齒，骨骼組織中的風能被激發了，寶寶的消化火變弱，可能因此導致腹瀉。這時，寶寶需要更多的鈣。你可以依照適合兒童的正確劑量讓寶寶服用簡單的鈣補充劑。

何時該就醫

如果寶寶腹瀉，要仔細觀察。假使排便頻率減少，糞便變得堅硬些、稠密些，表示寶寶已逐漸康復。可是如果糞便繼續呈水狀，同時一天解便好幾次，加上寶寶的眼睛呈凹陷狀、嘴唇乾燥、看起來疲倦嗜睡，這些全都是脫水的警訊，表示病情嚴重，需要就醫。

D

44 頭暈（Dizziness）

參見298頁「昏眩與頭暈」。

45 皮膚乾燥（Dry Skin）

同時參見436頁「阿育吠陀肌膚護理法」。

肌膚乾燥有幾種原因，可能是由於缺乏皮脂腺分泌，排汗不足，炎熱、尖銳的火能過剩，或是太多的風能。肌膚乾燥的外在原因包括：太陽、風、乾熱的空氣、過度清洗、過度使用肥皂或洗碗精。

潤膚乳液可能不是解決之道：許多人會使用潤膚乳液來中和乾燥的肌膚，但肌膚乾燥通常來自於體內，而不是由於外在原因。基於這點，光是塗抹潤膚乳液並不能眞正解決問題。

一般而言，潤膚乳液只是暫時有效。它們會刺激皮脂腺分泌，使肌膚暫且看起來柔軟、含油脂。但是接下來，皮脂腺疲倦、耗盡了，結果便是更加乾燥。如果你內外兼施治療乾燥，外在靠天然油，體內以油灌腸法潤滑大腸，一定會大大成功。

這裡有幾種有效的阿育吠陀居家療法，可使肌膚保持平滑而有光澤。

塗油法：就某些例子而言，只需要在肌膚上塗抹一些油，就可以改善乾燥的肌膚。如果你的體質是風能主導，可塗抹芝麻油；如果是火能主導，則用葵花油或椰子油；如果是水能主導，則用玉米油。不過，在肌膚上抹油恐怕還不夠。若要治療乾燥的體內原因，必須用溫和的油灌腸法潤滑大腸。

油灌腸法：步驟如下：

- 步驟一：展開一套潔淨灌腸法。早上或晚上時，來一次定期的水灌腸。待好好的排便後，等一小時，再進行步驟二。
- 步驟二：爲了進行油灌腸法，可根據上述對風能、火能、水能的建議，使用一杯芝麻油、葵花油、或玉米油。將油注入直腸（用熱水瓶或注射器），設法憋住五到十分鐘。如果滲漏出來，別擔心，就讓它滲漏出來。（如何灌腸的更完整指南，見497頁說明。）

這套簡單的油灌腸法將會使你的肌膚變得柔軟、細緻、光彩奪目。大腸是吸收食物養分的重要部分。同樣地，因灌腸而存在於大腸內的油脂，很容易會被吸收到人體系統中，從內部協助潤滑肌膚。

若要得到最好的結果，請按照下述時間表執行油灌腸法：

第一週：每天
第二週：每兩天一次
第三週：每三天一次
第四週：一次

櫻桃面膜：晚間就寢前，將新鮮櫻桃泥敷在臉上，也可緩解乾燥的肌膚。持續敷上十五分鐘，然後洗掉，會使你變得容光煥發。

46 耳朵痛（Earache）

如果由於風能過剩，導致耳道乾燥、有硬皮，可能會開始發疼。耳膜可能甚至會變得因緊繃而疼痛。不過，在治療耳朵痛之前，重要的是先排除幾個可能性，例如，感染（外耳炎或內耳炎）、耳膜穿孔、或是耳垢過多對耳朵造成壓力（見284頁「耳垢」）。先排除掉這些因素後，才可能接著對治風能問題。

茶樹精油：先抓住疼痛那一耳的耳垂，往下拉，如果會痛，代表得了外耳炎，外耳受到感染。若要對治此一感染，可取一根棉花棒，沾一下茶樹精油（茶樹精油是絕佳的天然殺菌劑，大多數天然食品店和一些藥房均可買到），塗抹在耳朵上。

◆ **重要提醒**：純茶樹精油可能會對敏感性肌膚造成燒灼感，所以通常最好稀釋一下，可將十至二十滴茶樹精油與約二十八公克的芝麻油混合。

茶樹精油加苦楝油：若要讓治療更有效，可結合茶樹精油與苦楝油。同樣地，不要用純粹的苦楝萃取液。將十至二十滴苦楝油滴到芝麻油中，然後將苦楝芝麻油加入茶樹精油裡。將幾滴這樣的混合油溫和地塗抹至耳道。

抗菌草本：用茶樹精油治療外在感染，同時可服用薑黃—紫錐花—金印草茶來調理內部：

配方		做法
薑黃	一份	將上述混合草本二分之一茶匙加入熱水中攪拌，浸泡幾分鐘後飲用。或者也可將二分之一茶匙這樣的草藥粉與一茶匙蜂蜜混合，然後服下。一日三回，於飯後服用，持續一週。這帖強力的防腐、抗菌配方，有助於控制耳朵感染。
金印草	一份	
紫錐花	一份	

阿魏：另外，可取少量的棉花，將一撮阿魏（*asafetida* 或 *asafoetida*）放進去，捲成膠囊狀。將那顆棉球放入外耳，阿魏的煙氣將會很快地緩解耳朵的疼痛。

洋蔥汁：一茶匙新鮮洋蔥汁與二分之一茶匙蜂蜜均勻混合後，滴五至十滴到被感染的耳朵裡。此一混合液在滴入耳朵前，應該是常溫或比常溫溫暖些。

熱氣：耳朵痛也可因熱氣而得到緩解。做法：取一條手帕，放在溫暖（不熱）的平底鍋上，將手帕摺疊起來，貼在耳朵上，給耳朵一些具舒緩作用的外來熱氣。

47 耳朵嗡嗡響（Ears, Ringing）

參見463頁「耳鳴」。

48 耳垢（Earwax）

耳垢是身體的天然分泌物，有保護耳膜免遭灰塵的作用，也可使耳道保持潤滑。但因爲不斷地接觸空氣，耳垢可能會積聚灰塵和汙垢，變得漆黑或褐黑且沉重，緊緊地堆積在耳道內。這可能會妨礙聽力或造成不舒服的壓力，因此必須定期清除。

沖洗法：用溫水溫和地沖洗耳道，通常可以清除耳垢。你可以用相當便宜的價格在藥局買到一支洗耳器。準備約四百七十毫升的溫水（溫度相當於體溫），加入約二分之一茶匙的小蘇打粉，用此水清洗耳朵。要遵照洗耳器附帶的指示說明，基本上是將洗耳器保持在耳道邊緣（不要整個塞進去，注入的水必須自由流出），然後將小蘇打水溫和地噴入耳朵。你也許應該將頭部傾向洗耳的那一側肩膀，下方用盆子或水槽接水。最後一次要用溫暖的純水清洗。

清洗完畢後，重要的是完全擦乾耳朵。可將一根棉花棒浸入消毒用酒精，再用這根棉花棒擦拭耳朵。

用油軟化耳垢：有時候耳垢較頑固，不容易出來。這時，清洗耳垢之前一天或兩天，先用溫暖的蒜油潤滑耳道，以軟化其中的耳垢。做法：取約一大匙的芝麻油，加入二分之一瓣剁碎的新鮮蒜頭，煮沸，直到蒜頭塊變成棕色爲止，此時一定會香氣四溢。然後將油從蒜頭中榨出來，過濾到罐子或其他容器中。（純芝麻油也有效，但蒜油功效較佳。）然後，將幾滴蒜油（油要溫而不熱）滴入耳朵，一日二回或三回。這會潤滑耳道，軟化耳垢，使耳垢容易清除。

用雙氧水溶解耳垢：也可用溫和的雙氧水滴耳液（大約含量百分之三的滴耳液）來溶解耳垢，大部分藥局都買得到這樣的滴耳液。滴幾滴到耳朵裡，會使耳朵與氧化合，耳垢就會完全溶解。完成時，用些溫暖的芝麻油清洗耳朵。

按摩以鬆開頑固的耳垢：對付頑固的耳垢，可按摩耳朵外部。做法：將一些芝麻油或蓖麻油抹在耳後的乳突骨上，然後溫和地按摩。拉一拉該耳耳垂，同時張開嘴，有助於鬆開耳垢。等你用水沖洗時，耳垢就可很容易被沖出來。

草本療法：耳垢過多的根本原因是肌肉組織中的風能增加。若要處理這點，可服用二〇〇毫克的三果實沒藥錠，一日二回，持續一個月，必會瓦解身體形成過多耳垢的習性。

預防措施：以下是預防耳垢積累的另一個絕佳方法。一個月一次，靠左側睡，並將右耳塡滿溫暖的芝麻油，然後睡覺。（可在枕頭上鋪一條舊毛巾，承接溢出來的芝麻油。）這一整夜，耳道都將浸泡在芝麻油中，耳垢會浮到耳道的表面，隔天早上可用一根乾的棉花棒清理出來。（千萬不要為了不翻身而一整晚醒著沒睡；安穩地睡吧。即使芝麻油只留在耳道內兩、三個小時，也會發揮功效。）隔夜，靠右側睡，以同樣的方式處理另一隻耳朵，這樣就不容易形成過多的耳垢。

49 飲食失調（Eating Disorders）

同時參見416頁「飲食過量」與408頁「肥胖」。

◆**重要提醒**：阿育吠陀在這方面和相關章節的建議，可以幫助你處理飲食失調；但若要完全療癒這類問題，可能仍需要心理輔導。

飲食失調的種類

暴食症與嗜食症：幾乎每一個人偶爾都會過度咀嚼，但如果你經常飽了還持續進食，就可能是嗜食症或暴食症的受害者。

暴食症患者吃得過量，然後引發嘔吐，以避免體重增加；嗜食症患者則是吃得過多，但並沒有引發嘔吐。嗜食症可能導致肥胖，暴食症可能導致代謝失調。

飲食過量：形形色色的飲食過量往往都是心理和情緒因素造成的，例如，低自尊、焦慮、哀痛、悲傷。爲了彌補那些情緒，於是患者不斷地吃。

厭食症：神經性厭食症是很嚴重的問題，通常發生在怕胖而刻意挨餓的年輕女性身上。厭食的根本原因往往是抑鬱症。

建議療法

這裡有幾則簡短的建議，可以幫助你有效處理這些飲食失調問題。如需更多完整的療法，參見416頁「飲食過量」和408頁「肥胖」。

遵照低脂膳食：避開油膩的煎炸食物、乳酪、優格、過多的碳水化合物、冰淇淋。這些引發水能的物質會造成體重增加，有可能導致肥胖。

食用熱辣的食物：烹調時，在食物中加入印度綜合香料「葛拉姆馬薩拉」（*garam masala*）、紅辣椒、卡宴辣椒、咖哩辣椒、薑黃、孜然等等，這些香料會燃燒掉導致飲食過量的毒素。

一天吃兩餐或三餐：僅此而已。吃早餐、中餐、晚餐，但略過兩餐之間的點心時間。用餐時，播放一些輕柔、溫和的音樂，例如，古典印度音樂，選一首溫和、充滿愛意的印度傳統拉加曲（*raga*）。不要聽爵士樂或搖滾樂，這類嘈雜的音樂會過度刺激人體系統，使你吃得更多。

甘草：每當想要咀嚼時，就吃甘草糖，那是一種溫和的利尿劑，作用在於降低水能。或是吃一把葡乾也行。

花草茶：若要幫助療癒所有飲食失調的情緒因素，可飲用花草茶。絕佳的選擇有洋甘菊、紫草、婆羅米、或甘松。這些都是可以個別沖泡的好茶，不過將所有這些花草等量混合，對降低壓力與平衡情緒尤其有效。做法：將二分之一至一茶匙的花草浸泡在沸騰的開水中十分鐘。

◆**重要提醒**：如果有抑鬱症，甘松茶或婆羅米茶會有幫助，但可能還是有必要去看精神科醫師或其他心智健康專業人士。

推油按摩：晚上時用一些旱蓮草油擦揉腳底和頭皮，有助於放鬆並促進睡眠。早晨時用一些油輕輕地按摩，也會幫助你面對壓力。

瑜伽姿勢：適合調整飲食失調的瑜伽體位包括：弓式、船式、孔雀式、公雞式。雄獅式對減壓也相當有效（見附錄四）。

呼吸與靜心：「勝利調息法」（見120頁）與「嗖哈」靜心（見125頁）也有幫助。

50 水腫（Edema）

同時參見457頁「妊娠水腫」。

一早醒來，可能突然間眼睛、某隻腳、鼻子、或是某根腳趾頭感到腫脹——身體任何部位都可能腫脹，這可能與疼痛或發癢等症狀有關聯。有時候，水腫可能與受傷有關，例如，因碰撞而起的腫塊，也可能是由於韌帶撕裂，或是因爲長時間站立或走路，液體從血管滲透出來。因爲循環不良，一個人的雙腳或腳踝可能會腫脹。水腫也可能是一種過敏反應，或是蚊蟲叮咬的結果。

因爲腫脹有許許多多可能的原因，所以爲了發揮療癒的最大功效，找出原因是必要的。儘管如此，下述建議應該會很好用。

塗抹療癒性膏藥：在腫脹處塗抹薑黃與紫檀製成的膏藥。做法：將等量的兩種草藥粉混合，加入足量的水，製成膏藥，然後塗抹。

> ◆ **重要提醒**：不要讓薑黃與紫檀混合的膏藥碰到眼睛；此膏藥會刺激眼睛，造成結膜炎。

抬腳：如果水腫部位在腳部，那就抬腳。做法：坐在舒適的椅子，雙腿擱在腳凳上。或是拿張小桌子

E

代替，並在腳下墊幾個枕頭。睡覺時，可將枕頭墊在腳下，這麼做會逐漸排出過量的水分，緩解腫脹。

蚊蟲叮咬：治療蚊蟲叮咬造成的腫脹，可局部塗抹苦楝油和茶樹精油。蚊蟲的毒液會刺激皮膚，而苦楝油與茶樹精油以等比例混合，將會中和毒液的毒性，將水腫減至最低。苦楝油本身也有其功效。（如需更進一步的建議，見225頁「蚊蟲叮咬」。）

療癒過敏的天然抗組織胺：如果腫脹是因爲過敏而起，可將新鮮芫荽汁當作抗組織胺服用。做法：將新鮮芫荽葉剁碎，與三分之一杯水一起放進攪拌機裡攪拌後過濾，然後立即飲用。也可將葉泥局部敷在腫脹處。（如需更多建議，見189頁「過敏」。）

戴戒指造成的手指腫脹：手指頭腫脹可能是因爲戒指太緊，只要把戒指脫掉即可。如果戒指不容易脫掉，可將那隻手高舉過頭頂，或是將那隻手浸泡在冰水中幾分鐘，然後用些肥皂或油脂潤滑手指；如果這麼做仍無效，就必須切斷戒指。這樣血液才能流通，緩解浮腫。

改善循環的草本：循環差可能會導致水腫。若要促進循環，可混合：

配方		做法
黃細心	五份	服用二分之一茶匙，搭配溫水，一日二回，於餐後服用。
茜草	三份	
刺蒺藜	三份	

❀**局部鍛鍊，改善循環**：除了上述草本配方，針對身體腫脹的部位做些鍛鍊，應可改善循環，減輕腫脹。做法：注滿一平底鍋或一桶熱水，將一袋芥菜籽「茶包」浸泡在熱水中。將兩大匙芥菜籽包裹在手帕或薄紗棉布裡，製成茶包。接著把茶包放入你準備用來浸泡腳踝、手指、或任何腫脹部位的水桶。浸泡的時候，彎曲一下腫脹的部位，做些水底運動，以增加循環。

局部腫脹療癒法

❀**鼻子腫脹**：用婆羅米油或純印度酥油進行「鼻腔滴藥」（見499頁）。

❀**眼睛腫脹**：滴幾滴純淨的玫瑰水。通常可以買一瓶含量百分之三的玫瑰水溶液。若要在家自製，可用有機玫瑰，將花瓣和玫瑰果浸泡在蒸餾水中幾個小時，然後過濾並使用過濾後的玫瑰水。

❀**腳趾腫脹**：可塗抹由薑黃和紫檀製成的膏藥。

❀**韌帶撕裂**：可局部塗抹摩訶那羅延油。內服則用二〇〇毫克的回春沒藥錠，一日二回。

❀**面部腫脹**：有些寄生蟲，例如，阿米巴原蟲、梨形鞭毛蟲、蟯蟲，都會造成臉部腫脹。如果已經判定這是使你臉部腫脹的原因，下述配方一定有效：

配方		做法
白花酸藤果（*vidanga*）	三份	服用二分之一茶匙，一日二回，於午餐和晚餐飯後。
苦楝	三份	
匙羹藤	三份	

E

51 眼睛發炎（Eye Irritation）

同時參見294頁「阿育吠陀眼睛護理法」。

四十歲左右，「批判的火能」（這是一種火能的子類型，與視力相關聯）有降低的傾向，人們經常發現眼睛會刺痛發炎。在電腦前長時間工作的人、看許多電視或電影的人、經常開車或近距離工作者、或是住在空氣高度汙染的城市的居民，都可能發現自己的眼睛不但發炎，而且積累了許多的壓力。

這樣的發炎可能是由於結膜乾燥（過多風能所造成），也可能是與胃酸過多或胃部的火能過剩有關。或者因爲肝臟與眼睛關係密切，所以，肝臟中過高或滯留的火能可能成爲了致病因子。爲了發揮療癒的最大功效，釐清病因很重要。然而不論情況如何，下述方法大部分均可派上用場。

休息：如果常用眼睛，或許是在電腦前，或者是經常開車，每隔一或兩個小時，需暫停幾分鐘，讓眼睛休息一下。

加裝保護螢幕裝置：在你的視訊終端機上加裝保護螢幕裝置，以截斷輻射與眩光。

改變焦距：如果長時間閱讀，要暫停一或兩分鐘，重新聚焦在遠處的物體上。每隔半小時，闔上書，注視室內另一頭或窗外的某物。讓眼睛做些不一樣的事就是一種休息，有助於預防眼睛發炎。

喝個茶，休息一下：許多近距離的工作或是坐在電腦前方，做到一段落時，要暫停幾分鐘，喝杯茶：

洋甘菊茶、紫草茶、薄荷茶，甚至是印度奶茶（含些許咖啡因，舒緩的功效不如前三者），會讓人放鬆，有助於緩解眼睛發炎與壓力。

❀ **玫瑰水滴眼液**：也可以準備玫瑰水溶液。做法：取約二十八公克蒸餾水或純水，加入五滴純玫瑰水，用此溶液清洗眼睛。用滴管或洗眼杯，而且要確定此水既不會太冷、也不會太熱，這樣的溶液將會立即舒緩任何的眼睛發炎。

❀ **用水潑灑眼睛**：只用乾淨的水沖洗眼睛也會有所幫助。就像洗完臉後用水沖臉一樣，潑些水到眼睛上，將眼睛睜開好一會兒，讓一些水進去。也可以用洗眼杯來沖洗眼睛。

❀ **簡單又好用的療癒法**：就寢前，將一滴真正純淨的蓖麻油（不含防腐劑）滴到眼睛裡。上床前，用一些蓖麻油擦揉腳底也有幫助。要記得穿一雙舊襪子，以免蓖麻油弄髒了床單。

❀ **眼睛充血時**：如果眼睛發炎並佈滿血絲，可喝一杯新鮮柳橙汁加二分之一茶匙天然原糖和一撮孜然。

❀ **平息酸性**：如果體內過多的酸性和高度的火能似乎是導致眼睛發炎的原因，可服用二分之一茶匙蘆筍草加一撮海螺殼粉，搭配一些溫水，一日服用二回，持續兩週。

- 蘆薈膠（兩大匙，一日三回）也能平息酸性。
- 如果判定高度火能可能是眼睛發炎的原因，可以等比例製作鋪地穿心草與甘松混合配方，服用二分之一茶匙，一日二回，持續兩週。

52 阿育吠陀眼睛護理法（Eyes-Ayurvedic Care）

阿育吠陀有若干極好的建議，可以維護眼睛的氣力與健康。

涼水洗眼法：一大早洗臉時，含住一口涼水，接著用涼水潑灑睜開的雙眼。傳統上，你不應該將口中的涼水吞下或吐出，而是要含在嘴裡，同時用涼水潑灑雙眼。這具有雙重的冷卻效果——從外在以及從口腔——會使你的眼睛感到清新、幸福、快活。（喜歡的話，也可用洗眼杯代替。）

酥油燈：強化和舒緩雙眼的傳統阿育吠陀方法是：凝視一盞酥油燈的火焰。準備一盞酥油燈，方法是：取一只小碗，置入一棉芯，加入印度酥油。要確定棉芯是真正的棉花製成；合成棉會瞬間燃燒殆盡。還要確定棉芯不會太厚。將一些印度酥油抹在棉芯的尖端，然後點燃棉芯。

將酥油燈放在距離你六十至九十公分的地方，摘下眼鏡，凝視著火焰兩或三分鐘，不眨眼睛。這個方法將會改善兩眼的「神采之光」。

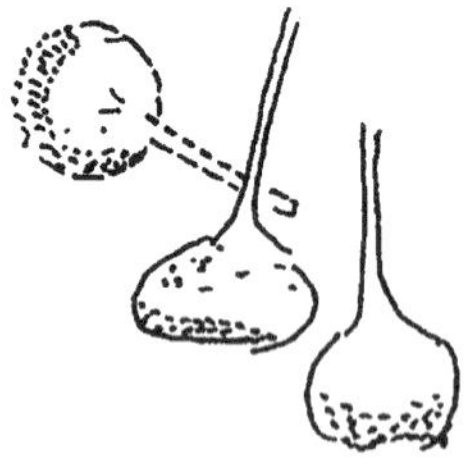

棉芯

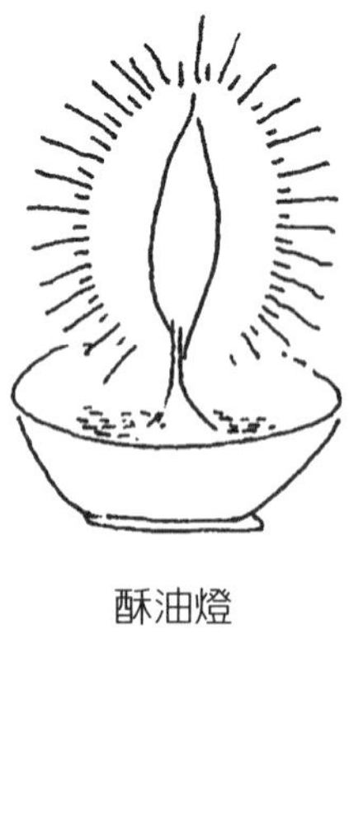

酥油燈

阿育吠陀眼睛鍛鍊操

下述練習將會強化你的眼睛：

- 首先，迅速地眨眼好幾次，然後睜開眼睛，以下述模式移動眼睛：

上和下

左到右，右到左

斜對角，從左上到右下

斜對角，從右上到左下

順時鐘方向轉圈

逆時鐘方向轉圈

- 一手向外伸展，伸到自己面前。看著食指的尖端，然後逐漸將食指移向自己，眼睛同時跟著食指走，直到食指觸碰到雙眉之間的「第三眼」。
- 看著你的鼻尖，然後向上來到「第三眼」。
- 最後，緊閉雙眼，然後放鬆。這些鍛鍊對促進眼球離心收縮肌肉的循環極有裨益。

完成上述練習之後，或是每當你感到雙眼疲累或緊繃時，用力摩擦雙手手掌，持續幾秒鐘，產生一些暖氣後，將手掌輕輕地置於雙眼上方。感覺那股暖意多麼的舒緩！保持那樣的姿勢一或兩分鐘，即可強化並滋養雙眼。

E

❀**向太陽致敬**：練習拜日式是保持眼睛強健的另一個有效方法。完成十二回合的拜日式，是對整個身體（包括眼睛在內）最有益的運動之一。（見附錄四圖解。）

火型人的護眼法

對於比較可能發覺雙眼灼熱的火型人來說，下述六種方法尤其有用。

❀**三果實洗眼液**：將一茶匙三果實置入一杯水中煮沸三分鐘，將茶放涼，接著用雙層或三層薄紗棉布或咖啡濾紙過濾，使茶中不殘留任何的三果實顆粒，然後用此茶水洗眼睛。

❀**蓖麻油療法**：就寢前，替雙眼各滴一滴不含防腐劑的純淨蓖麻油。另用一茶匙蓖麻油擦揉腳底。隔天早上，雙眼將會感到眞正的快樂與清新。

❀**舒緩灼熱的眼睛**：假使眼睛有灼熱感，可在就寢前，於兩眼各滴一滴微溫的液態印度酥油。那會潤滑眼皮和睫毛，同時舒緩並強化眼睛。

❀**玫瑰水**：也可爲不舒服的雙眼各滴三滴純淨的玫瑰水。玫瑰水是涼性的。

❀**具舒緩效果的膏藥**：洗眼藥對舒緩眼睛不適很有效。〔大部分的印度雜貨店均有販售，跟店家說你要買「印度眼線膏」（*kajal*）。〕這種洗眼藥是由蓖麻油和天然樟腦製成的，呈黑色，印度人在化妝時將它作爲描眼膏使用，但它其實具有藥性，對眼睛很好。用小指頭舀取少量膏藥。要確定小指指甲有好好修剪過。用另一手將下眼瞼往下拉，同時照著鏡子，用小指頭一點一點地將膏藥塗抹在下眼瞼內緣。

❀減壓法：假使眼睛感到疲勞，阿育吠陀建議取一顆無菌棉球或一片紗布，浸入冷涼的羊奶中，然後閉上眼睛，將棉球或紗布置於雙眼上方。這會緩解壓力，使眼睛感覺好些。（如果沒有羊奶，也可用牛奶，不過羊奶比較好。）

其他建議

❀坐正閱讀：閱讀時，保持脊柱挺直。不要躺著看書。

❀採用防眩光霧面電腦螢幕：如果使用電腦，要確定螢幕是防眩光霧面螢幕，或是用保護濾波器降低眩光，如此才不會傷害眼睛。

53 眼睛疲勞（Eyestrain）

參見294頁「阿育吠陀眼睛護理法」與292頁「眼睛發炎」。

E

54 昏眩與頭暈（Fainting and Dizziness）

風能增加，加上過剩的火能在神經系統中移動，會導致昏眩與頭暈。頭暈有兩種：

第一種，患者感覺環境中的外在物體在移動：「我靜止不動，但四周的房間在移動。」這是所謂的「客觀性頭暈」，主要是由於風能惡化之故。

第二種稱爲「主觀性頭暈」，在此，患者有旋轉或失衡的感覺，覺得是自己這個主體在移動。這種頭暈主要是火能過剩所造成。上述兩者之間的差異細微，不容易精確定位，再加上風能和火能經常總是雙雙涉入。但分辨兩者是有幫助的，因爲有些療癒層面並不一樣。

何時該就醫

這節中的療癒方法簡單又有效，專門用來緩解頭暈。但如果用過後，頭暈或昏眩仍舊持續，最好去看神經科醫師或是另一位醫療專家，因為頭暈可能源自於某個嚴重的病變。

暈眩是一種正在旋轉、像騎旋轉木馬一樣的感覺，可能與內耳感染、頭部外傷、或病毒感染相關聯。這可能是由於梅尼爾氏症（Meniere's disease），這是一種因中耳壓力增加而產生暈眩感的症狀。梅尼爾氏症如果沒有治療，會導致漸進式失聰。所有這些症狀必須被加以懷疑、仔細排除，才能著手進行頭暈居家治療。不管怎樣，下述的居家療法對大部分的頭暈病例都是有幫助的。

頭暈或昏眩感也可能是因爲室內氧氣不足。

如果你感到頭暈，但不確定到底是自己在旋轉，還是房間在移動，可聚焦在一個定點上，例如，窗框。當眼球因聚焦在某個定點而趨於穩定時，會傳送一則訊息到腦部，使風能的「變性」特質平靜下來。這對客觀性頭暈相當有效。

這類頭暈稱爲「動暈症」（motion sickness），常與噁心及嘔吐相關聯。若要對治動暈症，出門前可先服用一顆塡滿薑粉的00號大小膠囊。多帶一些，方便路上服用。也可以隨身攜帶糖漬薑片，偶爾咀嚼一片。如果你坐在車裡，覺得一切似乎都在移動，就要設法注視著一個定點，例如，地平線或遠方一個不動的物體，應該有助於停止頭暈。

有時候，很快的起立時會感到頭暈。這有許多可能的原因，包括：腎上腺能量低落、低血壓、或是使用某些降血壓藥，尤其是乙種腎上腺阻斷劑，那可能會削弱腎上腺。假使你發現自己起立時會頭暈，只要緩緩地起身即可，這會有幫助。

患有低血糖症的火型人，如果太久沒有進食，可能會經驗到出汗兼頭暈，甚至可能瀕臨昏厥。這是一種主觀性頭暈。低血糖症患者必須準時進食，否則甚至可能會失去知覺。喝些蘋果汁或任何哪一種甜味果汁，都會有功效。

昏厥快速療法：如果某人昏倒、癱軟、失去知覺，可灑些冷水在這人臉上。

運動造成的頭暈：積極運動的人可能會因爲流汗過多而脫水，進而導致頭暈。對治之道跟染上此症一樣簡單：喝一些水就行了。即使只是一杯涼水，也有助於降低火能以及矯正脫水，頭暈的狀況便會消退。

深呼吸：另一個簡單的頭暈療法是深深地呼吸，就像做「勝利調息法」一樣（見120頁），然後將氣息屏住在肚臍後方。

拉耳朵：這裡有另一個簡單的方法。將食指插入耳朵，溫和地將耳朵往上提、向前推、往下拉，這麼做會調節顱內壓，假使無法完全、也會大大緩解昏眩或頭暈的感覺。

天然嗅鹽：頭暈或感到昏眩時，將一顆洋蔥切片或剁碎，用力地吸入洋蔥的氣味，一直吸到流眼淚爲止。洋蔥內含許多的氨氣，吸入後會造成血管擴張，進而將更多的血量帶到腦部，頭暈便可自動得到修正。

草本配方：如果你判定頭暈主要是由於火能之故，一帖絕妙的阿育吠陀草本配方一定可以派上用場。混合下述草本：

配方		做法
婆羅米	一份	服用這帖混合草本二分之一茶匙，一日二回或三回，搭配溫水，於餐後服用。
甘松	一份	
薩茹斯瓦蒂	四分之一份	

當頭暈是由於火能過剩之故時，下述配方也有幫助：

配方		做法
蘆筍草	一份	服用這帖混合草本二分之一茶匙，一日數回，搭配溫水，將有助於消除頭暈。
甘松	一份	
珊瑚殼粉	兩撮	

- **檀香**：檀香油或檀香的氣味，也有助於平息火能型頭暈。
- **印度酥油鼻腔滴劑**：印度酥油鼻腔滴劑也有幫助。做法：將些許印度酥油加熱至液態，放涼到不會損傷微細組織時，於兩側鼻孔各滴入三至五滴，同時吸入。這會提升流至腦部的血量，進而緩解頭暈。
- **大腸潔淨法**：有時候，陣發性頭暈是由於長期便祕、氣體積累之故，因此可用三果實保持大腸清潔。做法：就寢前，將二分之一茶匙三果實加入一杯溫水中服用。

F

55 疲勞與慢性疲勞（Fatigue and Chronic Fatigue）

疲勞是身體和心智的壓力所致，不過，疲勞並非總是由於工作過度。事實上，有時候人們感到疲累是因爲做得不夠、努力得不夠。對這樣的人來說，疲勞可能是由於無聊乏味或缺乏動機。

以這類病例而言，我一定會要求患者出去走一走或做些體能活動，藉此消除疲勞、提升患者的能量水平。所以，首先要判定的是，疲累究竟是由於太多的體能活動？還是太多的閒散無事？

疲勞可能是由於胃火低落、肝臟虛弱、腎上腺能量低落、或是貧血。疲勞也可能肇因於ＥＢ病毒（人類疱疹病毒第四型），這是一種慢性疲勞症候群，與火能高度滯留於肝臟有關。有感染性單核血球增多症病史的患者，可能會感到非常疲累。

針對各種原因所導致的疲勞，以下是一些療癒的建議：

運動或繁重體能工作所導致的疲勞：喝一杯新鮮柳橙汁搭配一撮岩鹽，並加入十滴新鮮萊姆汁，有助於平息火能。

喝一杯人蔘茶或印度人蔘茶，一日一回或二回，也會有所幫助。

因為貧血：如果疲勞是由於貧血之故，可用造血劑治療貧血，例如，石榴汁、葡萄和/或葡萄汁、甜菜根或甜菜根汁/胡蘿蔔汁、或是草本雲母粉和印度鐵粉。（如需更多建議，見195頁「貧血」。）

因EB病毒：如果疲勞是由於EB病毒所致，把它當作火能失調來對治。

- 遵照平息火能的膳食（見第八章）。
- 採用下述草本配方：

配方		做法
蘆筍草	五份	服用這帖混合草本二分之一茶匙，搭配一茶匙蘆筍草酥油，一日二回或三回。這會強化肝臟，幫助療癒慢性疲勞症候群（蘆筍草酥油配方，見附錄二「如何製作藥用酥油」，495頁）。
心葉黃花稔	四份	
印度葛根	三份	
珊瑚殼粉	四分之一份	

強化胃火

當你的胃火低落、消化緩慢時，所吃下食物的營養便得不到良好的吸收與同化。如果從進食取得的營養不足，能量自然就會低落。

- 用一些生薑是點燃火力的最佳方法之一。每餐飯前，將一些新鮮的生薑剁碎或磨碎，加幾滴萊姆汁和一撮鹽巴，細細咀嚼。或是直接切一薄片新鮮生薑，撒上一撮鹽巴，然後嚼碎。
- 要避開寒冷和冰凍的飲料，尤其是用餐時或飯後。這些會反制火力，妨礙有效率的消化作用。用餐時，要一小口一小口地啜飲溫水。

F

- 服用白花丹根粉，一錠二〇〇毫克，一日二回，於午餐和晚餐飯後，可幫助點燃消化火，疲勞將會離去。
- 在361頁「消化不良」中，你會找到許多強化消化火的其他祕訣。

瑜伽姿勢與調息法：鼻孔交替調息法以及一些溫和的瑜伽伸展動作，對點燃胃火頗有助益。關於瑜伽姿勢與調息法，見附錄四與第六章。一般而言，除非疲勞是由於閒散無事，否則阿育吠陀並不建議疲勞的病例勤做運動。運動會燃燒活力素，增加而非減輕疲勞的感覺。

何時該就醫

不尋常的費力、壓力、缺乏睡眠、以及若干其他因素，均會使你感到疲累，這是可以理解的。但如果你採用阿育吠陀推薦的疲勞療法療癒了幾個星期，卻仍有難以言喻的筋疲力竭感，或是繼續感到非比尋常的無精打采、瞌睡連連、能量耗竭，那麼你的疲勞可能是由於某種更嚴重的疾病所致。疲勞是許多疾病的症狀，包括：貧血、肺病、糖尿病、肝炎、單核白血球增多症、甲狀腺疾病、以及癌症。此外，你也可能是罹患了慢性疲勞症候群。因此，要有智慧，好好請教醫師。

增強元氣與能量

運用下述食療法可增加營養與氣力：

椰棗：將十顆新鮮椰棗浸泡在約九百四十毫升的印度酥油罐裡，加入一茶匙薑、八分之一茶匙小豆蔻、以及一撮番紅花，密封後保存在溫暖的地方至少兩星期，然後每天一大早吃一顆椰棗。信不信由你，這椰棗吃起來不僅美味，而且有效，可以對治貧血、性功能低下、以及慢性疲勞。

用椰棗當補藥，以下這帖椰棗飲更簡單：將五顆新鮮椰棗浸泡在一杯水中放過夜，隔天早上放進攪拌機中加水稀釋攪拌（攪拌前務必先去掉果核），然後飲用，會賜予你能量與活力。

芒果：每天吃一顆熟芒果，大約一小時後，喝一杯加了一茶匙印度酥油的溫熱牛奶，同樣有益於增強元氣。

另一個變通之道是：喝一杯新鮮芒果汁，大約一小時後，再喝二分之一杯溫熱牛奶，內含一撮小豆蔻、一撮肉豆蔻、以及一茶匙印度酥油。

56 發燒（Fever）

發燒是毒素在循環系統中移動的徵兆。與某些人的信念相反的是，發燒不常是感染的徵兆。有些病例的確「有」感染，但多數時候，發燒是由於血漿組織（身體的基本生命組織，見54～55頁）當中的毒性之故。當毒素被排除掉，發燒就會消退。

不吃：古諺有云：「傷風時宜吃，發燒時宜餓。」阿育吠陀推薦的第一個發燒療法的確是奉行斷食。對急性發燒來說，如果患者夠強壯，會建議完全斷食。如果患者疲憊不堪或虛弱無力，最好喝水、某種果汁、或是下述建議的某一花草茶，例如，聖羅勒或檸檬草。不要喝牛奶，那會使發燒惡化，造成腹瀉。

除了斷食，下述建議也有幫助。

草本療法

最簡單的發燒草本療法是芫荽葉汁。做法：將一把芫荽葉放入攪拌機中，加入大約三分之一杯水，徹底攪拌後，濾出葉泥，服用兩茶匙濾下來的芫荽汁，一日三回，可幫助退燒。

也可以製作有效的退燒用花草茶，內含檸檬草、聖羅勒、甜茴香，以等比例混合。做法：每一杯花草茶用一茶匙上述混合花草，浸泡在沸騰的開水中十分鐘，過濾後飲用。這是絕佳的發汗劑，也就是它會使你出汗，進而降低體溫。

何時該就醫

發燒是你的身體正在對抗毒素和／或感染的徵兆，身體正在療癒、自行淨化。發燒通常是「自限性的」，也就是當所需要的療癒完成了，發燒就會消失。但的確有些時候，發燒需要醫療專業人士的照護。

- 不足四個月大的嬰兒發燒。
- 成人發燒超過攝氏四十度。
- 六十歲以上的患者發燒超過攝氏三十八點三度。
- 持續發燒超過三天以上。
- 發燒伴隨嚴重的頭痛和頸部僵硬。
- 患有心臟病、糖尿病、或呼吸道疾病等慢性疾病的患者若有發燒的情況。

如果出現上述任何狀況，請打電話給醫生或是尋求醫療照護。

- 另一帖絕佳的退燒草本療法是由下述草本製成的茶：

配方		做法
芫荽籽	兩份	將這帖混合草本一茶匙浸泡在一杯熱水中十分鐘，然後飲用。可以每隔幾小時喝一次，直到燒退為止。
肉桂	兩份	
薑	一份	

- 另一帖家用草本製成的簡單三味茶如下：

配方	做法
孜然籽 芫荽籽 甜茴香籽	等比例混合三者。將一茶匙混合草本加入一杯沸騰的開水中，浸泡十分鐘，過濾後飲用。

其他療法與建議

❀ **葡萄汁加草本**：葡萄具冷卻作用。做法：在一杯葡萄汁中加入二分之一茶匙孜然、二分之一茶匙甜茴香、二分之一茶匙檀香粉，然後飲用，可幫助緩解高燒。

❀ **謝絕冰冷飲料**：發燒時，最好不要喝任何的冰冷飲料。採用上述檸檬草─聖羅勒─甜茴香三味茶，或是建議的任何其他草本配方。凡是熱茶，都有助於點燃身體的消化火，燒掉毒素。再次強調，發燒是系統中有毒素的徵兆；一旦毒素燒光了，體溫就會回復正常。

發高燒時的處理方法

如果體溫很高，可準備一碗加了一茶匙鹽巴的涼水，將兩塊乾淨的布（例如，手帕）摺疊好，浸泡於涼水中，將一塊置於前額上，另一塊置於肚臍上方。視需要重複此一過程，可使體溫快速下降。

如果能在阿育吠陀藥房買到摩訶甦達善粉，可服用二分之一茶匙，搭配溫水，一日二回。不論是哪一種發燒，這個配方都能退燒。

如果高燒患者擁有火型體質，可能會有熱痙攣的危險。若要緩解此一症狀，可將上述做法稍作修正。將一顆洋蔥磨碎，一半包裹在一條濕手帕中，另一半包裹在另一條濕手帕裡，分別放在前額與肚臍上，如上所述。

腹部是火能的活動中心，而洋蔥會幫助吸收火能，患者會流眼淚，熱痙攣會停止，體溫會隨之下降。如果用了此一做法仍無法退燒，務必去看醫生。

不要到處跑：發燒時，運動或旅行都不是好點子。如果在行程途中發燒，可遵照上述任何建議，量力而為；可能的話，服用二分之一茶匙摩訶甦達善粉，搭配一些溫水。

長期發燒：將一茶匙聖羅勒浸泡在一杯熱水中製成茶，再加入四分之一茶匙黑胡椒和一茶匙蜂蜜。服用此一配方，一日二回或三回。

另一個長期發燒的絕佳退燒配方是：二分之一茶匙摩訶甦達善粉混合一茶匙苦味酥油，空腹服用這個配方，一日三回。

F

57 乳房纖維囊腫（Fibrocystic Breast Disease）

根據阿育吠陀的原理，乳房纖維囊腫是水能失調所致。過剩的水能不斷地積累，導致充血、乳房增大、柔軟、纖維囊腫組織增長。

溫和地按摩：若要減少水能的積聚，可在乳房塗抹一茶匙溫暖的蓖麻油，然後溫和地按摩，方向是由內側到外側，也就是從胸骨朝腋窩按摩。如此溫和地按摩之後，淋個溫水浴。也可在淋浴時用肥皂按摩乳房，同樣是從胸部中央向外按。

這樣按摩胸部可促進乳脂組織的循環，助長淋巴流向腋窩，如此，可將纖維囊腫病變減至最少。這樣的按摩同時可溫柔地照護胸部。（如需更多建議，參見237頁「乳房疼痛」。）

有效的草本療法：若要預防乳房纖維囊腫，可採用下述草本配方：

配方	做法
胡黃蓮　兩份	這個草本綜合配方（二分之一茶匙，一日二回），有助於預防水能積聚在胸部，導致纖維囊腫組織增長。
白花丹　兩份	
黃細心　五份	

降低水能的膳食：由於乳房纖維囊腫是由於水能過剩，你將會發現，遵照降低水能的膳食是有用的。避開乳製品、冰冷食物和飲料、難消化的肉類、小麥、以及蜂蜜以外的所有甜食。（參見第八章的飲食指南。）

瑜伽姿勢：每天做些瑜伽姿勢，一定有幫助。在你例行的瑜伽姿勢中，納入蝗蟲式、弓式、船式、脊柱扭轉式、以及肩倒立式。（見附錄四圖解。）

58 食物過敏（Food Allergies）

同時參見189頁「過敏」。

若要有效對治食物過敏、並將食物過敏對生活的負面衝擊降至最低，就要開始製作一份似乎會造成過敏的食物清單。根據阿育吠陀膳食學的說法，你通常會發現，你對與自己體質具有相同能量特性的食物起反應，尤其如果你目前擁有過剩的該項特性，那麼情況更是如此。

判定你的食物過敏類型

下列敘述應可協助你判定你所過敏的食物類型：

F

- 身體系統中擁有過剩水能的水型人，將會對水能食物過敏，包括：牛奶、優格、乳酪之類的乳製品，小麥、黃瓜、西瓜。水型人的食物過敏可能顯化成胃部的沉重感、消化緩慢、睡眠障礙、傷風感冒、充血阻塞、咳嗽、或是水分滯留。水能食物過敏的病例嚴重時，可能導致支氣管充血與水能型氣喘。
- 火能在身體系統中過度高漲的火型人，將會對高度火能食物起過敏反應，例如：熱湯、辛辣菜餚，柑橘類水果、酸味水果、番茄、馬鈴薯、茄子、以及發酵食品。症狀可能包括：心口灼熱、胃酸過多性消化不良、胃不舒服、噁心、甚至是嘔吐。患者可能突然間熱潮紅，也可能眼睛充血。
- 風型人，尤其是當風能過剩時，容易對生食、豆類（黑豆、紅豆、斑豆等等）、以及某些動物性蛋白質過敏。風能食物過敏可能顯化成胃脹氣、打嗝、有氣、肚子咕嚕咕嚕叫、不明確的腹部不適與疼痛。也可能導致失眠與夢魘、關節疼痛、坐骨神經痛、肌肉抽搐、肌肉痙攣。

因此，食物過敏需要根據一個人的先天體質與失衡體質（目前的生命能量狀態）加以研究。

療癒之道

最佳方法是，只要避開有問題的食物，同時遵照適合自己體質的膳食。譬如，有風型食物過敏的風型人應該避開會引發風能的膳食，而且應該食用可平息風能的食物。對火型人與水型人來說，同理適用。（參見第八章的膳食建議。）

以下是分別針對三大食物過敏類型提出的幾點額外建議：

針對風型食物過敏：控制風型食物過敏的有效方法是：採用十根粉灌腸法，一週兩次（例如，週日和週四）。做法：將四百七十毫升的水與一大匙十根粉煮沸，放涼後，用製成的茶灌腸。試著憋住此液體至少十分鐘。（更多的灌腸資訊，見497頁。）這個草本灌腸法有助於平息風能，清除大腸中的毒性，將風型食物過敏減至最小。繼續採用十根粉灌腸法，一週兩次，持續一個月。

飲用二分之一茶匙甘草根粉、二分之一茶匙蜂蜜、一茶匙印度酥油製成的甘草茶，可能也有幫助。從早到晚，每隔半小時到一小時便啜飲一些這樣的茶，直到症狀緩解爲止。不要忘記需在甘草茶開始變涼時才加入蜂蜜；蜂蜜絕不應該被煮熟。附註：高血壓患者不宜飲用甘草茶。可用二分之一茶匙肉桂及兩至三顆丁香代替甘草，然後依照上述做法製茶。

針對火型食物過敏：若要控制火型食物過敏，施行「催瀉療法」會有幫助。做法：於晚上服用一茶匙印度醋栗或洋車前子麩皮，將草本加到一杯熱開水中，浸泡十至十五分鐘後飲用。火能滯留在小腸是火型食物過敏的根本原因，催瀉療法可清除掉滯留的火能，使過敏不致失控。每天使用催瀉療法，持續一個月，或是直到過敏消退爲止。

你還會發現，吃煮熟的蘋果是有幫助的。做法：將幾顆蘋果削皮、去核，煮幾分鐘直到煮軟，然後搗成糊狀，加一撮孜然和一茶匙印度酥油。一天吃一回或二回，每回二分之一杯，於用餐前後，至少間隔一小時。

針對水型食物過敏：名爲「催吐療法」的阿育吠陀淨化法會有幫助。每逢週日（或是至少幾週一次），一大早時喝約九百四十毫升鹽水。做法：加兩茶匙鹽巴到九百四十毫升的水中喝下，然後設法把喝下的水吐出來。（擦揉舌頭後半部，直到你有「嘔」反射，這麼做會有幫助。）這個淨化過程會清除掉胃部許多過多的黏液，幫助清理食物過敏。

假使嘔吐沒有發生，不用擔心；剩下的鹽水不會傷害你，只會行經你的身體系統，真正發揮某種有益的潔淨效應。

◆**重要提醒**：許多人想到嘔吐或嘔吐的真實情況就感到十分恐懼或不舒服。如果你有這種感覺，不要強迫自己做這個淨化動作。只有在你覺得舒服的情況下才能施行催吐療法。

此外，水型人應該在週日斷食。這樣的斷食很重要，有助於淨化身體系統。

用二分之一茶匙甘草根粉、四分之一茶匙肉桂、二分之一茶匙芫荽籽製茶。將上述草本浸泡在一杯水中十分鐘，過濾，然後從早到晚小口小口地啜飲，每隔半小時至一小時喝個二十八公克左右。再次強調，高血壓患者不宜飲用甘草茶，可用二分之一茶匙肉桂和兩至三顆丁香代替甘草。

針對所有食物過敏：如果你不知道身上的過敏到底是風型、火型、或水型，那就嘗試這個對所有類型均有效的簡單方法：烤一些孜然、甜茴香、白芝麻籽，每餐飯後吃一把。

若要準備這個混合配方，可取每一味種子各二十八公克，分別在沉重的鑄鐵平底鍋上乾烤（一次烤一味）。你必須不斷地翻炒種子，才不會燒焦。甜茴香要烤幾分鐘，其他兩味只要大約一或兩分鐘就會香氣四溢，呈微棕色。將三味種子放在一起，加入約二分之一茶匙岩鹽（不要用海鹽），充分混合攪拌，存放在玻璃罐中。

只要吃過食物，就咀嚼一些如上述的混合種子，不但可幫助消化，而且能預防任何類型的食物過敏。

59 頻尿（Frequent Urination）

參見227頁「膀胱問題」、426頁「攝護腺問題」、468頁「尿失禁」。

60 孕期頻尿（Frequent Urination During Pregnancy）

孕期頻尿是完全自然的現象。子宮內的胎兒在成長，導致子宮擴大，於是對膀胱造成壓力。膀胱沒有足夠的空間可以累積尿液並擴張，因此只累積了一些尿液便想解尿。

如果頻尿干擾了孕婦的睡眠，那就不好，因爲孕婦需要休息。阿育吠陀建議這套簡單的居家療法：吃一把白芝麻籽，搭配約二分之一茶匙的石蜜（未精煉的固體原始蔗糖）或天然紅糖。這帖混合配方可平息風能；藉由舒緩風能，進而預防過度刺激所造成的膀胱收縮，如此，孕期頻尿便可得到矯正。

附加建議：

- 睡前至少兩小時不要喝任何東西。

- 不要喝任何含咖啡因的飲料，例如，咖啡、茶或可樂，尤其是晚上。咖啡因是利尿劑（促進排尿），如果你想要對抗頻尿，這正是你不需要的。
- 如需進一步建議，參見468頁「尿失禁」。

61 性冷感（Frigidity）

參見372頁「性慾低落」。

62 膽結石（Gallstones）

膽結石是水能失調，與甲狀腺功能減退和代謝緩慢相關聯。膽結石始於膽汁滯留在膽囊，膽囊中的膽汁變得濃稠、積聚、凝結，慢慢形成石頭。

預防膽結石（以及膽結石存在時該怎麼做）有兩種不同的方法。首先，我們仔細想想，當膽結石已經成形，這時該怎麼做。

緩解疼痛：通常，膽結石是不疼不痛的。結石可能留在膽囊中好長一段時間，不會造成任何疼痛；其實，你並不知道結石在那裡。疼痛是發生在當膽囊試圖經由膽管將石頭推出膽囊時。若要減輕疼痛，可在腹部貼一塊溫暖的蓖麻油敷布。蓖麻油會產生緩慢、持續的熱力，具有舒緩與療癒之效。做法：約三大匙蓖麻油加熱後，將油倒在一條手帕或其他軟布上，把油均勻地鋪在布上，再將這塊敷布敷在膽囊上方的腹部（位於腹部右側，肚臍線以上、肋骨以下）。如果有熱水瓶，可將瓶身置於敷布上方，爲敷布保暖。（不建議用電熱敷墊。）

針對急性膽結石發作：急性膽結石發作期間，可用這帖草本配方：

配方		做法
香附子	四份	服用這帖混合草本四分之一茶匙，搭配蜂蜜，一日二回或三回，可降低疼痛，舒緩膽結石發作。
三辣藥	三份	
青牛膽	六份	

消除膽結石的清肝沖洗法：疼痛消失時，可以採用「清肝沖洗法」將膽結石沖洗出來。如果結石很大，清肝沖洗法就不宜採用，因此，施行清肝沖洗法之前，務必拿到膽結石確實大小的超音波報告，同時請教醫生可否使用這套療法。如果結石小，最近才剛剛形成，那麼這套療法必有幫助。如果結石相當大，例如，直徑三到四毫米，那麼此療法就不適合。

◆**重要提醒**：沒有醫師的同意和引導，或是阿育吠陀醫師的直接監督，就不應該採用清肝沖洗法。否則你可能會損壞膽囊，經驗到危險的併發症。

混合二百二十六公克橄欖油、一百一十公克檸檬汁、一瓣剁碎的新鮮蒜頭、以及四分之一茶匙卡宴辣椒粉，一大早（六點鐘左右），空腹飲用這帖草本。至少要等到中午才吃東西。如果覺得口渴，可飲用熱水或一些萊姆汁。

這樣的療法對膽囊來說是一大震撼（膽囊收縮並擠壓膽結石，將石頭擠出，排到十二指腸中）。當晚，服用二分之一茶匙三果實，搭配溫水。隔天，你將會排出帶綠色東西的糞便，這是濃稠、凝結的膽汁，內含膽結石晶體。

膽結石的預防之道：爲了預防膽結石形成，必須提升甲狀腺功能與代謝作用。通常，下述配方有其功效：

配方		做法
黃細心	五份	這帖混合草本四分之一茶匙，搭配蜂蜜，一日三回，按時服用兩至三個月，有助於預防膽結石形成。
蘆筍草	四份	
胡黃蓮	兩份	
白花丹	兩份	
香附子	三份	
喜來芝	四分之一份	

瑜伽姿勢：好幾個瑜伽體位對預防膽結石有所裨益。弓式、孔雀式、脊柱扭轉式、那羅延式（靠左側躺），有助於清空膽囊。這些姿勢將會促進膽囊中的循環，幫助防止結晶化的過程。（瑜伽姿勢圖解，見附錄四。）

膳食：避開油炸食物、優格與乳酪之類的乳製品，以及所有高脂肪食物，尤其是動物脂肪與任何飽和脂肪，這些會加速膽汁凝固成膽結石。

63 氣體與胃腸脹氣（Gas and Flatulence）

凡是太陽底下的人，都免不了胃腸脹氣。每個人都遇到過大腸有氣體和騷動不安。我們每個人都難以抵擋這個症狀，原因有幾個。其一，大腸是風能的主要活動中心，而風能得之於乙太和風。如果大腸中的風能增強，由於吃進了會使風能惡化的食物、寒冷的天氣、焦慮、失眠、以及其他因素，氣體可能會不斷地積累。此外，只要吃東西，我們就吞下少量空氣，這會增強風能。再加上不論吃下的是什麼食物，都會經歷些微的發酵過程，而發酵會產生氣體，這些氣體存在於一節節的大腸內，製造出脹氣、膨脹、不適。

以下是部分控制胃腸脹氣的有效方法：

生薑療法：將新鮮的生薑根磨碎，磨出大約一茶匙生薑泥，然後加入一茶匙萊姆汁，於飯後立即服用這帖混合配方。

檸檬汁療法：另一個減少過多氣體的簡單方法是：將一茶匙檸檬汁與二分之一茶匙小蘇打粉加入一杯涼水中攪拌，於飯後立即飲用，效果最好。（這會形成二氧化碳，幫助消化。）

孜然—甜茴香—印度藏茴香混合配方：準備烤過的孜然籽、甜茴香籽、印度藏茴香籽，等比例混合。（烘烤種子的準備方法，見314頁。）每餐飯後，服用大約二分之一至一茶匙這帖混合配方，充分咀嚼，然後搭大約三分之一杯溫水呑下。

碳錠：另一個簡單的療法是碳錠，可以在大部分的健康食品店買到。午餐和晚餐後，服用兩粒碳錠。碳可以吸收氣體，有助於預防胃腸脹氣。

草藥錠：阿育吠陀也建議海螺殼綜合錠與大蒜綜合錠等草本。這些草本對胃痛有效，也可幫助減少胃腸脹氣。每晚服用一錠（大部分的阿育吠陀草藥商均有販售），持續五天。

膳食指南：胃腸脹氣大部分是風能症狀，因此，遵照平息風能膳食有助於預防胃腸脹氣。避開生食、冰冷食物和飲料、以及大部分的豆類（見第八章膳食指南）。發酵食品也會增加大腸中的氣體，所以最好避開。

三果實：最後，服用草本複方三果實。做法：晚上睡覺前，將二分之一至一茶匙三果實浸泡在一杯沸騰的熱水中五至十分鐘，然後飲用。

64 青光眼（Glaucoma）

由於水能積累在眼玻璃體液（眼球內的黏性流體）中，造成眼壓升高，稱爲「青光眼」。眼睛發生青光眼時，觸診時會顯示眼睛緊繃。如果該眼的壓力升高，就可能出現頭痛。青光眼也可能變成重症，導致失明，因此必須小心謹慎。

舉重物者（不論是工作或鍛鍊）、運動時拉傷的人、高膽固醇與高血脂患者，或是糖尿病患、吸菸造成尼古丁中毒者，眼壓都有升高的傾向，可能導致青光眼。

如果眼科醫生的檢查判定你的眼壓高過正常眼壓，下述方法可以派上用場：

草本療法：在青光眼初期，阿育吠陀用下述配方處理這個問題，有助於緩解眼睛的緊繃：

配方		做法
黃細心	五份	將這帖混合草本一茶匙置於一杯水中煮沸幾分鐘，製成茶，一日喝二回。
甘松	三份	
鋪地穿心草	三份	

❀ **三果實茶洗眼液**：若要緩解眼睛的壓力，可用三果實茶清洗眼球，可幫助調節眼睛的壓力。做法：將二分之一茶匙三果實置於一杯水中煮沸兩分鐘，徹底過濾（用雙層薄紗棉布或一張咖啡濾紙），使茶中不殘留三果實顆粒，放涼後清洗眼睛。（如需更多三果實相關資訊，見492頁。）

❀ **療癒問題根源**：此外，你必須判定，然後才能療癒青光眼的根本原因。如果問題出在糖尿病，就遵照273頁「糖尿病」的指示。如果高血壓是問題所在，就設法調節血壓，見349頁「高血壓」。如果你有高血脂和高膽固醇，就必須控制此兩者，見248頁「膽固醇」。

❀ **降低水能**：遵照平息水能的膳食，尤其要避開咖啡、白糖、乳製品。

❀ **運動宜謹慎**：嚴格避免提舉重物和類似的拉傷。練習瑜伽時，要避開頭倒立式和肩倒立式之類的倒立體位。

65 牙齦疾病（Gum Disease）

同時參見460頁「阿育吠陀牙齒與牙齦護理法」。

牙齦疾病包括牙齦萎縮、牙齦出血、牙齦炎、牙齦腫脹。從阿育吠陀的觀點，過剩的風能會導致牙齦萎縮，火能則是牙齦出血、牙齦炎、牙齦腫脹的原因。

一般牙齦護理：針對一般性牙齒清潔與牙齦護理，阿育吠陀牙醫學建議使用某些苦味和澀味草本，尤其是苦味的苦楝，以及澀味的珠仔樹、青木香、木橘。混合粉狀的這些草本，即可製成絕佳的刷牙清潔劑。也可以使用苦楝加另外三味草本的任何一種，以等比例混合。用這些草本製成的茶漱口，也有裨益。在天然食品店或透過郵購，也可以買到含苦楝與其他阿育吠陀草本的牙膏商品。

針對牙齦萎縮：牙齦萎縮暴露出牙齒的根部，使得牙齦與牙齒不僅對冰冷敏感，也更容易感染。若要解決這個問題，於就寢前含一口溫暖的芝麻油，在嘴裡來回漱口約三分鐘，然後用食指按摩牙齦。事後最好不要用清水漱口，讓殘油留在嘴裡。

針對牙齦出血與牙齦炎：三果實茶對牙齦炎和牙齦出血有效。三果實具有澀味的特性，而且是止血劑。將三果實茶含在嘴裡來回漱口，可幫助對治牙齦炎和牙齦出血。

- 一杯柳橙汁加二分之一茶匙天然原糖和一撮孜然，可對治牙齦出血。
- 將二分之一顆檸檬擠入一杯水中，然後飲用。
- 生蘋果也有幫助。飯後大約一小時吃一顆生蘋果，可幫助清潔牙齒，療癒牙齦。西洋梨同樣有效。
- 吃某種甜瓜，慢慢咀嚼。（再次強調，至少飯後一小時。）
- 嘗試食用大約十至二十顆覆盆子，一日二回或三回，空腹吃（切莫與乳製品一同食用）。
- 用椰子油按摩牙齦，可幫助療癒牙齦炎和牙齦出血。

針對牙齦感染：茶樹精油對受到感染的疼痛牙齦相當有效，丁香油也具有同樣的功效，兩者均有助於減輕疼痛和療癒感染。你只需要將一滴茶樹精油或丁香油直接滴在疼痛部位即可。一小片可食用的天然樟腦也會照護牙齦疼痛。（切勿使用合成樟腦，那是有毒的。）

含茶樹精油的牙線，將會照護被感染的牙周囊袋（位於牙齦線以下的牙齦中）。市面上可以買到一些茶樹精油處理過的牙線；否則可在潔牙前，先將牙線放到茶樹精油中浸一浸。

66 毛髮護理祕訣（Hair Care Secrets）

在阿育吠陀中，毛髮（以及手指甲和腳趾甲）被認爲是骨骼生成的副產品。這個負責建造骨骼的組織也帶來毛髮。（「骨骼組織」的相關說明，見54～55頁。）

因此，若要毛髮健康生長，適當的骨骼營養是必要的。舉例來說，如果你沒有完全吸收鈣和鎂，不僅骨骼會受到負面的影響，頭髮也可能變脆，導致分岔，容易斷裂，甚至開始脫落。

重要的是，要注意到，如果頭髮不健康，可能顯示你無法有效地吸收這些礦物質，而這表示你的骨骼健康將會（或是可能已經）受到不利的影響。因此，頭髮（以及指甲）的健康就是骨骼健康的良好指標。

下述阿育吠陀護髮祕方，將會幫助你保持毛髮的天然氣力與光澤：

適當的飲食：健康的毛髮，首先仰賴食用有營養的食糧。乳酪、牛奶、剛做好的優格等等乳製品，均有益於骨骼與毛髮，白蘿蔔和日本蘿蔔也具有同樣的功效。椰子、煮熟的蘋果、高麗菜也都有所裨益。

服用礦物質補充劑：服用鈣、鎂、鋅、以及其他礦物質補充劑，可以改善毛髮的狀況（也可以強化骨骼）。有效配方內含的一日劑量大約是：鈣／一二〇〇毫克，鎂／六〇〇毫克，鋅／六〇毫克。

推油按摩可幫助健髮與美髮

用一些油擦揉頭皮，對頭髮有裨益。印度醋栗油、旱蓮草油、婆羅米油，全都是涼性的，相當有利於毛髮健康生長，而且有助於維護頭髮的自然光澤。這些油適用於所有體質。（至於如何準備這些油，見495頁的說明。）

就寢前，將兩茶匙上述的油擦揉到頭皮上。請注意，這裡的目標是將油擦揉到「頭皮」上，而不是頭髮上。溫和地按摩頭皮，促進頭髮根部的循環，進而增加營養礦物質的供給量（可支援髮根）。

先將油倒進一只小碟子中（你可能希望把油加熱一下），將指尖浸泡至油裡，然後用手指頭梳頭髮，目的在於將油塗抹到頭皮上，而不是潤滑頭髮。從頭皮中央（頭部的頂輪）開始，往下朝雙耳輕輕地按摩。粗糙或快速的按摩可能會擾亂頭髮根部。

芝麻籽：每天早晨吃一把白芝麻籽。一把白芝麻籽內含約一二〇〇毫克的鈣和鎂，可促進毛髮健康生長。

椰子水提供鈣質：喝椰子水（新鮮椰子內部的汁液），也有助於提供頭髮生長不可或缺的鈣，可以一天喝二分之一杯。喝椰奶（椰子「肉」在水中攪拌製成）也有幫助，不過那是第二個選擇。

◆**重要提醒：如果膽固醇過高，或許不該吃那麼多椰子，因為椰子的飽和脂肪高，會增加血液中的膽固醇。**

藉由梳理刺激頭髮：用梳子輕輕地梳頭髮，稍微逆著頭髮的自然方向梳，有助於促進頭髮根部的循環，可使頭髮更加健康。

不建議大力梳頭髮。

適合健髮的瑜伽姿勢：好幾個瑜伽姿勢可以有效緩解頸部的壓力與緊繃，這會增加來到頭皮的血液循環量，包括：肩倒立式、駱駝式、眼鏡蛇式、牛式、脊柱扭轉式。

◆**重要提醒：**關於對抗脫髮的相關對策，見223頁「禿髮」。

67 宿醉（Hangover）

飲酒過量的結果是：頭痛、遲鈍、無法聚精會神、噁心、頭暈等等，這些全都是火能過剩的症狀。喝太多酒可能會毒害胃和肝臟，引發火能，最終可能導致重病。

下述建議將會幫助你克服前一夜飲酒過量所造成的結果，有助於恢復正常運作：

- 喝一杯加入大約一茶匙萊姆汁、二分之一茶匙糖、一撮鹽巴的水。要喝之前，再加入二分之一茶匙小蘇打粉，這會立即照護火能惡化，你會感覺好多了。
- 一杯新鮮柳橙汁加一茶匙萊姆汁和一撮孜然粉，會幫助緩解酒精與藥物所引發的宿醉感。
- 如果你感到嗜睡而遲鈍，外加頭痛、胃灼熱、沒胃口，試試看來一杯涼爽的「拉昔」。做法：將一大匙新鮮優格與一杯水和一撮孜然粉一起攪拌，當天喝這樣的飲料三或四次，可有效預防脫水、緩解噁心、舒緩胃部的灼熱感。
- 也可以採用這帖草本配方：

配方		做法
蘆筍草	五份	服用這帖混合草本二分之一茶匙，一日二回或三回。將草本置於舌頭上，搭配溫水服下。
海螺殼粉	八分之一份	
珊瑚殼粉	八分之一份	
甘松	三份	

H

● 大多時候，喝椰子水可緩解宿醉。

● 用旱蓮草油進行「鼻腔滴藥」，婆羅米酥油可能也有效。（藥用油的準備說明，見495頁。「鼻腔滴藥」相關指南，見499頁。）

● 草本複方苦粉（*tikta*）是緩解酒精毒性的有效解藥。如果當天需要服用苦粉，一日三回，每回二分之一茶匙，搭配溫水服下，應該可以清除宿醉。如果找不到苦粉，可用蘆薈、沒藥或甦達善代替。

68 頭痛（Headaches）

頭痛是非常複雜的現象。阿育吠陀談到許多頭痛背後的致病因素，以及頭痛顯現的許多方式。

一般而言，頭痛分類成風型、火型、水型。在風型人身上，恐懼、焦慮、壓力、神經質、便祕、身體過度活動，都可能使全身的風能惡化，這樣的風能可能進入骨骼、肌肉或神經系統，造成頭痛。風能引發的頭痛，往往存在枕骨區（頭顱後區）或是位於左側。

在火型人身上，胃酸過多性消化不良、胃酸過多、唾液和胃的酸度、小腸和大腸中火能過剩、過熱、以及膳食中含高度引發火能的食物，都可能造成頭痛。那樣的頭痛多半發生在太陽穴或顳骨區。

因爲產生水能的膳食，胃部的系統性水能增加，進入周身循環，可能滯留在鼻竇內，造成水型鼻竇性頭痛。水型頭痛往往較常位於頭顱的額部與鼻咽區。

頭痛也可能是由於耳朵問題、眼睛問題、失眠、食物過敏、接觸到低溫、頸部的緊繃、或是以錯誤的姿勢工作太久（例如，在電腦前方）。就連在頭底下墊兩個枕頭睡覺，也可能導致頭痛。

顯然，頭痛的原因千變萬化。請謹記，在阿育吠陀中，療癒取決於每一個情境的細節。因此，為了成功地療癒頭痛，你需要儘可能了解頭痛的原因。

風型頭痛對治法

這些頭痛位於頭顱後部（枕骨區），特徵是跳動性、搏動性、轉移性疼痛，從頭顱後部呈輻射狀擴散，可能來到頭顱前區。風型頭痛可能與頸部和肩膀肌肉的緊張、背部僵硬、便祕、坐骨神經痛相關聯。這類頭痛會因為高海拔而惡化，因為移動身體而變糟，因為休息而得以消退。

- **溫水灌腸法**：風型頭痛往往是由於毒素積聚在大腸內。阿育吠陀建議用「溫水灌腸法」緩解任何便祕，同時服用三果實（晚上服用，二分之一茶匙三果實搭配二分之一至一杯溫水），持續數週，有系統地為大腸排毒。
- **油灌腸法**：平息風能的最佳方法大概是「油灌腸法」。做法：將半杯溫暖的芝麻油注入直腸內，憋住至少五至十分鐘，幫助鎮定風能。（「藥物灌腸療法」的詳細說明，見497頁。）
- **推油按摩**：針對頸部與肩膀的緊張狀況，可用芝麻油按摩該區緊繃的肌肉，然後淋個熱水浴。
- **印度酥油鼻腔滴劑**：在兩側鼻孔各滴三至五滴溫暖的印度酥油，會幫助減輕風能，有效舒緩頭痛（見

H

499頁）。

晚上按摩腳底與頭皮：晚上睡覺前，用一些芝麻油輕輕地擦揉頭頂和腳底。這是控制風能的最佳方法之一。

脫水時：風能頭痛經常與脫水相關聯，尤其是如果你剛去到某個高海拔區。如果發生脫水，可自製葡萄糖鹽水。做法：將一大匙糖、四分之一茶匙鹽、以及大約十滴萊姆汁，加入約四百七十毫升的水中混合，然後飲用。當脫水得到改善，風能頭痛就會消失，或者至少大大地減輕。

具舒緩作用的膏藥：如果經過這番療癒後，頭痛並沒有消退，那麼可取四分一茶匙肉豆蔻粉置於掌中，加足量的水，用雙手揉搓，製成膏藥。將此膏藥塗抹在前額，敷半小時左右，然後洗掉，應該有助於舒緩風型頭痛。

遵照平衡風能的膳食：請謹記，如果你有風型頭痛的傾向，以及便祕和失眠等其他風能相關問題，遵照平息風能的膳食將會大有幫助（見第八章）。

火型頭痛對治法

火型頭痛始於太陽穴區，然後來到頭顱中央。火型頭痛的特徵是發射性、灼熱性、刺穿性、滲透性疼痛，之所以惡化是因爲強烈的光線、炎熱的太陽或高溫，不然就是吃了酸味水果、泡菜、或超辛辣食物。可能與噁心和/或眼睛灼熱相關聯，患者還可能變得急躁易怒。火型頭痛往往被感覺到在眼睛後方，而且可能與頭暈相關聯。

這些頭痛與胃和腸有關。

蘆薈：如果你有火型頭痛，可服用兩大匙蘆薈膠，一天可服用多達三回。

涼性茶飲：飲用孜然－芫荽籽茶（兩者等量，一杯加入一茶匙左右混合草本），可幫助緩解火型頭痛。將此茶放涼至室溫後再飲用。

涼性膏藥：這帖涼性膏藥可以幫助迅速緩解火型頭痛。做法：混合一茶匙檀香粉與足量的水，製成膏藥，將膏藥塗抹在前額和／或太陽穴，敷半小時左右，然後洗掉。

具舒緩作用的印度酥油鼻腔滴劑：把幾滴溫暖的印度酥油滴在鼻孔內，對舒緩火型頭痛裨益良多。

吃甜食：有時候如果剛好有甜食可吃，火型頭痛會立即有所反應。試試看吃一片甜味水果，或是吃一些冰淇淋。

夜間小型按摩：晚上用一些旱蓮草油或婆羅米酥油擦揉腳底和頭皮。事先做好預防措施，不要讓油沾染到枕頭和床單。

保護頭部：如果你有火型頭痛（或是容易患有火型頭痛），不要沒戴帽子就在太陽底下走路或工作。頭上的一頂帽子可以保護你抵抗惡化的火能，幫助預防頭痛。

水型頭痛對治法

如果頭痛發生在冬天或春天，早上或晚上來襲，而且彎腰時會加劇，那就是水型頭痛。這種頭痛往往與鼻竇充血和鼻子堵塞相關聯，時常伴隨傷風或咳嗽，也可能與花粉熱和其他過敏同行。水型頭痛的疼痛通常遲鈍且根深柢固，從顱骨的額葉區上段開始，下移至額頭，有時下達鼻竇。

尤加利蒸氣：若要立即緩解水型頭痛，滴十滴尤加利精油在煮沸的開水中，將頭部用毛巾蓋住，吸入這樣的蒸氣，會幫助緩解充血，往往可以完全清除頭痛。生薑蒸氣（將新鮮生薑或乾薑粉煮沸，然後吸入蒸氣）同樣有效。

使用暖性的薑泥膏：暖性的薑泥膏助益良多。做法：取一茶匙薑粉與足量的水混合，形成泥膏，敷在額頭上。也可以將一些泥膏敷在鼻樑和顴骨上方。菖蒲根粉製成的泥膏也有幫助，較適合火型人，因爲薑粉有可能會灼傷火型人的肌膚。泥膏敷上半小時左右，然後洗掉。清洗薑泥膏時，一定要謹慎，以避免薑泥滲入眼睛裡。

◆**重要提醒**：薑泥膏有時可能會造成肌膚的灼熱感，尤以火型人為甚。薑泥膏並不危險，但如果你開始感覺到不舒服的灼熱感，就用溫水把薑泥洗掉。

療癒竇性頭痛的膏藥：療癒竇性頭痛（通常與水能有關），可用二分之一茶匙肉桂與足量的水製成膏藥，局部塗敷。

鹽水療法：對某些人來說，下述這個簡單的療法可以迅速緩解水型頭痛：混合一茶匙溫水與至少八分之一茶匙的鹽，製成濃稠的濃縮液。將三至五滴這樣的鹽水滴入兩側鼻孔，會大大幫助排空鼻竇，使鼻竇暢通，緩解頭痛。

何時該就醫

採用阿育吠陀療法通常可以緩解頭痛。不過如果頭痛持續了幾天，如果頭痛伴隨發燒或頸部僵硬，如果你還經驗到視線模糊、協調或語言困難、記憶喪失、麻痺、或手腳虛弱無力之類的神經性症狀，如果你半夜因頭痛而痛到醒，或是如果你經常頭痛且似乎越痛越厲害，那麼請就醫。

舒緩頭痛的瑜伽姿勢

大致上，頭痛患者宜做拜月式。某些瑜伽姿勢也有幫助，例如，船式、伏蓮式、弓式、脊柱扭轉式、棕櫚樹式、以及靠腳趾站立。（瑜伽體位圖解，見附錄四。）不推薦頭倒立式、肩倒立式、犁式等倒立體位。

69 失聰（Hearing Loss）

聽力是由風能的一個面向所統轄，名爲「普拉納風能」。在年紀較大的人身上，普拉納風能往往疲弱不堪，導致所謂的傳導性或神經性耳聾：患者聽力不佳是因爲神經變弱了。

H

若要提升聽力，可嘗試下述自然療法：

服用「健美沒藥」：這帖特殊的阿育吠陀草本複方可平息風能、增強弱化的神經。服用二〇〇毫克的健美沒藥，搭配溫水，一日二回或三回，於餐後服用。可向許多阿育吠陀草本賣家訂購包裝成膠囊的健美沒藥。

膳食：避開會產生風能的食品，例如，爆米花、玉米片、豆類、生菜、冰冷飲料。（第八章可以找到平衡風能的膳食指南。）

避開冷風。

嘗試蒜油：將約一大匙的芝麻油倒入一只小平底鍋內，在鍋裡放一瓣剁碎的蒜頭，一直烹調至蒜頭變成棕色爲止，然後放涼。烹調時，將蒜頭壓入油中，這會幫助蒜頭的療癒屬性滲出，並滲入芝麻油中。如此得到香氣絕佳的混合油，稱爲蒜油。將五至十滴與體溫相當的蒜油滴入耳朵裡，會增進聽覺神經的聽力。

◆**重要提醒**：只有在耳朵沒有感染時，才能將油滴入耳朵。

瑜伽姿勢：下述瑜伽姿勢可以提升聽力：雄獅式、駱駝式、眼鏡蛇式、牛式（見附錄四圖解）。鼻孔交替調息法也很有效（見117頁）。

何時該就醫

阿育吠陀提出幾則恢復聽力或減緩失聰的建議。然而，如果用過這些建議方法幾個月後，仍沒有什麼進展，或是失聰狀況似乎增強、而非減輕，就該去請教醫生。

70 阿育吠陀心臟護理法（Heart-Ayurvedic Care）

根據阿育吠陀的說法，心臟是生命氣息「普拉納」、活力素、心智的活動中心，是最爲攸關生命的器官。事實上，一個人的年紀取決於這人的心臟。因此，我們必須好好照顧這個珍貴的器官。

如果一個人患有高血壓、高膽固醇、高血脂，而且除此之外還過著壓力重重的生活，那麼這人罹患心臟病的機率極大。因此若要保持心臟健康，儘可能控制這些因素就相當重要。

本書另闢章節探討高血壓（見349頁），也另闢章節談論高膽固醇（見248頁）。如需更多完整的建議，請見上述頁碼內容。茲列出幾則建議如下：

膳食

爲了控制膽固醇與三酸甘油酯，不吃高脂肪含量的食物很重要，例如，油膩的炸物、冰淇淋、難消化的肉類、乳酪，優格也同樣不宜。

運動

爲了保持心臟健康，你需要每天做些運動；不過，運動量和費力程度則視年紀、體適能水平、體型而定。水型人需要最費力的鍛鍊，風型人需要的鍛鍊最不費力，火型人居中。（如需更進一步的運動指南，見97頁。）

對多數人來說，一天至少走三公里路，會裨益良多。有些比較費力的心血管有氧運動可能也有幫助，例如，快走、慢跑、或是在跳床上原地跑步。（不需要體操用大型跳床，可以採用小型跳床，通常大約直徑一公尺。）

可降低膽固醇的食物

有些食物眞的可以幫助降低膽固醇，包括：燕麥、玉米、蘋果、新鮮果汁（例如，柳橙汁或葡萄柚汁）、小米、大部分的新鮮蔬菜。

如果你的膽固醇過高，每天的膳食中一定要囊括一些上述食物。

做好壓力管理

若要保持低壓力水平，這裡有兩則重要建議：

- **做些安靜的靜心**：靜心是放鬆身心、消解壓力、使身體得以療癒的最佳方式之一。靜心十至二十分鐘，一日二回，此人的心臟便可被療癒。如何靜心的相關指南，見第七章。
- **每天練習「大休息式」**：大休息式是瑜伽的休憩式。做法：靜靜地平躺著，臉朝上，雙手放在兩側，留神關注自己氣息的流動。吸入，呼出，吸入，呼出……你將會注意到，呼出之後（且在吸入之前），有一個短暫、自然的停止；同樣地，在吸入之後、呼出之前，也有一個自然的停止。在那個停止中，保持自然地安靜、沉默，持續幾秒鐘即可。這個練習會帶來安寧和休憩，對心臟具有療效。保持大休息式，練習這個安靜呼吸法，持續十至十五分鐘。

其他方法

除了上述這些膳食、運動、壓力管理的相關建議，還有其他好幾種簡單的居家療法可以幫助你保持心臟健康。

- **金水**：金水對心臟具有療效，對冠狀動脈有益，而且據說可以逐步降低膽固醇。製作金水的相關說明，見476頁。
- **對心臟有益的草本**：某些阿育吠陀草本對心臟具強化和療癒的作用。
  - 首先是三果木草本。做法：服用二分之一茶匙，搭配蜂蜜和溫水，一日三回。三果木可以達到與金水同樣的功效：它是冠狀動脈擴張劑，可保護心臟，強化循環，幫助維護心臟肌肉的張力與健康。

- 薑對健康的心臟也很重要。做法：將一些磨碎或切片的生薑放入一或兩杯水中煮沸，製成新鮮薑茶。或是將一些生薑磨碎，加入米飯和/或湯中。每天吃一些薑，有助於預防心臟病發作。
- 下述四味阿育吠陀草本構成的配方，對心臟有益。

配方		做法
黃細心	四份	將二分之一茶匙這樣的混合草本浸泡在一杯熱水中製成茶，一天飲用二回，分別在午餐和晚餐飯後，對你的心臟有幫助。
胡黃蓮	三份	
寬筋藤萃取精華	四分之一份	
喜來芝	四分之一份	

- 另一個保護心臟、維持心臟健康的簡單居家療法是：在膳食中加入一些蒜。蒜可以降低膽固醇、強化循環，並可充當減充血劑。

金剛菩提子：金剛菩提子（*rudraksha*）又稱「濕婆的眼淚」，是乾燥的種子，來自金剛菩提樹的果實。一則古老的故事說，濕婆神從深度靜心中回過神來，落下幾滴眼淚，掉落在泥土中，從那裡冒出了金剛菩提樹。金剛菩提子對生理上的心臟和精神上的內心有好處；據說，它們有益於靜心和開啓「心輪」。

外在方面，你可以配戴金剛菩提珠串成的項鍊，掛在心臟前方。或是將金剛菩提珠浸泡到水中過夜，隔天一早將這水喝掉。飲用金剛菩提水可以降血壓、強化心臟。

瑜伽姿勢：除非有急性心臟病，否則，阿育吠陀建議每天操練拜日式。一天至少做六至十二回合，可幫助強化心臟健康，同時預防心臟病發。

如果有心臟病，拜日式可能會太費力。這時，可換成這些姿勢：蝗蟲式、蓮花式、橋式、牛式、駱駝式、弓式、眼鏡蛇式、前彎式、以及單腳站立的棕櫚樹式。（瑜伽姿勢圖解，見附錄四。）

古代醫聖對心臟健康的建言

遮羅迦是古代的醫聖之一，在數千年前寫下了阿育吠陀的原理與實務，對於照護心臟，他給出了下述建言：

「凡是想要保護心臟、循環系統、生命本質的人，首先應該避開導致心智壓力與不穩定狀態的那些原因。這人應該要經常採納支援心臟與生命本質、潔淨血管、增長知識、平靜心靈的方法。

「在提升生命的修煉中，非暴力的修煉最爲有效；在增長氣力的練習中，生命能量的保存最爲要緊；在具滋養效用的訓練中，知識的取得最爲重要。感覺器官的掌控，最理想的是要達到幸福快樂、明白愉悅的實相。在所有這些之中，無欲算是最上層。

「以心臟爲根源，由此開始，十大血管攜帶著活力素行遍全身。心臟很重要，它被視爲房屋的中央支撐元件。」

呼吸鍛鍊：勝利調息法之類的深呼吸鍛鍊，將會有所幫助（見120頁）。

◆**重要提醒**：如果你有心臟病或是已年過四十，最好在開始任何新的鍛鍊計畫之前，先請教醫生。

71 心口灼熱與胃酸過多（Heartburn and Acid Stomach）

雖然市面上有好幾種專治心口灼熱與胃酸過多的強效藥物，但採用下述天然的阿育吠陀居家療法，這些症狀通常很容易便可控制住。

蘆薈膠：服用兩大匙蘆薈膠，搭配一撮小蘇打粉，將有立即的舒緩功效。

立即發泡配方：你也可以嘗試這個配方：

配方		做法
萊姆汁	十滴	將上述配方加入一杯水中，並且最後才將小蘇打粉置入杯中。加入小蘇打粉時，會起發泡反應。立即飲用這個混合配方，可中和心口灼熱與胃酸過多。
有機糖	二分之一茶匙	
小蘇打粉	四分之一茶匙	

木瓜汁：針對胃酸過多與消化不良，可嘗試飲用一杯木瓜汁加一茶匙有機糖和兩撮小豆蔻。

> ◆**重要提醒：**懷孕婦女不宜吃木瓜，因木瓜內含天然雌激素，可能會造成流產的危險。

遵照平息火能的膳食：大致上，胃酸過多可經由平息火能的膳食加以控制。嚴禁所有熱辣食物，不吃泡菜，也不吃發酵食物。減少或刪去柑橘類水果和酸味水果，同時避免飲食過量。

何時該就醫

如果心口灼熱無法藉由本節建議的方法得到幫助，或是此疾病往往沒有明顯理由便發生，那就應該請教醫生。如果你患有心口灼熱，且伴隨嘔吐、頭暈、胸口疼痛擴散至頸部或肩膀、或是呼吸短促，就立即需要幫助——你可能已經患有心臟病。

具舒緩作用的呼吸鍛鍊：名爲「清涼調息法」的呼吸技巧也有幫助，不僅具有冷卻作用（可對抗過剩的火能），而且可刺激消化。

72 痔瘡（Hemorrhoids）

根據阿育吠陀的說法，痔瘡基本上有兩種，並與風能和火能失衡相關聯。

- 風型痔瘡細小而乾，形狀不規則，可能伴隨裂紋或肛門龜裂。這類痔瘡摸起來粗粗硬硬的，看上去像葡萄乾。當患者服用抗生素，或是經常騎單車或做運動，風型痔瘡就可能會活躍起來。
- 火型痔瘡往往發紅、發炎、腫脹、流血，可能看起來像紫色葡萄，而且碰到時會痛（有時候很痛）。火型痔瘡破裂時，會大量流血。

也有水型痔瘡，看上去像青葡萄。水型痔瘡不會流血，患者通常與其和平共存，因此，在此不會加以探討。

此外，還可以辨別「內痔」和「外痔」。內痔一般是水型痔瘡，比較像結腸息肉，不僅不會疼痛，而且通常不構成問題。

大部分的痔瘡病例均可透過阿育吠陀療法完全療癒，但患者必須先理解兩種基本病情之間的區別，才能妥善處理。

風型痔瘡的對治法

- 風型痔瘡患者應該要遵照平息風能的膳食，尤其重要的是避開茄科蔬菜（馬鈴薯、番茄、茄子），這些全都會使痔瘡加劇。
- 服用三果實沒藥錠，一日三回，每回一錠。
- 另一帖療癒風型痔瘡的有效草本配方由下述草本組成：

配方		做法
興渠八味（*hingwastak*）	八分之一份	服用二分之一茶匙，搭配溫水，一日二回或三回。
十根粉	兩份	

- 保持糞便鬆軟很重要，因爲堅硬的糞便會刺激痔瘡。晚上服用一茶匙洋車前子麩皮搭配一杯溫熱牛奶，對風型痔瘡有益。
- 另一個幫助保持糞便柔軟的方法是：就寢前，服用二分之一至一茶匙三果實粉，搭配溫水。
- 準備一塊溫暖的蓖麻油或芝麻油敷布，坐在上面好一會兒。這兩種油都是暖性的，蓖麻油尤其會產生緩慢、持久的熱力，具舒緩作用與療效。做法：加熱約三大匙的油，將油倒在一條手帕或其他柔軟的布上，把油均勻地鋪在軟布上（或是將布浸到油裡）。

火型痔瘡的對治法

- 對火型痔瘡患者來說，第一步是要遵照平息火能的膳食，尤其要避開辛辣和發酵食品（見第八章）。

● 假使痔瘡活躍起來，發炎紅腫且開始流血，就應該準備下述草本混合配方：

配方		做法
青牛膽	一份	服用這帖混合配方二分之一茶匙，搭配溫水，一日二回。
有機糖	兩份	
珊瑚殼粉	八分之一份	

● 如果因爲痔瘡而直腸出血，可在兩餐之間喝幾盎司蔓越莓汁和石榴汁（對半混合）。這樣的果汁可充當止血劑，止住出血。

● 可局部塗抹椰子油，這會幫助控制發炎、刺痛和出血。

● 就跟風型痔瘡的病例一樣，重要的是保持糞便柔軟，避免症狀惡化。若要達成這個目標，可於晚上服用二分之一至一茶匙印度醋栗搭配涼水；也可在晚上服用一茶匙洋車前子麩皮搭配一杯溫熱牛奶。

● 將一茶匙三果實浸泡在一杯水中放過夜，隔天一大早刷完牙後飲用。

一般性建議

● 不論是哪一種痔瘡，對蘆薈汁都有不錯的反應。喝二分之一杯純蘆薈汁，一日三回。

● 也可以將一撮薑加到一大匙蘆薈膠中，一日服用二回。

● 喝一杯混合兩茶匙芫荽葉汁的胡蘿蔔汁，一日二回，空腹喝，可緩解痔瘡。

● 也可在就寢前，將二分之一茶匙薑黃粉與一茶匙印度酥油混合，直接塗抹到痔瘡患處。（但要記得，薑黃的黃色會染黃觸碰到的不論什麼布料。）

- 每次排便後，不要用乾燥的衛生紙擦屁股，而是用溫水清洗肛門，然後在痔瘡患處塗抹一些蓖麻油。乾燥的衛生紙會刺激脆弱的黏膜，使痔瘡加劇，也可能讓些許糞便沾到痔瘡患部，造成併發症。

73 疱疹（Herpes）

口腔疱疹

唇疱疹源自於接吻時口腔接觸，或是用同一只杯子喝水。唇疱疹基本上是血液組織的火能失調造成的，然後爆發在皮膚上，尤其是嘴角或上嘴唇。

許多人搞混了唇疱疹與口腔潰瘍，這兩者在外觀上有些類似，不過，口腔潰瘍只出現一處潰瘍，而疱疹則會產生許多由小水泡構成的皮疹，可能簇擁著中央某個較大的腫塊。此外，口腔潰瘍通常在嘴巴裡，口腔疱疹則在外面。

- 可直接在外部患處塗抹苦味酥油，蘆薈膠或蘆薈膏也相當有效。
- 也可使用四分之一茶匙珊瑚殼粉，混入一茶匙奶油，一大早和就寢前塗抹在痛處。

● 如需內服，可用下述這帖阿育吠陀草本複方：

配方		做法
苦楝	三份	服用這帖混合草本二分之一茶匙，要麼搭配一茶匙苦味酥油（如果有的話），要麼搭配溫水，一日三回。
珊瑚殼粉	八分之一份	
摩訶甦達善	三份	

● 晚間可服用二分之一茶匙三果實，加入溫水中，這會平息全身的火能，幫助緩解口腔疱疹。

生殖器疱疹

生殖器疱疹類似於口腔疱疹，但傳染途徑不同；口腔疱疹是透過接吻或飲水的杯子傳染，如上所述，生殖器疱疹則是經由性接觸傳染。

● 內服藥方面，可使用上述同樣的草本與草本配方。

● 外用藥方面，苦味酥油也可派上用場。此外，生殖器在乾燥無潤滑的情況下性交，有時會使疱疹加劇，因此性交前，可在龜頭和／或小陰唇上塗抹一些苦味酥油。

中和壓力

疱疹爆發的主要原因之一顯然是心理壓力。病毒固鎖在突觸間隙，並在遭逢壓力時冒出來。若要將壓力減至最小，可以：

喝花草茶：用洋甘菊、甘松、婆羅米製茶。將這些草本等比例混合，然後取二分之一茶匙製成茶，一日喝二回。

靜心：靜心也可有效舒緩全身系統，同時減輕壓力。（靜心相關建議，見第七章。）

◆**男性請留意**：如果知道自己容易爆發疱疹，刮嘴唇周圍和嘴角旁邊的鬍子時，務必小心謹慎。嘴唇會形成纖細、敏感且容易受傷的黏膜，於皮膚交接處，小小的刀傷或刮傷都可能活化疱疹病毒。若要避免這情況發生，可在刮臉後塗抹一些苦楝油。

74 打嗝（Hiccups）

打嗝肇因於局部缺血，或是橫膈膜的供血量不足。結果，橫膈膜經歷了痙攣性、周期性的移動，我們稱之為「打嗝」。

H

屏住氣息：最簡單的打嗝療法是屏住氣息。做法：深呼吸一下，將氣息持守在肚臍後方，然後慢慢呼出。

紙袋療法：如果發現這麼做很困難，可取一紙袋，打開後，將袋口邊緣箍在鼻子周圍，把氣息吹入紙袋（包括呼氣、然後吸氣）。這將會強迫你吸入自己呼出的二氧化碳，自然而然地放鬆橫膈膜的肌肉。持續一或兩分鐘，打嗝應該很快可以得到緩解。

蜂蜜與蓖麻油：假使上述方法仍無法止住打嗝，可將一茶匙蜂蜜混合一茶匙蓖麻油，每隔兩或三分鐘將食指浸入混合的液體中，然後舔一舔食指。

深呼吸鍛鍊：另一個簡單的療法是鼻孔交替調息法，稍微修改如下：

1. 透過左側鼻孔吸氣，同時用拇指按住右側鼻孔。
2. 吸氣後，屏住氣息好一會兒，然後，
3. 吞嚥。
4. 透過右側鼻孔呼氣，同時用無名指和小指按住左側鼻孔。
5. 重複步驟1.到4.，這一次透過右側鼻孔開始吸氣。

可以做這個呼吸鍛鍊，持續五分鐘。

何時該就醫

有些是嚴重的病理性打嗝，例如，充血性心臟衰竭引發的心臟性打嗝，腎臟衰竭（腎臟無法執行正常功能）和血液中尿酸造成的毒性導致的尿毒性打嗝，以及腦部病變造成的大腦性打嗝。這些嚴重的打嗝症狀需要醫療照護與治療。
如果本節的方法幫不上忙，且打嗝持續兩天以上，就該去看醫生。

便祕可能是原因：打嗝也可能是因爲長期便祕、脹氣、大腸中有氣。如果情況如此，可用一杯溫暖的芝麻油進行藥物灌腸治療。設法將油憋住至少兩至三分鐘，可能的話，憋得更久些。溫暖的油在直腸中會放鬆橫膈膜和腸道肌肉，幫助緩解打嗝。

如果打嗝又持續半個小時，可做一般的溫水灌腸。

75 高血壓（Hypertension）

健康的心臟用最適量的壓力輸送血液通過血管與動脈，但有時候由於各種不同的原因，壓力增加，此時，這人面臨較大的風險，容易罹患心臟病和癱瘓性中風。

當血液黏度增加、流速增大、或是因血管的直徑減小而收縮，這時，血壓便會上升。

高血壓的類型

從阿育吠陀的觀點，高血壓分成三大類，主要是風能和火能，但也有水能。

風能負責血管的收縮，經常發生在垂暮之年。大約六十五歲左右，血管壁常變得更厚，通道變得更窄，結果，許多人罹患了一種名爲原發性高血壓的高血壓疾病。這是風能症狀，不同於脂肪沉積在動脈壁上造成的動脈縮小，那是水能症狀。

火能負責用更大的力道快速推送血液。水能與血液的黏度增加有關。

身體與情緒上的壓力，包括憤怒和焦慮，導致血管收縮，血壓會暫時升高。沉重的責任，或是有壓力的情境，例如，公開演說，可能會使你的血壓飆升。甚至有一種現象稱爲「白袍症候群」（white coat syndrome）：當患者去看醫生時，焦慮和緊張可能會增加，結果導致血壓也跟著上升。這種現象相當普遍，屬於生理反應，幸好通常也是暫時的。但如果血壓持續偏高，可能就有危險。

何時該就醫

如果高血壓是暫時的，與壓力情境相關聯，那麼稍事休息、放鬆一下，通常就可以調理好。即使是長期病例，只因為血壓高未必表示必須靠藥物治療。完全自然的方法，例如，飲食、運動、草本、靜心、瑜伽，這些沒有負面的副作用，卻足以對治高血壓。

無論如何，高血壓的確需要有醫生監督，因為它是可能威脅生命的病症。我並不是建議患者用下述方法取代一般性醫療照護，而是試試看這些阿育吠陀療法（最好讓你的醫生知道，並在對方的同意下進行），以此作為醫療照護的助手，同時要求醫生監看你的進展。如果這些療法成功了，醫生會發現越來越不需要監督你的病情，不需要你繼續依賴藥物——至少可以逐漸減輕藥物的劑量。

適合高血壓患者的食物

有好幾種食物可以幫助你控制高血壓：

- 喝一杯芒果汁，大約一小時後，再喝二分之一杯溫熱牛奶加一撮小豆蔻、一撮肉豆蔻、一茶匙印度酥油。（註：如果你的膽固醇濃度偏高，就別用印度酥油。）
- 混合柳橙汁與椰子水（新鮮椰子內的天然原汁），以二（柳橙汁）比一（椰子水）的比例，喝二分之一到一杯，一日二回或三回。
- 將一茶匙芫荽籽和一撮小豆蔻加入一杯鮮榨（不是罐裝）蜜桃汁裡，一日喝二回或三回，有助於對治高血壓。
- 吃一些西瓜，加入一撮小豆蔻和一撮芫荽籽，這具有溫和的利尿作用，可幫助調節血壓。
- 用餐時吃些黃瓜酸奶。黃瓜是很好的利尿劑，酸奶是以優格爲基礎的佐料，常用在印度料理中。（見352頁「印度黃瓜酸奶」食譜。）

● 用綠豆仁和芫荽葉、孜然、以及少量的薑製成綠豆仁湯，對高血壓患者有益。

● 蜂蜜水也有幫助。做法：將一茶匙蜂蜜和五至十滴蘋果醋加到一杯熱水中，一大早飲用。這個飲料有助於降低膽固醇、保持血管擴張、幫助調節血壓。

「印度黃瓜酸奶」食譜

材料

小黃瓜	兩根
印度酥油	三大匙
黑芥菜籽	二分之一茶匙
孜然籽	二分之一茶匙
興渠	一撮
咖哩葉	四片
卡宴辣椒粉	一撮或小辣椒二分之一根，剁碎
新鮮芫荽葉	一小把，剁碎
新鮮原味優格	二分之一杯

做法

1. 將黃瓜削皮、磨碎，倒掉多餘的黃瓜汁。
2. 將印度酥油置於平底深鍋中，以中火加熱，加入黑芥菜籽、孜然籽、興渠、咖哩葉，煮一會兒，直到黑芥菜籽與孜然籽爆開為止。
3. 加入卡宴辣椒粉或辣椒和芫荽葉，將鍋子舉起，搖一搖。
4. 將原味優格與磨碎的黃瓜一起放入碗中攪拌。
5. 將放涼的香料加入優格與黃瓜中，充分混合，即可上菜。

此份食譜可當小菜供四至六人食用（每人一至兩湯匙）。

註：本食譜由維桑特・賴德與烏莎・賴德提供，節錄自《阿育吠陀自癒食譜》。

避開會引發火能的食物：患有高血壓的人不宜食用鹽巴、油膩的煎炸食物、或熱辣食物。

建議高血壓患者的草本

阿育吠陀建議用下述混合草本對治高血壓：

配方		做法
黃細心	一份	將上述混合草本二分之一茶匙浸泡在一杯熱水中五至十分鐘，於午餐和晚餐後飲用。
西番蓮	一份	
山楂莓（*hawthorn berry*）	兩份	

另一帖阿育吠陀草本配方對調節血壓也相當有效。

配方		做法
甘松	兩份	將二分之一茶匙混合草本浸泡在一杯熱水中五至十分鐘，製成茶，於午餐和晚餐後飲用。
香附子	兩份	
印度纈草	一份	

其他方法與建議

保持冷靜：凡是高血壓患者，都應該避免在炎熱的太陽底下辛勤工作，那可能會提高腦溢血的機會。

請務必愼重看待此事。

磁化水：飲用磁化水可以控制血壓。做法：將一杯水（最好用玻璃容器裝盛）放在一塊磁石的北極旁邊，靜置兩小時。喝一杯磁化水，一日二回。以此方式爲水充電，可增加水的利尿屬性，進而幫助降低高血壓，作用與好幾種目前廣泛使用的高血壓藥物相同，都是利尿劑。

金剛菩提子：將一或兩顆金剛菩提珠浸泡在一杯水中過夜，隔天早上飲用那杯水，對調節血壓有益。

靜心：靜心非常適合調節血壓。（如需幫助靜心的相關指南，見第七章。）好幾項研究（包括美國國立衛生研究院資助的一項研究）均顯示，在控制血壓方面，靜心可能與藥物一樣有效，而且不會產生時常與高血壓藥相關聯的負面副作用。

呼吸鍛鍊：做些溫和的「清涼調息」，可幫助控制血壓。做法：將舌頭捲成管狀，透過管狀舌頭將氣息吸入腹部，屏住氣息幾秒鐘，然後透過鼻子呼出。

瑜伽姿勢：有助於控制血壓的有效瑜伽體位包括瑜伽手印和拜月式（見附錄四）。

愼重看待鍛鍊與勞動：高血壓患者絕不該操練頭倒立式，或是在沒有醫師的指導下，投入舉重或費力的鍛鍊。

深度放鬆有助於降低高血壓

緊張與壓力會使血壓升高。放鬆的一個有效妙法是瑜伽的大休息式。

靜靜地躺著，臉朝上，雙手放在兩側。觀察自己氣息的流動，你將會注意到，在吐氣之後，有一個短暫、自然的停止；而在吸氣後、下一次吐氣前，則有另一個自然的停止。在那個停止中，自然而然地保持安靜，只要幾秒鐘。這個練習將會爲你帶來深度的放鬆，這是高血壓的天然解藥。保持大休息式，同時練習這套安靜呼吸法十至十五分鐘。

◆**重要提醒**：如上所述，高血壓可能導致嚴重的併發症。雖然這些阿育吠陀建議經過時間考驗，安全而有效，但最好在搭配醫生的建言與照護下使用。

76 低血糖症（Hypoglycemia）

低血糖是非常普遍的症狀。如果平時吃飯的時間到了卻沒有進食，且在起立時感到頭重腳輕或頭暈目眩，或是經驗到心悸、顫抖、噁心、嗜睡、盜汗、神經質、或精神錯亂，所有這一切都顯示是低血糖症。在某些嚴重的低血糖病例中，患者甚至可能引發抽搐並陷入昏迷。

大腦將血糖（葡萄糖）當作唯一的食物，且仰賴血糖提供大腦活動的必要能量。如果大腦沒有接收到充

H

足的血糖，就會陷入危機；它會製造顫抖、頭痛、盜汗、噁心、嗜睡、以及其他上述提過的症狀，因爲大腦渴求血糖。

根據阿育吠陀的說法，低血糖症在天生火型體質的人或是目前火能失衡的人身上相當常見。增加的火能會刺激胰島素分泌，降低了血糖水平，造成低血糖症。低血糖症因此引發腎上腺素分泌，造成心跳加快與顫抖。

糖尿病患者不當攝入大量胰島素，也可能導致低血糖症。此一症狀在酗酒者間也相當普遍。

低血糖症是一種需要細心照護的疾病。爲了維持血糖水平，火型人應該要早餐、午餐、晚餐規律進食，兩餐之間或是感覺到低血糖症狀時，還要吃些水果或另一份點心。正餐宜重視蛋白質和複合碳水化合物，因爲這些食物消化得比較緩慢，血糖的升降速率會因而緩慢些。

何時該就醫

反應性低血糖症可能表示罹患胰臟腫瘤。當一個中年人在飽餐一頓後九十分鐘左右便渴求糖分，這可能表示此人已罹患或即將罹患胰臟腫瘤。這是嚴重的健康問題，需要醫療關照。

低血糖症可以分成兩類：空腹性與反應性。空腹性低血糖症只是因爲沒有進食，因此，容易低血糖的人需要規律進食。此外，有些人選擇斷食，不論是基於宗教原因或是以潔淨爲宗旨，如果經常長期斷食，也可能造成低血糖症。反應性低血糖症發生在：時常對大量攝取糖分做出回應的胰臟，分泌了過多的胰島素，因而導致血糖降低。這又稱爲「飯後低血糖症」。大約飯後九十分鐘，血糖水平陡降，於是患者渴求甜食。

若要處理反應性低血糖症，就應該療癒火能。

膳食：遵照平息火能的膳食（如第八章所述）。避開熱辣食物、發酵食品、酸味和柑橘類水果、酒精飲料。香菸應該要減少或戒掉，因爲吸菸也會使火能惡化。

甘草茶：當你感覺頭重腳輕或昏眩，或是有其他的低血糖症狀，可製作一杯甘草（光果甘草）茶，每一杯水用一茶匙甘草根。這茶將會安全地增加你的血糖值。（不過，高血壓患者應該慎用甘草茶，因爲甘草茶容易造成水分滯留，可能導致血壓升高。）

草本療法：

- 最適合服用的草本有婆羅米、甘松、鋪地穿心草、甘草。這些草本都是大腦補藥，可滋養大腦，讓大腦可以靠有限的糖分運作。等比例混合這些草本，用來製茶。做法：將二分之一茶匙混合草本浸泡在一杯熱水中，於午餐和晚餐後飲用。
- 如果問題出在因胃空腸吻合術造成的飯後低血糖症，阿育吠陀建議使用：

配方		做法
青牛膽	五份	服用二分之一茶匙，搭配一些水，一日二回，於午餐和晚餐後。
海螺殼粉	兩份	
珊瑚殼粉	兩份	

- 如果懷疑反應性低血糖症可能導致胰臟腫瘤（見356頁「何時該就醫」欄），請務必就醫。此外，可採用喜來芝，這是一種使胰臟回春的神經強健劑。採用喜來芝的一帖優質配方如下：

配方		做法
喜來芝	一份	於午餐和晚餐後，服用這帖混合配方二分之一茶匙，搭配一些水。這帖配方也有助於避免成人型糖尿病。
匙羹藤	一份	

瑜伽姿勢：有些瑜伽體位可強化胰臟，幫助預防低血糖症，包括：孔雀式、駱駝式、蝗蟲式，還有蓮花提升式，以及「滾胃法」（一種腹部鍛鍊，見499頁說明）。容易受低血糖症影響的人，應該做這些瑜伽鍛鍊和鼻孔交替調息。

鼻腔滴藥：使用婆羅米酥油鼻腔滴藥，兩側鼻孔各五滴，將會迅速緩解噁心、盜汗、精神錯亂（見499頁）。

針對嗜睡：嗜睡可藉由喝些甜果汁而得到矯正，例如，石榴汁或香甜的柳橙汁。

77 陽萎（Impotence）

同時參見372頁「性慾低落」、422頁「早洩」。

陽萎是指男性不舉或勃起無法持久，可能有幾個原因。許多人認爲，陽萎始終是情緒或心理課題，但陽萎其實也可能是由於壓力或某些生理問題的緣故。

舉例來說，當一個人膽固醇過高時，脂肪與血小板可能囤積在冠狀動脈，阻礙血液流至心臟，由於供血量不足，引起心臟病發。同樣地，血小板也可能囤積在通向陰莖的血管中，導致「陰莖病發」，這時，流至陰莖的供血量不足，無法造成勃起或保持勃起，導致陽萎。

按摩以改善循環：一個簡單而有效的方法是，用幾滴摩訶那羅延油按摩恥骨區（腹部下方）和陰莖根部。這樣的按摩將會改善該區的循環，可能足以根除問題。

塗抹藥草油：可將心葉黃花稔油或印度人蔘油直接塗抹到陰莖上。

按摩攝護腺部位：用上述三種油之一按摩攝護腺上方（介於陰囊與肛門之間），也有所助益。如果沒有這些油，也可只用一些純印度酥油。先以圓形動作按揉，最後從肛門朝陰莖基部輕撫。按壓力度要輕，就跟按摩恥骨區一樣，這會幫助改善循環。

具強化效用的草本配方：內服方面：

配方	做法
印度人蔘 心葉黃花稔 印度葛根	上述草本等量混合後，將一茶匙草本加入溫熱的牛奶中飲用，一日二回，持續三個月。牛奶加熱時，可加入幾小塊剁碎的新鮮蒜頭。蒜頭可促進血流量，增強血管的伸縮度，與這些強化型草本結合，有助於減輕陽萎問題。

溫和的催情飲料：每晚喝一杯溫熱的牛奶加一撮番紅花。番紅花是春藥，也可增加精蟲數量。

運用定心茶放鬆：如果陽萎的原因是心理的，例如，恐懼或焦慮，可以喝此定心茶來矯正這個問題。定心茶是一帖草本複方，內含等比例的甘松、婆羅米、鋪地穿心草。用二分之一茶匙這樣的複方製成茶，上床前一小時左右喝下，一定會幫助舒緩可能是問題根源的情緒和心理壓力。

瑜伽姿勢：特定的瑜伽鍛鍊可能也幫得上忙。公雞式的坐姿可針對攝護腺施壓，尤其有益。也可嘗試蓮花提升式、金剛坐姿、輪式體位、以及弓式。（如需圖解，見附錄四。）

78 尿失禁（Incontinence, Urinary）

見468頁「尿失禁」。

79 消化不良（Indigestion）

第三章討論過，消化的效力仰賴消化火的強度。如果你的食物攝取量大，而且難以消化、非常液態、或是品質相當濃密，這些屬性都與胃火的屬性相敵對，可能抑制火力的正常功能，導致消化不良。

情緒性進食（基於情緒的理由而進食，這時，系統不需要食物，或是吃了太多，以致無法好好消化）是另一個消化不良的潛在原因。第三大致病因素是錯誤的食物組合，例如，吃香蕉配牛奶、甜瓜配穀物、以及其他不相容的食物組合不利地影響消化火，導致消化不良（見164頁表格）。

上述各種因素促成胃酸分泌過多，導致胃酸過多性消化不良、心口灼熱、噁心、甚至是腹瀉。食物在胃中或腸內發酵的情況也可能發生，導致有氣、脹氣，也可能造成胃痛，視病因的嚴重性而定。

因此，欲對治消化不良，患者必須先避開這些致病因素，其次才採用下述推薦的草本療法。

增強消化火的四種方法

預防消化不良的首要關鍵是強化消化火。這裡有幾則建議：

- **生薑：**點燃火力的最佳草本之一是薑。每餐飯前，將一些新鮮生薑剁碎或磨碎，加幾滴萊姆汁和少量鹽巴，充分咀嚼。或者也可以只切一薄片生薑，撒上少許鹽巴，然後嚼碎。

- **蒜和三辣藥**：這裡有另一帖餐前消化刺激劑。做法：將四分之一茶匙蒜粉、二分之一茶匙三辣藥（由等比例的生薑、黑胡椒、印度長胡椒組成）、少許岩鹽混合在一起，於午餐和晚餐前服用。
- **草本複方**：有一帖類似的混合草本：一瓣新鮮蒜頭剁碎，加入四分之一茶匙孜然粉、一撮岩鹽、一撮三辣藥、以及一茶匙萊姆汁，於餐前服用。
- **月桂葉**：以常用香料月桂葉來活化胃火。做法：將二分之一茶匙碾碎或磨成粉狀的月桂葉，浸泡在一杯熱水中約十分鐘，製成茶，加入少許小豆蔻，於進食後飲用。

斷食

斷食有助於消除消化不良。斷食不僅能點燃消化火，更可讓消化系統稍事休息。消化不良時，可以奉行一套完整的斷食法，也可以嘗試這個配方：喝一杯香甜的新鮮鳳梨汁加少許薑、少量黑胡椒、以及二分之一茶匙有機糖，一日飲用三回。

舒緩消化不良的方法

緩解消化不良的方法如下：

- **洋蔥汁**：服用四分之一杯新鮮洋蔥汁加二分之一茶匙蜂蜜和二分之一茶匙黑胡椒。
- **蒜頭**：將一瓣新鮮蒜頭剁碎，加入一撮鹽巴和一撮小蘇打粉食用。
- **萊姆汁**：針對急性消化不良，可將四分之一顆萊姆榨汁，放入一杯溫水中。飲用前，加入二分之一茶匙小蘇打粉，然後迅速喝下。

針對長期消化不良的對治法

假使長期消化不良（亦即火力虛弱），可準備下述混合草本：

配方		做法
三辣藥	一份	四分之一茶匙草本配方，加一些蜂蜜和新鮮生薑汁，於餐前服用。如果沒有新鮮生薑，也可只用蜂蜜。這帖混合草本將會強化消化火。
白花丹	兩份	
胡黃蓮	一份	

預防消化不良的十大方法

- 真正肚子餓時才吃。
- 絕不情緒性進食。情緒性進食會對消化火造成不良的影響。
- 一天只吃兩餐，最多三餐：早餐、午餐、晚餐。避免在兩餐中間吃點心。
- 避開冰凍飲品，尤其是用餐期間或用餐後，這些飲料會冷卻消化火。若想擁有最強的消化力，可在用餐期間小口啜飲溫水。
- 用餐時，吃到胃部內含三分之一食物、三分之一湯水、保留三分之一空間。這會幫助正常消化，提升心智清明度。

I

- 充分咀嚼食物，以確保唾液與食物充分混合。唾液在消化中扮演重要的角色。
- 用餐最後，可以喝一杯拉昔。拉昔是由四茶匙優格與各兩撮薑和孜然粉加入一杯水中混合製成。
- 有助於促進消化的瑜伽姿勢包括抬腿與孔雀式（見附錄四圖解）。
- 你或許也應該嘗試名爲「滾胃法」的阿育吠陀程序（見499頁）。
- 名爲「火的氣息」調息法（呼吸鍛鍊），可以幫助激起你的消化火（見118頁）。

80 趾甲內生症（Ingrown Toenail）

參見464頁「腳趾甲感染」。

81 失眠（Insomnia）

在今日生活中，失眠是十分普遍的毛病，主要肇因於心智或神經系統中的風能增強。在許多其他問題中，失眠是起因，或是使問題複雜化的因素。它可能與便祕相關，可能是壓力或過度勞累的結果，或者它可能造成疲憊，同時導致更大的壓力。失眠可能是抑鬱的症狀，也可能使抑鬱加劇，因此，我們必須有效地對治。

飲食療法

溫熱的牛奶：睡前喝一杯溫熱的牛奶，有助於帶來平和的睡眠，這是完全正確的。如果你喜歡，也可以喝純奶，但下述建議會使溫熱的牛奶更可口、也更有效。

- 加入一撮（多達八分之一茶匙）肉豆蔻。
- 加入一些壓碎的杏仁（去皮的更佳）、一撮肉豆蔻、一撮小豆蔻。準備杏仁時，可用堅果磨碎器或咖啡研磨機。
- 嘗試蒜頭奶。做法：將一杯牛奶、四分之一杯水、一瓣剁碎的新鮮蒜頭混合在一起，溫和地煮沸，直到剩下一杯水的量。

櫻桃：櫻桃適合療癒心智疲憊與壓力，此兩者都是失眠的原因。每天吃十至二十顆櫻桃，可以幫助緩解這些症狀，促進睡眠。

番茄汁：這裡有一帖你可能從沒想到的番茄汁用法。做法：一杯番茄汁加兩茶匙天然原糖和兩撮肉豆蔻，在下午四點至五點之間飲用，並於六點到七點之間吃晚餐。當晚，你應該會一夜好眠。

草本療法

草本配方：可以幫助睡眠的有效草本配方是：

配方		做法
印度纈草	一份	睡前服用這帖粉末狀混合草本四分之一茶匙，搭配一些溫水。
纈草根粉	兩份	
洋甘菊	一份	

洋甘菊茶：這是舉世皆知的。就寢前喝一杯洋甘菊茶，眞正有益於誘發睡意。

其他方法與建議

溫油按摩：就寢前，用油擦揉頭皮和腳底，這是誘發睡意最簡單、有效的方法之一。採用芝麻油、婆羅米酥油、或甘松油，輕輕地按摩幾分鐘。使用前，將油稍微暖一下，會有所幫助。

肉豆蔻：利用這味常用香料可以幫助誘發睡意。睡前，將肉豆蔻粉混合等量印度酥油製成的細緻軟膏敷在眼睛四周與前額，可幫助入睡。

洗個熱水澡：就寢前，洗個熱水澡或淋個熱水浴，有助於舒緩風能，促成一夜好眠。

嘗試瑜伽靜心：睡眠障礙往往是因爲憂心與焦慮，使得頭腦在夜裡躁動不安。若要好好消解那些焦慮，可在睡前稍事靜心。做法：舒服地坐在床上，將注意力放在「第三眼」（位於前額的兩眉之間）。跟隨氣息進出，或是操練傳統的「嗖哈」靜心：吸氣，同時想著「嗖」這個音，然後帶著「哈」音吐氣。（第七章有更進一步的靜心指南。）

然後面朝上躺下。留意你的氣息，同時繼續做「嗖哈」靜心，將心思溫和地集中在第三眼。你將會睡得像個孩子。

82 腸躁症（Irritable Bowel Syndrome）

根據阿育吠陀的說法，腸躁症是起因於風能推動火能進入大腸。若要矯正此一症狀，可結合下述草本：

配方		做法
蘆筍草	一份	服用這帖混合草本二分之一茶匙，搭配一些溫水，於進食後服用，一日數回。
珊瑚殼粉	八分之一份	
海螺殼粉	八分之一份	
葛根	兩份	

- 也可於晚餐後一小時，服用一茶匙洋車前子麩皮搭配二分之一杯新鮮優格。
- 若想創造另一套簡單的療法，可將一茶匙亞麻籽加入一杯水中煮沸，製成茶，就寢前喝下。
- 針對特定的長期腸躁症病例，阿育吠陀建議將二分之一至一杯溫暖的芝麻油注入直腸。若採用這套灌腸療法，就要嘗試將油憋住五分鐘。一旦大腸得到芝麻油的充分潤滑，腸躁症將會被控制住。需要的話，可以一週進行一或兩次這樣的灌油療法。（更多「藥物灌腸療法」相關資訊，見497頁。）

83 時差綜合症（Jet Lag）

時差綜合症基本上是體內風能過剩的症狀。搭飛機高速旅行會引發身體系統中輕盈、善變、精神恍惚的特性，使風能惡化。若要預防時差，阿育吠陀建議下述三段式策略：

1. 飛行前一小時：服用兩顆（00號大小）的生薑膠囊，搭配一杯水。

2. 飛行期間：喝至少兩至三杯水，中間間隔一至兩小時。飛行會使身體輕微脫水，飲用足量的液體可以矯正這個問題。脫水會增強風能。不要喝咖啡或其他含咖啡因的飲料，因爲咖啡因也會激起風能。

3. 到達目的地時：用些溫暖的芝麻油擦揉頭皮和腳底。此外，喝一杯熱牛奶，加入少量的肉豆蔻和薑。

這兩個簡單的方法有助於平息風能。

如果在夜暮低垂前抵達目的地，可以飲用等比例的洋甘菊、薄荷、甘松（各三分之一茶匙）製成的茶，將此三味草本加入一杯熱水中，浸泡十分鐘。

如果預計目的地沒有這些草本，可在家裡先混合三味草本，然後用小塑膠袋或其他方便的容器攜帶。

84 腎臟問題（Kidney Problems）

同時參見370頁「腎結石」。

充血阻塞、高度火能、或是腎臟內的結晶尿素、以及腎結石，全都可能造成下背部緊繃與疼痛。針對這些問題，阿育吠陀建議下述簡單療法。

首先，準備這些混合草本：

配方		做法
黃細心	一份	服用這帖混合草藥一整茶匙，搭配溫水，一日二回或三回，於餐後服用。
刺蒺藜	一份	
甜茴香籽	一份	

另一帖簡單、天然的腎臟療法是孜然—芫荽籽—甜茴香茶。準備此茶時，將等量的三味草本混合在一起，在水中煮沸，一日飲用二回或三回。（每杯水加入約各四分之一茶匙的草本。）

另一帖有效的療法是：二分之一茶匙阿育吠陀草本香附子搭配二分之一茶匙甜茴香，浸泡在熱水中十分鐘，過濾後飲用。此茶飲將會強化腎臟。

85 腎結石（Kidney Stones）

有不同類型的腎結石，對應風能、火能、水能。

- 含鈣結石是水能結石，通常柔軟、不痛；不過當結石離開腎盂、進入輸尿管時，可能會引發疼痛。甲狀腺或副甲狀腺功能減退的患者，都可能會形成含鈣結石。
- 磷酸鹽結石是粗糙的，會刺激膀胱，且因其粗糙的特性而造成疼痛。這類結石主要肇因於食用過多的茄科植物（馬鈴薯、茄子、番茄），導致體內的磷酸鹽增加。
- 草酸鹽結石是銳利的，它們是火能結石。這類結石會刺激、灼燒、導致出血，也可能造成劇痛，從腰間疼到鼠蹊部。膳食中草酸含量高，助長了火能結石的成形，因此，食用富含草酸的菠菜、馬鈴薯、番茄、大黃的人，就容易形成結石。關心預防腎結石成形的人，應該嚴禁這些食物。

草本療法：如果已有腎結石，要去除腎盂中的結石，阿育吠陀建議黃細心沒藥和刺蒺藜沒藥，各服用一錠，一日二回，於午餐和晚餐後服用。

如果腎結石開始通過輸尿管，產生劇痛，可準備下述草本配方：

配方		做法
黃細心	一份	服用這帖混合草本一茶匙，一日二回，搭配一罐啤酒。啤酒基本上是發酵的大麥湯，是種利尿劑，可加快腎結石的通過速率，而與上述草本結合後，可對腎臟產生排除結石的效用。排石的過程會比較容易，不那麼疼痛。註：如果你喜歡，可用無酒精啤酒，或是將普通啤酒置於平底深鍋中加熱，酒精就會迅速蒸發。
利尿藥穆特拉（*mutral*）	三份	
婆羅米	一份	

另一帖有效的草本療法配方如下：

配方		做法
黃細心	五份	服用這帖混合草本二分之一茶匙，一日二回，搭配一罐啤酒，可幫助腎結石以較少不適的方式通過。再次強調，如果不喜歡喝啤酒，可以換成無酒精啤酒，或是改喝大麥茶或大麥湯。這些全都具利尿功效，可達到相同的作用。
刺蒺藜	三份	
利尿藥穆特拉	兩份	
喜來芝	八分之一份	

冷、熱敷交替：另一個緩和排石疼痛的方法是，對腎臟進行交替冷、熱敷。做法：用熱水瓶或熱敷布，以及冰袋或一袋冷凍蔬菜，每三十秒至一分鐘交換，直到疼痛消退為止。

西瓜汁：可嘗試喝一杯西瓜汁加四分之一茶匙芫荽籽粉。西瓜汁是利尿劑，芫荽籽也是，兩相結合，將會好好地沖刷腎臟，幫忙移除小石頭和結晶。飲用這樣的份量，一日二回或三回。

K

86 性慾低落（Low Libido）

性慾是對歡愉和滿足的渴求。根據阿育吠陀的說法，這股渴求源自於「男性生殖組織」以及「女性生殖組織」。當男性或女性生殖組織虛弱或無力時，性慾就會低落。

性慾低落是許多人在中年、甚至是更早時便患有的症狀。除了生殖組織虛弱，情緒性因素與高度壓力也是性驅力降低的主要原因。採用阿育吠陀降低壓力、強化生殖系統的療程與療法，性慾低落便可得到頗具成效的療癒。

但一如既往，阿育吠陀要問的問題是：整體情況如何呢？性慾低落可能是一個影響患者婚姻或伴侶關係的問題。另一方面，性慾降低有時可能是身體的健康回應，阻斷額外損耗賜予健康與維持生命的體液。從這個觀點看，性慾低落也可以被看作是身體智能的表達。

刻意無欲與性慾低落截然不同。在無欲之中，存在著難以置信的性力量，但這人有意識地「操控」那股性能量，將它轉化成無上的喜樂或無上的智能。

在性慾低落的病例身上，那股能量就是缺乏。在本節中，我們將探討幾個增加能量的方法。

男性篇

一個簡單但有效的技巧是：用食指指尖輕輕地按壓龜頭。刻意按壓龜頭尖端後方二點五公分左右的溝槽，那個溝槽中央有一個「嘛瑪急穴」（簡短說明，見518頁），輕輕地按壓一或兩分鐘，然後放開。這個技巧也有助於療癒早洩。（更進一步的建議，見422頁「早洩」。）

- 也可以用心葉黃花稔油或蘆筍草酥油輕輕地按摩龜頭，或是塗抹一些蓖麻油或婆羅米酥油。（藥草油製作指南，見495頁。）
- 內服方面，印度人蔘草本相當有效。做法：將一茶匙印度人蔘與二分之一茶匙印度葛根加入一杯溫熱的牛奶中，晚上飲用。這個配方可以增強性慾低落的男性患者的體力。註：與其直接將草藥粉放入杯中混合，不如放進牛奶中煮幾分鐘，後者更具功效。

女性篇

另一帖類似的草本配方對女性有幫助，但用蘆筍草取代印度人蔘。做法：將一茶匙蘆筍草與二分之一茶匙印度葛根混合在一起，搭配一杯溫熱的牛奶，於晚上就寢前飲用。

也可以用心葉黃花稔油、蘆筍草酥油、蓖麻油、或婆羅米酥油輕輕地按摩恥骨區。

男女適用的食物療法

杏仁：早餐吃十顆生（沒烤過的）杏仁。做法：將杏仁泡在水中放過夜，隔天早上先去皮後再吃。

- 製作可增強體力的杏仁飲：

L

配方		做法
溫熱的牛奶	一杯	將十顆生杏仁泡在水中放過夜，隔天早上先去皮，然後將杏仁放進攪拌機中，加入上述草本和材料，徹底攪拌。這個飲料很可口，是對抗性慾低落的絕佳食品。
印度酥油	一茶匙	
天然原糖	一茶匙	
肉豆蔻	一撮	
番紅花	一撮	

椰棗：

配方		做法
薑	一茶匙	將十顆新鮮椰棗浸泡在約九百四十毫升的印度酥油罐中，加入上述草本後封好，保存在溫暖的地方至少兩週。然後每天一大早吃一顆椰棗。這些椰棗美味可口，可幫助療癒性慾低落、性功能低下、以及慢性疲勞。
小豆蔻	八分之一茶匙	
番紅花	一撮	

蘋果甜點：下述蘋果甜點是另一帖美味且可增強體力的調製品。

配方		做法
粉狀小豆蔻	八分之一茶匙	五顆生蘋果削皮去籽，攪拌或搗碎製成泥，依據自己的口味加些蜂蜜，徹底混合後加入上述草本，於餐後至少一小時，好好享受二分之一杯這樣的甜點。註：吃這款蘋果甜點之前和之後至少四小時，忌食牛奶、優格、魚。
番紅花	一撮	
肉豆蔻	一撮	
玫瑰水	十滴	

無花果與蜂蜜：早餐後吃三顆無花果加一茶匙蜂蜜，一小時後吃一杯拉昔（拉昔食譜，見105頁），會幫助回復性能量。

蒜與洋蔥：在膳食中多加一些蒜與洋蔥是有幫助的。不過，這些食物被認爲不太適合靜心，因爲它們有點會鈍化心智，因此如果你在意這點，可以跳過這一項和下述兩項建議。

- 據說蒜奶具有刺激情慾的特性。做法：將一杯牛奶、四分之一杯水、一瓣剁碎的蒜頭混合在一起，溫和煮沸至只剩一杯水的份量，於就寢前喝下。
- 一大匙洋蔥汁與一茶匙新鮮生薑汁混合，一日服用二回。

男女適用的其他療法

草本療法：性慾低落可以靠這帖草本配方得到有效的療癒。

配方		做法
蘆筍草	一份	早上服用這帖混合草本一茶匙，晚上再服用一茶匙，搭配溫熱的牛奶。一日二回，持續一個月。
印度葛根	一份	
肉豆蔻	八分之一份	
印度纈草	二分之一份	

性慾低落與便祕：這兩種症狀時常同時出現。若要輕鬆地征服便祕，可每天服用三果實，晚上二分之一茶匙搭配溫水。做法：將三果實粉沖入大約一杯熱水中，浸泡十分鐘，過濾後飲用。

心理與情緒課題：如果壓力以及焦慮或敵意之類的心理問題是造成性慾低落的原因，經常靜心、操練瑜伽體位、做呼吸鍛鍊，將會有所幫助。特別有益的瑜伽體位包括：金剛坐姿、公雞式、駱駝式、舞王式。（瑜伽姿勢指南，見附錄四。）

87 記憶減退（Memory Problems）

每一個人偶爾都會健忘。忘記某個名字、約會、或是其他似乎來到嘴邊卻說不出口的資訊，這會使當事人感到挫敗。可能忘記車子停在何處或鑰匙留在哪裡，這類經驗對每一個人來說都是家常便飯。但另一個極端則是嚴重健忘，發生在罹患阿茲海默症時，患者可能會認不得自己的妻子、丈夫、子女、朋友、或家人。

記憶減退常是輸送至腦部的養分不足造成的。此外，隨著年齡增長，記憶經常會變差。酒精會損壞腦細胞，因此，失憶症狀在酗酒者之間屢見不鮮。記憶減退也可能是由於使用迷幻藥、大麻、古柯鹼之類的毒品，以及酗酒的緣故。所有這些都可能損壞腦組織，於是記憶將會受到影響。

根據阿育吠陀的原理，記憶被記錄在大腦內部神經細胞的感光片上，屬於水能特質；記憶藉由風能，在適當的時間加以活化並被回想起來。大部分的記憶問題要麼是由於水能停滯，要麼是因爲風能惡化，加上風能輕盈、通暢、甚至是恍惚的特性。因此，爲了增強記憶力，我們需要掌控風能和水能。另一方面，火能銳利、具穿透性，是記性好的支柱。

下述建議將會幫助你提升記憶力、預防失憶。

可增強記憶的食物

胡蘿蔔：胡蘿蔔內含胡蘿蔔素，對記憶有益。胡蘿蔔也會強化火能，喚回清晰的記憶。喝些胡蘿蔔汁或甜菜根汁，兩者均有造血功能，可幫助提升記憶。

基恰里斷食法：「基恰里」是一道有營養的簡單料理，基本上是用百分之五十的印度香米和百分之五十的黃色去皮綠豆仁，通常會加此香料調味。五天的基恰里斷食（用普通的基恰里加此剁碎的芫荽葉），將會潔淨身體系統，幫助增強記憶。（如需更美味的基恰里食譜，可發揮一下想像力，或是查閱料理食譜，例如，烏莎．賴德與維桑特．賴德合著的《阿育吠陀自癒食譜》。）

簡單的「基恰里」食譜

材料

印度香米	一杯
黃色去皮綠豆仁	一杯
芫荽葉	一小把，剁碎
水	六杯

做法

1. 用許多水將香米和綠豆仁清洗過兩遍。如果有時間，讓綠豆仁先浸泡幾個小時後再烹煮，可幫助提升消化率。
2. 將香米、綠豆仁、芫荽葉加入水中。
3. 煮至沸騰，不加蓋滾五分鐘，偶爾需攪拌一下。
4. 轉小火，蓋上鍋蓋，稍微留個小縫。將食材煮到軟爛為止，大約需二十五至三十分鐘。

水果斷食法：三至五天的水果斷食，加上晚間服用三果實（二分之一茶匙浸泡在一杯熱水中五至十分鐘），將會銳化神經系統，使大腦更有能力深入探查記憶。註：容易低血糖的人不宜嘗試水果斷食法。

建議用下述水果進行水果斷食：

- 風型人：木瓜、西梅乾、芒果。
- 火型人：葡萄、石榴、蘋果。
- 水型人：蘋果、蔓越莓、石榴。

其他食物：可幫助增強記憶的其他食物包括：番薯、樹薯粉、秋葵（常用作補腦藥），以及可助長火能、刺激記憶的菠菜。悅性食物通常對記憶力有助益，傳統上被認爲最爲悅性的食物包括：新鮮水果和蔬菜、杏仁、柳橙、印度酥油、牛奶。難以消化的肉類對記憶力極其不利，有記憶問題的人應該嚴禁。

可幫助記憶的草本

- 銀杏和雷公根近來被吹捧成增強記憶的良藥，其實它們也眞的裨益良多。這兩味草本均可擴張大腦血管、增強腦部的血液循環，而且都是優質的記憶滋補品。
- 在阿育吠陀中，有些名爲「梅德雅」（*medhya*）的特定草本。*medhya* 的意思是「增強記憶之物」，而最先要提到的是婆羅米（類似雷公根）。此外，甘松、旱蓮草、鋪地穿心草對大腦和記憶來說都相當珍貴。你可以個別使用這些草本，也可以等比例混合後製成茶。

配方	做法
婆羅米 甘松 旱蓮草 鋪地穿心草	等比例混合後，將一茶匙草本加入一杯熱水中浸泡十分鐘，早上和晚上空腹飲用。持續飲用此茶一個月，可幫助提升腦部的血液循環，去除記憶問題。如果此法似乎有益，就可以不間斷地長期採用。

- 就寢前，喝婆羅米奶（將二分之一茶匙婆羅米加入一杯牛奶中煮沸幾分鐘），會大大增強記憶力。加入一撮番紅花，可更增效益。可以每天喝婆羅米奶，喝一個月，或是不間斷地長期持續下去。
- 早餐和晚餐前五至十分鐘，服用一茶匙婆羅米酥油也有幫助。
- 一大匙蘆薈膠加一撮黑胡椒和四分之一茶匙旱蓮草粉，一日服用二回或三回，同樣裨益良多。

保持優質記憶的實用祕訣

- **寫下來**：把重要的資訊寫下來，才會記住，然後可以一再複習。此外，製作一份待辦事項清單或採買清單，就不會忘記買牛奶或香蕉了。
- **培養詩意的態度**：以押韻和有節奏的方式思考。在印度和其他國家的口述傳統中，學生會記憶大量通常套用了韻律和節奏的知識。

M

🌸**關聯法**：運用關聯性來幫助記憶。假設某人告訴你他的名字，設法將此名與某樣熟悉之物連結起來。甚至可以想像一幅可與此名字的聲音搭配的畫面。

🌸**針對健忘靜心**：有一個古老的阿育吠陀技巧，可以重新捕捉失去的記憶。如果你忘記某事，只要安靜地坐著，停留在那份健忘之中，將氣息吹入那份健忘裡，然後設法將那份記憶挖掘出來。它會突然間回來喔！

其他可改善記憶問題的方法

🌸**運動**：每天走路，尤其是快走（只要你適合快走），這會改善循環，幫助增強記憶。走半小時，一週五次，週一至週五。

🌸**瑜伽姿勢**：瑜伽姿勢會有幫助，尤其是倒立體位（肩倒立式、頭倒立式、犁式、駱駝式），有助於將更多血液帶到腦部。弓式和眼鏡蛇式也有幫助，還有瑜伽的休息體位——大休息式。也可操練拜日式，一天十二回合。

🌸**推油按摩**：用婆羅米油擦揉腳底和頭皮，刺激肌膚底下的大腦神經接受器，將訊息傳送到腦細胞，進而活化記憶。

🌸**鼻腔滴藥**：鼻子是通向大腦和記憶的門戶。將暖過的婆羅米酥油滴入鼻孔中，兩側各五滴，可以幫助增強記憶。（如何製作藥用油的相關說明，見495頁。）

🌸**調息法**：鼻孔交替調息法可幫助增強大腦循環（見117頁）。

🌸**靜心**：記憶減退可能肇因於壓力、焦慮、憂心。經常靜心有益於緩解壓力。可嘗試第七章說明過的空碗靜心或「嗖哈」靜心。

避開有毒物質：有記憶問題的人，應該避開酒精與大麻。此外，嚴禁會直接影響大腦的毒品，例如，迷幻藥。吸菸也會對記憶力造成不良的影響，因爲尼古丁的毒性會使大腦血管收縮，進而損壞腦細胞。有研究指出，醫師常開的某些處方藥也可能嚴重損害記憶，例如，學名爲地西泮（diazepam）的煩寧（Valium）。

上述這些該做的動作與不該涉足的禁忌，將可有效地保護並增強記憶。

88 更年期問題（Menopause Problems）

更年期是自然的現象——身體停止生產女性荷爾蒙，月經終止了。女性荷爾蒙除了負責生殖與其他功能，也是調節骨骼代謝所必需，因此，有些女性可能最後罹患了骨質疏鬆症。這對風型人和火型人尤顯眞實。（預防這個症狀的相關建議，見414頁「骨質疏鬆症」。）

有些女性可能經驗到更年期症候群，特徵是熱潮紅、水分滯留、情緒波動；有些可能有失眠的症狀。下述建議將會幫助你優雅而舒服地穿越這個人生的自然階段。

- **膳食指南**：更年期的主要膳食建議是遵照平息風能的膳食（見第八章）。不論是什麼體質的人，這點均恆眞，但對風型人尤其重要。
- **蘆薈**：服用新鮮蘆薈膠（一茶匙，一日三回），將可幫助預防與緩解不舒服的症狀。
- **礦物質補充劑**：服用一些礦物質補充劑相當重要。具體而言，要服用每天提供大約如下劑量的鈣、鎂、鋅配方：鈣／一二〇〇毫克，鎂／六〇〇毫克，鋅／六〇毫克。晚上服用這些補充劑，應可幫助療癒熱潮紅之類的更年期症候群，而且可以幫忙預防骨質疏鬆症。

天然的荷爾蒙來源

對現代醫學來說，爲更年期婦女開具荷爾蒙替代療法早已成爲家常便飯。阿育吠陀長久以來體認到，在人生這個階段，女性回春草本的價值在於：預防和／或緩和更年期症候群。不過，並非合成配方的這些草本，爲你的身體提供雌激素與黃體素的天然食品前驅物。

蘆筍草和野生山藥（類似阿育吠陀草本印度葛根）最具功效，兩者混合將會強化並療癒身體系統。

配方		做法
印度葛根或野生山藥	二分之一茶匙	整個更年期均採用這個配方，一日二回，於午餐和晚餐後服用，搭配幾小口溫水或二分之一杯蘆薈汁。
蘆筍草	二分之一茶匙	

療癒熱潮紅：可嘗試喝一杯石榴汁加一茶匙冰糖粉或有機糖，以及五至十滴萊姆汁。可以每天喝二回或三回，這個份量是緩解熱潮紅所需要的。

舒緩陰道乾燥：若要減輕陰道乾燥，可將一些芝麻油倒在一塊無菌棉花上，把棉花塑造成衛生棉條狀，晚上時塞入陰道中。可用衛生護墊防油外漏。（可考慮在棉花上綁一條乾淨的線或細繩，以方便隔天早晨時取出棉花。）

有助益的瑜伽姿勢：某些瑜伽體位有所裨益。每天至少做十二回合拜日式，以及可強化下腹部的姿勢，例如，蓮花式、蝗蟲式、弓式、船式、脊柱扭轉式。抬腿與膝胸式也有幫助。（見附錄四。）

89 月經不順（Menstrual Difficulties）

同時參見419頁「經前症候群」。

經痛類型

根據阿育吠陀的理論，經期疼痛或不順可分成三大類：風型、火型、水型。重要的是，儘可能明確地知道問題在哪裡（風型、火型、或水型），才能有效地療癒。請注意：月經不順並不受個人的體質類型所影響；也就是說，火型體質的人，可能有風型月經問題。因此，務必仔細閱讀下列敘述，同時好好對照一下自己的經驗。

- 風型：經期開始前更加疼痛、脹氣、下腹部疼痛、下背部痠痛、便祕、抽筋、失眠，這些全都與風型月經不順相關聯。月經流量通常較少。
- 火型：充血性經痛是火能問題。火能會造成充血、發炎、刺痛，胸部變得柔軟，膀胱更加敏感，排尿時可能有灼熱感，可能有熱潮紅和易怒感，可能造成大量出血。
- 水型：水型月經不順也有充血阻塞，而且疼痛較常發生在經期後半段，與白帶、脹氣、水分滯留、沉重感、無精打采、嗜睡相關聯。這類女性白天時會覺得想睡覺。

月經不順的對治法

以下列舉各項失調的有效對治法。

風型：療癒風型月經不順，可製作以下草本複方：

配方	做法
印度人蔘	等比例混合這些草本，服用一茶匙，搭配溫水，於午餐和晚餐後服用。
印度葛根	
印度纈草	

• 在下腹部塗抹蓖麻油，對舒緩風型抽筋與不適也有效。

• 服用一大匙蘆薈膠搭配兩撮黑胡椒，一日三回，直到抽筋消退爲止。

火型：有火型症狀的婦女應該採用：

配方		做法
蘆筍草	兩份	這個配方對火型經痛有效。服用這帖混合草本二分之一茶匙，搭配溫水，一日二回，於餐後服用。
珊瑚殼粉	八分之一份	
香附子	一份	

你還會發現，在下腹部塗抹一些椰子油，具有相當不錯的舒緩效果。

水型：採用下述混合草本，水型月經問題便可以得到有效的療癒。

配方		做法
黃細心	二分之一份	服用這帖混合草本約二分之一茶匙，一日二回，於午餐和晚餐後搭配溫水服下。
茜草	二分之一份	
三辣藥	八分之一份	

在下腹部塗抹芥籽油和蓖麻油（各半），也會幫助緩解水型經期不適。

◆**重要提醒**：這可能是提醒你某個阿育吠陀重要原理的好時機。如果你發現自我治療無效，甚至症狀似乎越來越糟，那麼可能是在問題診斷上犯了錯。

不要放棄！請謹記，你並不是受過訓練的阿育吠陀診斷醫師，只要重新評估狀況，嘗試另一種不同的療癒方法即可。

三種體質都適用的方法

草本療法：阿育吠陀的藥物囊括了一連串以「沒藥」為基礎的強效草本複方。這些複方除了具有其他效果外，尤其適合調理月經。對風型疼痛來說，可用三果實沒藥或健美沒藥；火型疼痛可用回春沒藥；水型疼痛用黃細心沒藥，效果最好。不論是哪一種病例，均一日服用二回，每回一錠。這些沒藥錠通常可向阿育吠陀草藥商購得。

另一帖應該可以緩解經痛的萬能藥是：將一些孜然籽放在沒塗油的平底鍋中烘烤，直到香味撲鼻（只要幾分鐘時間）。放涼後，慢慢地咀嚼大約一茶匙，然後再食用一大匙蘆薈汁。

治療月經流量過大：覆盆子葉與洛神花（等量，每杯水一至兩茶匙草本）製成的茶，往往相當有效。也可以嘗試喝一杯椰子水（新鮮椰子裡的天然汁液），加入二分之一茶匙冰糖粉或天然原糖。空腹食用大約十至二十顆新鮮覆盆子，一日二回或三回，可能會有幫助。

預防月經問題的方法

也許比這些疼痛療法更重要的是一套「預防」月經問題的策略。你可以相當輕易、有效、安全、平價地遵循這套策略。

- **蘆薈膠**：預期月經即將到來的前一整個星期，服用一大匙蘆薈膠，一日三回，將可幫助預防所有類型的經痛與不適。
- **膳食指南**：一整個月，均遵照適合自己體質類型的膳食指南（見第八章）。
- **瑜伽姿勢**：一整個月，每天花幾分鐘操練適合自己體質的瑜伽姿勢（見97頁）。月經期間，並不推薦任何瑜伽體位，只需儘可能休息、閱讀、放鬆。

如果能夠遵照上述建議，你的月經問題可能很快就變成不過是一段回憶。

90 偏頭痛（Migraine）

同時參見328頁「頭痛」。

雖然偏頭痛可能源自於風能、火能、或水能失衡，但最常發生在身體系統中的是火能進入心血管系統、隨著血液循環流遍大腦、影響腦部的血管時。火能炎熱、銳利的特性使得血管擴張，對神經造成壓力，導致偏頭痛。

遵照平息火能的膳食：若要療癒偏頭痛，至關重要的是先用適當的舒緩火能膳食調理火能（見第八章飲食指南），尤其要避開熱燙辛辣食物、發酵食品、酸味或柑橘類水果。謹慎地遵照舒緩火能的膳食，不僅可以有效地緩解偏頭痛，也可以作爲預防措施。

預防偏頭痛的早餐：有些人會在中午犯偏頭痛，晚上便消退。對這種人來說，可嘗試這套預防方法。這方法可能聽起來太過簡單，但的確有效。早晨第一件事，吃一根熟香蕉。做法：將香蕉剝皮、切片，加上一茶匙溫暖的印度酥油、一茶匙棗糖、一撮小豆蔻。這道點心美味可口，有助於減輕火能，預防偏頭痛再犯。

草本療法：下述草本複方會有幫助：

配方		做法
蘆筍草	五份	準備這帖混合草本，然後服用二分之一茶匙，一日二回，早晚各一，分別在早餐和晚餐飯後，搭配一些微溫的水。這個配方的宗旨是要平息惡化的火能，幫助緩解偏頭痛。
婆羅米	四份	
甘松	三份	
香附子	三份	

避開直射的太陽：因爲偏頭痛主要是火能失調，所以會受到炙熱太陽的影響。當太陽升起，它炙熱、尖銳、具穿透力的射線會增強心血管系統中的火能，造成腦部血管擴張，導致頭痛。因此，避免直接接觸太陽很重要。如果一定要在太陽底下出門，就戴頂帽子吧。

具舒緩作用的鼻腔滴藥：一旦頭痛形成，在兩側鼻孔內各滴入五滴左右溫暖的婆羅米酥油，將會幫助緩解疼痛。

建議的瑜伽姿勢：大致上，犯偏頭痛的人應該做拜日式（見附錄四圖解）。有助益的瑜伽姿勢包括：伏蓮式、船式、弓式、脊柱扭轉式、棕櫚樹式、靠腳趾站立式。

具冷卻作用的調息法：你還會發現，「清涼調息法」之類具冷卻作用的呼吸鍛鍊，頗有幫助（見118頁）。

具療效的呵欠：偏頭痛犯起時，輕捏雙耳耳垂，將耳朵往下拉，做打呵欠的動作。這將會緩解血管上的壓力，幫助平息偏頭痛。

關於風能、火能、水能頭痛與其適當療法的詳細分析，參見328頁「頭痛」。

M

91 孕期晨吐（Morning Sickness）

懷孕早期，晨吐（早晨一醒來或醒來後不久便感到噁心、嘔吐）相當常見。這個症狀是由於火能惡化，在火型人身上更是司空見慣，通常發生在懷孕大約第六至第十週。

有些專業醫療研究人員表示，血液中的雌激素水平在懷孕期間會上升。雌激素是火能產生的。血液中的雌激素升高，觸發了胃裡的火能，增加胃酸分泌，於是胃變得更酸。一大早，胃部空而酸，晨吐就可能發生。

此外，特定氣味可能在當天或當晚任何時間觸發噁心和嘔吐，但早上時對氣味最爲敏感。懷孕期間，女人的嗅覺通常變得非常敏銳，理由很有趣。根據阿育吠陀的說法，懷孕期間，土元素尤其顯著，因爲胎兒正在建構和成長，而土元素負責堅固性與結構。土元素也與嗅覺相關聯。（在阿育吠陀中，感官與元素的相關性如下：空＝觸覺；風＝聽覺；火＝視覺；水＝味覺；土＝嗅覺。）

阿育吠陀文獻把晨吐描述得相當詩意，說這現象在會生出多髮寶寶的女性身上相當常見。

- **一大早吃些東西**：信不信由你，一大早醒來要做的第一件事情是，裝些食物到胃裡。吃一些清淡的食物，可以嘗試一些微帶鹹味的薄脆餅乾。鹽通常是激起火能的，但少量鹽巴會刺激唾液分泌，幫助降低火能。新鮮萊姆汁也有幫助，可加一些鹽和糖。

少量多餐的進食：如果你深受晨吐所擾，可少量多餐，一天多達五或六餐。空腹會分泌更多胃酸，於是刺激與噁心很容易隨後出現。

椰子水：加一茶匙檸檬汁到一杯椰子水（新鮮椰子裡的天然汁液）中，每隔十五分鐘啜飲一口，可以讓胃安定下來。

有效的草本療法：下述草本配方對安定晨吐相當有幫助：

配方		做法
蘆筍草	五份	一大早時和就寢前，服用這帖混合配方二分之一茶匙，搭配萊姆汁或檸檬汁，可以減少胃酸分泌，緩解噁心。
海螺殼粉	八分之一份	
珊瑚殼粉	八分之一份	

吃杏仁：將十顆生（未烤過的）杏仁浸泡過夜，隔天早晨去皮後食用。杏仁除了可提供高品質的蛋白質，同時也是鈣的優質來源。懷孕婦女需要此兩者，何況杏仁還能讓胃安定下來。

晨起散步：有時候，在有著清新空氣的早晨散步，可幫助療癒晨吐，因爲清新涼爽的空氣可降低火能；這麼做也有助於緩解壓力。有時候，火型女性在工作上要面對嚴苛的主管，回家後又要面對吹毛求疵的丈夫，以致形成了某些懸而未決的怒氣，壓力不斷地積累在太陽神經叢，顯化爲晨吐。一大早出門走走或做些其他的適度鍛鍊，藉此減輕壓力，對這樣的女性來說相當重要。

小型按摩：早晨在淋浴前，加熱八十五至一百四十公克芝麻油（對風型人來說）、椰子油（對火型人來說）、或葵花油（對水型人而言），花五至十分鐘用油抹遍全身。一定要用一些油擦揉頭皮和雙腳，然後好好淋個溫水浴。如此舒緩的推油按摩會將壓力減至最小，幫助療癒晨吐。

喝玫瑰牛奶：買些玫瑰精華液或玫瑰水，當感到噁心反胃時，滴一滴在一杯牛奶中，將牛奶煮沸，然後暖暖的飲用。（也可從自家花園摘取五片新鮮玫瑰花瓣放進牛奶中煮沸。）這帖配方會幫助排除噁心。以此作爲預防措施，在就寢前飲用一杯這樣的玫瑰牛奶加一茶匙印度酥油，將會平息火能，幫助控制晨吐。

多喝水：嘔吐會導致脫水，因此需要多喝水。更好的方法是，將兩茶匙糖、二分之一顆萊姆汁、一撮鹽巴加到約四百七十毫升的水中，做成自製的葡萄糖鹽水。每隔兩小時喝一杯，可消除脫水，同時幫助消解噁心與嘔吐。

孔雀羽毛灰：這個方法可能聽來奇怪，但卻相當有效。阿育吠陀文獻說，晨吐可用孔雀羽毛灰來療癒。採用可收集羽毛灰的方式燃燒一根孔雀羽毛。燃燒羽毛的氣味糟透了，所以應該由別人而非孕婦本人執行。只要服用一撮粉狀灰加一茶匙蜂蜜，就會立即止住晨吐。

有效的草本配方：不論你是哪一種體質，這帖配方對你都有好處：

配方		做法
蘆筍草	五份	服用二分之一茶匙，搭配印度酥油，一日二回或三回。或者如果不想用印度酥油，也可改用溫水。有時候，孕期中的婦女可能不想吃印度酥油。
珊瑚殼粉	八分之一份	
海螺殼粉	八分之一份	
珍珠鈣補粉（*moti bhasma*）	八分之一份	

92 肌肉抽筋與痙攣（Muscle Cramps and Spasms）

跑步、走路、騎單車、長時間站立、瑜伽伸展操做得不正確、甚至是睡覺時，都可能導致肌肉抽筋。任何肌肉——上臂、前臂、腿、小腿肚，甚至是腳趾頭或小手指——都可能突然間痙攣。

肌肉抽筋或痙攣有許多原因，可能是由於流到肌肉的血液不足，或者某些病例則是由於供血量過大，例如，書寫痙攣症。肌肉痙攣可能是由於膳食缺鈣或是鈣質吸收不良，因爲鈣質在放鬆肌肉上扮演重要的角色。副甲狀腺低下（副甲狀腺功能減退）是一個相關問題，此症患者鈣質流失，這也可能造成肌肉痙攣。接觸寒冷和血液循環不良也可能是原因。

阿育吠陀的理解，最簡單的說法就是：肌肉痙攣肇因於風能。因爲風能善變、寒冷、或粗糙的特性增加，使肌肉變得僵直、堅硬，導致痙攣。

立即緩解之道：當某塊肌肉痙攣時，可以這麼做：

- 抓緊那塊肌肉。
- 同時，用食指深深地壓進那塊肌肉的「腹部」（肌肉凸起的中央區），按壓十五至二十秒。有個「嘛瑪急穴」（如同指壓按摩點）位於這塊肌肉的中央，在其上施壓有助於肌肉放鬆。
- 深呼吸幾下。

這個程序會增加血液循環，同時肌肉將會放鬆。

另一套按壓點療法：有一個「嘛瑪急穴」位在雙唇的中間點。如果上半身痙攣，例如，手臂或手指，就用拇指和食指抓住上嘴唇中間。如果痙攣發生在腿部或下半身，就抓住下嘴唇中間。這些嘴唇上的能量點會將訊息傳送至大腦，大腦接著將信號傳送到運動系統，進而放鬆肌肉。只要抓住嘴唇三十秒，應該就可幫助緩解痙攣。要相當用力的按壓，但不要弄痛自己。

收縮和放鬆肌肉：重複交替收縮和放鬆肌肉，將會改善血液循環，幫助釋放可以放鬆肌肉的乳酸。

按摩：另一個方法是將一些油塗抹到肌腹上，然後輕輕地按摩。如果有的話，摩訶那羅延油最好；不然，塗些芝麻油或其他油也有不錯的效果。輕輕地按摩疼痛的抽筋肌肉，將會放鬆肌肉纖維、改善血液循環、平息風能，可幫助緩解痙攣。

塗抹完摩訶那羅延油之後，可加些熱敷。若要得到最佳效果，可用熱水瓶（不要用電熱敷墊）。冬天時，天氣乾燥、寒冷，是風能的季節。冬季時，當風型人暴露在寒冷中，就有可能會抽筋。用摩訶那羅延油（或芝麻油）擦揉肌肉，再加上熱敷，既能舒緩肌膚又具療效。

浸泡法：假使腳部抽筋，將那一腳浸泡在加了一或兩大匙鹽的一桶溫水中。

洗個熱騰騰的薑粉加小蘇打粉澡（每一澡盆水中加入三分之二杯小蘇打粉和四分之一杯薑粉），也可有效放鬆肌肉。

草本放鬆茶飲：自製一杯洋甘菊茶、甘松茶、或紫草茶。或者，更好的做法是，用等量的這三味草本（每一杯各三分之一茶匙）製成茶，將可幫助放鬆肌肉。

預防措施：若要預防未來抽筋，可喝些十根粉茶（二分之一茶匙十根粉浸泡在一杯熱水中幾分鐘），每週六喝一或兩杯。

礦物質補充劑：肌肉一再地抽筋就表示，要麼缺乏鈣質，要麼目前從膳食中吸收到的鈣量不足。首先，服用一些鈣、鎂、鋅補充劑。你的配方應該要內含大約：鈣／一二〇〇毫克，鎂／六〇〇毫克，鋅／六〇毫克。於就寢前服用這些補充劑。

其二，若要促進吸收，可每天晚上或一大早時服用三果實。每一杯沸騰的開水加入約二分之一茶匙三果實。

健美沒藥：服用健美沒藥錠（每錠二〇〇毫克），一日二回或三回，持續一個月，可以有效平息肌肉中的風能，而風能正是肌肉抽筋的根本原因。

腹部抽筋的有效居家療法：肌肉抽筋與胃痙攣可能是相關的。肌肉疼痛可能發生在身體的任何部位，在骨骼肌內以及腹部的平滑肌中。就跟手臂或腿部痙攣一樣，腹部抽筋可能有許多成因，例如，一餐吃太多，或是一次舉太重，導致腹部肌肉扭傷。胃中有氣、便祕、或是胃酸過多性消化不良，也都可能造成胃部或腹部抽筋。

- 對治腹部肌肉疼痛抽筋，可服用草本複方海螺殼綜合錠（*shankavati*，晚餐後服用一錠二〇〇毫克）。
- 這帖制酸配方可能也有效：

配方		做法
蘆筍草	二分之一茶匙	服用上述份量，一日一回或二回，於餐後服用。
青牛膽	四分之一茶匙	
海螺殼粉	少量	

M

- 溫熱的牛奶可幫助對治腹部肌肉抽筋。牛奶的鹼性有助於平息酸性，何況它又是鈣的優良來源，可幫助肌肉放鬆。就寢前喝一杯溫熱的牛奶，將會幫助消除胃部的酸性刺激和痙攣。
- 大蒜綜合錠可以有效療癒平滑肌痙攣以及骨骼肌痙攣。晚餐後服用一錠，持續五日。也可購買無味的蒜錠，照包裝說明所示服用。大蒜可放鬆肌肉，讓風能平靜下來，幫助調理肌肉抽筋。
- 服用四分之一茶匙興渠八味粉（*hingwastak churna*），一日二回，於午餐和晚餐飯後，同樣有助於緩解腹部肌肉疼痛。不過也可能同時造成脹氣。
- 三果實在緩解氣體、促進適度排泄、方便鈣質和其他關鍵礦物質的吸收等方面是非常有效的。每日就寢前，服用二分之一茶匙三果實，搭配溫水，會將胃部肌肉抽筋的機率降至最低。

93 鼻腔痂皮（Nasal Crust）

有些人在身體系統中的水能偏高時（也許是因爲吃了太多增加水能的食物），就會變得對花粉、灰塵、豚草、貓毛、狗毛、其他過敏原、以及寒冷的溫度敏感。結果可能會形成鼻炎，伴隨鼻充血和流鼻涕。即使沒有受到感染，大氣中的乾燥也可能使黏膜和鼻腔通道變得乾涸；爲了彌補乾燥，身體會產生更多的黏液。然後由於環境持續乾熱，鼻涕會變得濃稠、乾燥、結硬皮。這就叫做鼻腔痂皮。

鼻中隔偏曲的人也可能累積鼻涕，更因爲空氣中的乾燥，可能形成痂皮。鼻腔痂皮可能造成鼻塞、竇性頭痛、呼吸困難。這可能是打鼾與睡眠呼吸中止症的原因之一。流鼻血可能也是由於鼻腔痂皮。

阿育吠陀醫學提出了若干有效的方法：

蒸氣法：最簡單的方法是吸入蒸氣。可以採用純水、加些薑煮過的水、或是下述草本製成的茶：

配方	做法
薑 印度藏茴香 薑黃	將三味草本等量加入約四百七十毫升的水中，煮沸後熄火。將一條毛巾蓋在頭上，然後吸入此水的蒸氣。這會使鼻涕慢慢排出，痂皮會出來，然後你就可以自由的呼吸。方法雖然簡單，但卻是有效的療法。

薄荷醇與尤加利：在前額上和鼻竇區塗抹薄荷醇會有幫助。將幾滴「溫和」的尤加利精油滴入鼻子中，也會有所助益。

◆**重要提醒**：不要用純粹的尤加利精油。將幾滴尤加利精油滴入芝麻油或其他溫和的潤滑油中稀釋，如此，尤加利精油才不至於燙傷鼻內的肌膚或敏感性組織。

洋蔥法：把一顆洋蔥剁碎，用力吸洋蔥的香氣。洋蔥內含氨氣，那是強力的解充血藥。它會使眼睛流淚，令人不由得打噴嚏。流下的眼淚會通過鼻淚管，進入鼻通道，潤滑並鬆動痂皮，然後打噴嚏會幫助痂皮排出。

潤滑鼻孔內壁：滴幾滴婆羅米酥油或生理食鹽水到鼻子裡，也會潤滑鼻腔通道，方便移除痂皮。可將八分之一茶匙鹽加入二分之一杯水中，製成有效的生理食鹽水。

燃燒法：一餐辛辣食物也有幫助。譬如說，一碗熱湯，或是用卡宴辣椒粉、咖哩粉、或紅辣椒調味的蔬菜（在你可接受的辛辣範圍內），這會增進血液循環，幫助消除鼻塞與鼻腔痂皮。

採用增濕器：夜間，打開增濕器，讓房間溫暖而潮濕。可能的話，不要用超音波增濕器，熱水型增濕器最好。

維他命與草本：最後，服用部分或全部下述維他命與草本：

- 維他命C：一〇〇〇毫克，一日二回。
- 印度醋栗（維他命C的優質來源）：就寢前，將一茶匙加入溫水中。（如果晚上已經服用了三果實，就不要再服用印度醋栗；印度醋栗是三果實的成分之一。）
- 鋅：六〇毫克。
- 冰糖綜合粉：二分之一至一茶匙，搭配一茶匙蜂蜜和一茶匙印度酥油。

94 噁心與嘔吐（Nausea and Vomiting）

同時參見390頁「孕期晨吐」。

噁心與嘔吐有許多可能的原因，包括：胃酸分泌過多、肝臟中的毒素、懷孕、大腸內有蠕蟲、食物中毒、流行性感冒。（減少懷孕造成的噁心與嘔吐的相關建議，見390頁「孕期晨吐」。）

在食物中毒或胃酸分泌過多的事件中，嘔吐的發生是身體的保護回應，目的在去除毒素。流行性感冒也是因為過多的膽汁可能積累在胃部，而嘔吐可將膽汁排出。在這些病例中，嘔吐是健康的徵兆，即身體在照顧自己的徵兆。

但當嘔吐持續時，可能會導致脫水或其他問題，必須加以制止。譬如說，孕期晨吐可能對營養傳送給胎兒的流程造成不良的影響。

阿育吠陀建議了不少可緩解噁心、制止嘔吐的有效方法：

平息火能：噁心與嘔吐代表胃中的火能偏高，增加的胃酸分泌刺激著胃部黏膜。因此，最好遵照可舒緩火能的膳食，尤其是戒絕熱辣食物或發酵食品。

嘗試斷食：斷食可讓消化系統得到具療效的休息。一天不吃，只喝一杯甜甜的新鮮鳳梨汁，加一撮薑、一撮黑胡椒、二分之一茶匙有機糖。當天飲用這樣的飲料三次。或者也可以在斷食期間喝蔓越莓汁或石榴汁。

N

緩和噁心與嘔吐的方法：這裡有八種簡單而有效的建議，可以幫助你舒緩噁心與嘔吐：

- 將十滴萊姆汁和二分之一茶匙的糖加入一杯水中，再加入四分之一茶匙小蘇打粉，攪拌後飲用。這會立即止住噁心與嘔吐。
- 嚼一顆或兩顆小豆蔻籽。
- 一茶匙薑汁（或是剛磨碎的薑泥）和一茶匙洋蔥汁混合，有助於安定噁心與嘔吐。
- 檸檬汁與蜂蜜等量混合，用食指蘸此醬，舔著吃，慢慢吃完。
- 嘗試將二分之一茶匙蜂蜜與兩撮小豆蔻加入半杯原味優格中攪拌。
- 一茶匙孜然籽和一撮肉豆蔻浸泡在一杯熱水中製成茶，具有相當不錯的舒緩作用。
- 喝甘蔗汁也有幫助，蔓越莓汁加些萊姆汁同樣有療效。
- 阿育吠陀還建議下述草本配方，可迅速止住噁心與嘔吐：

配方		做法
玫瑰花瓣粉	二分之一茶匙	將整個配方加入常溫水中服用。
檀香粉	四分之一茶匙	
冰糖粉	二分之一茶匙	
萊姆汁	十滴	

舒緩孩童噁心：可嘗試給孩子一些椰子水。做法：加一茶匙檸檬汁到一杯椰子水（新鮮椰子內的天然汁液）中，讓孩子每隔十五分鐘左右啜飲一口，使胃安定下來。

嘔吐的療癒作用

大多數人都覺得嘔吐是相當不愉快的經驗，但有時候或許應該要催吐。當一個人罹患流行性感冒或嚴重的傷風感冒，過剩的火能可能不斷地積累，使這人苦於持續頭痛、充血、咳嗽。大自然的力量可能會引發嘔吐，以求移除水能；但如果這事沒發生，阿育吠陀建議讓事情掌控在你的手中。

喝一杯內含四分之一茶匙溶化鹽巴的水，鹽水本身即是催吐劑（引發嘔吐）。你也可以按揉舌頭後半部，刺激「嘔」反射，把水吐出來。嘔吐之後，高燒通常會降下來，頭痛會消失，胸部的充血會大幅緩解，你會覺得好多了。

針對蠕蟲：噁心與嘔吐也可能是有蠕蟲的徵兆。如果患者曾在排便時排出蠕蟲，同時一再地噁心兼嘔吐，可採用下述對治策略：

- 服用白花酸藤果草本，大約二分之一茶匙，搭配一些溫水，一日二回。
- 保持大腸潔淨，可於晚上服用二分之一茶匙三果實，持續數週。做法：將三果實加入二分之一杯溫水中混合，浸泡十分鐘，過濾後飲用。

為肝臟排毒：噁心與嘔吐可能是肝臟毒素過多的徵兆。若要爲肝臟排毒，下述配方相當有效：

配方		做法
胡黃蓮	四分之一茶匙	服用這個混合配方，搭配開水，一日二回或三回，可緩解噁心與嘔吐。
蘆筍草	二分之一茶匙	
海螺殼粉	少量	
珊瑚殼粉	少量	

95 夢魘（Nightmares）

對十二歲以下的孩童來說，夢魘是家常便飯，但成人比較少見。成人夢魘的主要原因有：(1)恐懼、焦慮、憂心，以及其他心理壓力；(2)晚上很晚吃，且吃得太多。可能還有其他生理成因，例如，腺狀腫大帶來的問題，或是睡眠呼吸中止症，或是讓人無法適當呼吸的鼻腔痂皮。每當大腦缺氧（缺少送到腦部的氧氣和生命氣息「普拉納」），患者就會作惡夢。這甚至可能發生在室內新鮮空氣不足時。

預防孩童夢魘的方法

孩童夢魘的主要原因是心理的——基於見到的恐怖畫面或聽到的可怕故事，所產生的恐懼和焦慮。因此，重要的是，不要將擾人的圖像輸送到孩子的想像中。讓孩子不斷地忙著創造性遊戲；不要讓他們觀賞暴力或令人驚懼的電視節目，或是閱讀駭人的故事。

孩子的房間應該是舒適愉快、甜蜜芬芳的，有美妙的音樂，或許有些叮噹作響的鈴鐺。鈴鐺有孩子喜歡的快樂聲音。你可以告訴孩子：「只要有鈴鐺，妖怪就不會來。」孩子就會安然入眠。

不要讓孩子觀賞嚇人或暴力的電影，而是說些振奮人心的正向故事，例如，《羅摩衍那》的故事、黑天神孩提時代的故事，或是其他美好、快樂的故事。

睡前給孩子來一趟迷你型的推油按摩。用一些油擦揉腳底和頭皮，尤其是婆羅米油或旱蓮草油，這會幫助孩子放鬆。（製作藥草油的相關說明，見495頁。）

有時候，夢魘是尿床造成的。若要預防這點，注意睡前至少兩小時內，不要讓孩子喝太多水。一些孜然—芫荽籽—甜茴香茶（再次強調，不要剛好在睡前飲用），有助於預防尿床。

適合成人與孩童的療法

定心茶：

配方	做法
甘松	等比例混合後，將一茶匙草本浸泡在一杯熱水中，製作定心茶，睡前喝一杯，可幫助創造更安詳的心靈與身體。此茶飲對孩童和成人都好。
婆羅米	
銀杏	
光果甘草（甘草根）	

也可用等量的甘松與鋪地穿心草製成類似的茶。

針對過敏的草本：如果過敏是夢魘的原因，可用冰糖綜合粉與光果甘草協助療癒。做法：以等比例混合，每次取二分之一茶匙搭配蜂蜜服下，一日二回；孩童則是每次四分之一茶匙。

甘松：可將三十或六十公克的草本甘松縫在一只絲質小袋中，把小絲袋放在枕頭底下，甘松的香氣有助於創造寧靜的夜。

鼻腔滴藥：鼻腔滴藥有幫助。做法：將兩至三滴溫暖的印度酥油或是不論哪一種阿育吠陀鼻腔滴劑（例如，婆羅米酥油），滴進兩側鼻孔，然後吸入（見499頁）。鼻腔滴藥對孩童同樣有效。

分析夢境的類型

若要消除夢魘，知道夢魘到底是水能、火能、或風能失衡造成的結果，可能會有所幫助，以方便失衡能夠得到矯正。分析夢境的本質和內容，通常可能會找到答案。

- 風能夢：風能夢積極而亢奮，大量而豐富，作夢者一早醒來可能就全忘了。驚悚、恐懼、奔跑、跳躍、在空中高飛、跌落深谷、受到攻擊或被人追逐、遭人監禁，這些全是風能夢。
- 火能夢：這些夢可能相當暴力。除了教授、研讀、試著解決問題、或是沒通過考試之類的主題，火能夢也可能涉及火災、戰爭、核武、爭鬥、殺戮、謀殺。

● 水能夢：水能夢通常溫和而浪漫，水扮演主要角色，例如，在大海中游泳，看見花園、蓮花、天鵝、大象、以及吃糖果，全都是水能夢的特徵。打瞌睡，或是看見自己死亡，則是水能夢戲目的「負面」面向。

提早吃晚餐：晚上七點鐘以前吃晚餐。太晚吃飯可能會造成夢魘。

減輕壓力：瑜伽體位、規律運動、鼻孔交替調息、早晚靜心，全都有助於放鬆神經系統和減輕壓力。（調息法說明，見第六章；靜心指南，見第七章。）

配戴水晶：戴水晶，或是將紫水晶放在床鋪的四個角落，可能也有幫助。你可以告訴孩子：「你看，我把這些水晶放在床鋪四周，這樣魔鬼和妖怪就不敢靠近了。」孩子會感到舒服，必定可安然入眠。

夢魘的根本原因是錯誤的思維：負面的想像、寂寞、孤立、恐懼、擾人的關係。因此，祈禱、正向思考、正向肯定句、正面的想像，均是對治夢魘的最佳良藥。

96 流鼻血（Nosebleed）

流鼻血有許多可能的起因，鼻子有外傷、鼻內通道極度乾燥而導致鼻腔黏膜破裂並流血、過敏、鼻炎、鼻腔息肉、或是高血壓，全都可能造成流鼻血。去到高地或喝太多酒，也可能是原因。

通常，我們根本沒有時間探究原因，而是需要立即處理。這裡有幾個有效的方法：

喝涼水：單是這招，就可止住許多流鼻血病例。

採用冷敷：將一條手帕或任何乾淨的軟布浸入寒冷的水中，然後將手帕或軟布蓋在前額和鼻子上，「輕輕地」擤鼻子；假使有血塊，就讓血塊出來。（如果有乾燥的鼻腔痂皮，痂皮會刺激鼻腔通道，造成流血。）

用力吸冷水：取些涼水在手掌中，將水吸入鼻內，然後輕輕地擤鼻子。

捏鼻子法：如果冷水止不住鼻血，就用拇指和食指捏住鼻子，好像你即將浸到水裡似的。捏住兩或三分鐘，透過嘴巴正常呼吸，應該會止住鼻血。

印度酥油膏：如果鼻血仍舊止不住，另一個簡單的方法是，各滴幾滴微溫的印度酥油到兩側鼻孔內。將一根棉花棒浸入一罐印度酥油中，用油塗抹鼻孔內部。印度酥油是止血藥，當然可以止血。

站直或坐正：不要躺下，那樣鼻血會流得更多。也不要做任何倒立的瑜伽姿勢，例如，頭倒立式、肩倒立式、或犁式。保持挺直會將流血減至最少。

增加環境中的濕氣：許多流鼻血的病例是由於熱而乾的空氣導致鼻子乾燥。因此，每逢乾燥氣候或冬天時節，越來越熱的屋子會製造出許多乾燥空氣，此時，預防之道是：務必增加臥房、工作室、或整個起居空間的濕度。最好不要用超音波增濕器，熱水型增濕器最好。

草本療法：可服用如下混合配方：

配方		做法
茜草	三分之一茶匙	服用這帖混合配方，搭配一些溫水，一日三回。
珊瑚殼粉	八分之一茶匙	

喝果汁：若要止住鼻血或預防流鼻血，可飲用蔓越莓汁、石榴汁、或兩者各半混合。

石榴鼻腔滴劑：製作石榴汁時，可用滴管汲取幾滴新鮮石榴汁，將汁液滴入鼻孔內，應該會立即止住鼻血。

何時該就醫

如果嘗試過上述這些方法後，鼻子還在流血，或者幾週以來你一再地流鼻血，那就要去看醫生了。你可能有某個嚴重的健康問題。流鼻血可能是由於高血壓，那需要好好照護；或者，這很可能肇因於白血病，那是一種血癌。

遵照平息火能的膳食：根據阿育吠陀的原理，儘管流鼻血具有某些風能症狀，例如，乾燥和鼻腔通道破裂，但基本上卻是火能失調，火能在此變得炙熱而銳利，造成流鼻血。因此，流鼻血時，不要吃熱燙和辛辣的食物，戒絕酒精和香菸，也不要在炎熱的太陽底下工作，這些全都會引發火能。

97 肥胖（Obesity）

肥胖是一種患者大幅超重的病症，而且體內過多的脂肪累積在下巴底下，以及胸部、腹部、臀部、和／或大腿上。雖然肥胖本身並不是嚴重的疾病，但它可能會縮短壽命，而且造成效率不彰，形成易於罹患糖尿病、高血壓、性慾低落、關節炎的體質。最終，肥胖使得幸福快樂受到影響。

在很大的程度上，肥胖是起因於富裕社會的社會經濟問題。繁榮的生活、需要久坐的工作、缺乏運動，都是肥胖的罪魁禍首。從阿育吠陀的觀點，這個病症的主要原因是：吃太多、坐太久、動太少。

肥胖是水能失調。在肥胖的人身上，胃火是強旺的，但組織內的細胞火卻相對低落。一個人消耗過多的食物或卡路里，只要沒有被燃燒掉，就會轉變成皮下脂肪組織，導致過重和肥胖。

還有許多其他可能的成因。某些內分泌系統的遺傳因素（例如，生長激素過量生產）可能會導致肥胖症狀。當女人懷孕時，可能會吃得太多，於是日後無法減重。壓力可能會引發一再的情緒性進食，導致體重大幅增加。兩餐之間不斷地咀嚼也不利於維持健康的體重。某些藥物，包括類固醇和口服避孕藥，可能會改變新陳代謝，促使體重增加，胰島素也會造成同樣的結果。成癮症，包括酒精和香菸成癮，往往都與肥胖相關聯。但肥胖的主要因素通常是吃太多，加上運動量不足。

習慣喝冰冷飲料，以及吃油膩的炸物，食用乳酪、優格、冰淇淋之類的乳製品，還有消耗過多的糖與碳水化合物，這些全都是致病因素。

留意飲食：治療肥胖時，第一步是控制你的飲食，要遵照平息水能的膳食（見第八章膳食指南）。避開習慣性喝冰冷的飲料、吃油膩的炸物；將乳酪、優格、冰淇淋之類的乳製品減至最少；膳食中一定要囊括沙拉（不含奶油類調味品）和豆類。喝熱水，不喝冰冷飲料。肥胖的人通常討厭熱水，但卻應該要喝熱水，要喝熱的白開水，要喝薑、薄荷、或肉桂之類的花草茶。

如果喜歡吃肉，可以吃些魚肉或雞肉，一個月一次，但不要吃牛肉、羊肉、或豬肉。

適度運動：做些規律的運動，每天走路至少半小時是必不可少的，而且要做些有氧鍛鍊，例如，慢跑。肥胖的人討厭跑步，但至少應該要快走，同時手提約一公斤的重物。游泳也是不錯的鍛鍊。

舉重可以減輕體重。做些溫和的舉重運動，從約兩公斤的重物開始，會幫助燃燒皮下脂肪組織。此外，肌肉組織燃燒卡路里的速率比脂肪快。

如果想要減重，就必須理解某項簡單的計算：當你攝取的卡路里大過燃燒掉的卡路里，體重就會增加。為了減重，你「必須」燃燒掉的卡路里大過所攝取的卡路里。從實際的角度看，這代表兩件事：減少卡路里攝取量，增加運動的輸出量。要遵照減少水能的膳食，增加每天的運動量。

O

運動後的飲食：運動後，水型人會立刻覺得又餓又渴，想要衝進餐廳，喝杯冰涼飲料，隨便吃點東西。但冰冷飲料會使代謝速率減慢，擊敗運動得到的輝煌戰果。況且我們知道，這樣的吃法會產生反效果。因此，運動過後，沉重而肥胖的人應該要略過點心，遠離冰冷的水和其他冰涼飲料，選擇花草茶之類的熱飲。

早早吃下當天最豐盛的一餐：根據阿育吠陀的說法，如果過重，用餐的最佳策略是：完全略過早餐（也許喝些熱騰騰的花草茶），然後在中午吃下當天最豐盛的一餐，晚餐應該要清淡，並且兩餐中間不要吃點心。

如果你似乎無法略過早餐，那就早早吃下當天最主要的一餐，然後吃一頓清淡的午餐和更清淡的晚餐；可以的話，完全不吃晚餐。

戒除菸酒：停止喝酒與吸菸。這些情緒性習慣會不當地刺激胃火，使人感到飢餓。

聽音樂：用餐時，聆聽輕柔的音樂，多嚼幾下口中的食物，如此，逐漸養成適度的飲食習慣。

學習愛自己：多數的胖子並不愛自己。這點意義重大，因爲食物與愛之間有一層深度的關係。食物是身體的食物；愛是靈魂的食物。當一個人在關係中失去愛，這人可能會設法透過進食來找到愛，於是食物會變成愛的替代品。當一個女人思念丈夫或一個男人思念妻子時，經常會開始吃得太多。

胖子也討厭自己的長相，他們討厭照鏡子，因爲不喜歡眼中看見的畫面。當一個人討厭自己的身體，這人就會變得焦慮而憂心；然後突然間，他們餓了，需要進食。這並不是眞正的飢餓，而是虛假的、情緒性的飢餓。（關於進一步討論情緒性進食，參見286頁「飲食失調」與416頁「飲食過量」。）

若要培養更多對自己的愛，疼愛本來的你，不妨嘗試這個技巧。走進浴室，脫掉所有衣物、或是只穿短褲，然後好好端詳你在全身鏡子中看見的這個人。注視那個影像，從頭開始，眼睛、臉頰、雙唇、脖子，注視你的胸部、腹部等等。

看著鏡中的影像，同時向內看。捫心自問：你喜歡你的眼睛嗎？你愛你的鼻子嗎？對自己的雙唇、胸部，你有感情嗎？

就這樣，逐漸地，藉由觀看外在，看進鏡中，同時向內注視你自己的內在觀察者，於是兩件事情會發生。其一，你會開始感覺到，你超出自己的身體，你是某樣更高層、更高貴、更偉大、更美麗的東西，你是純粹的存在。其二，這個過程也會帶來更大的接納，你將開始感覺到更多對自己的愛。因此，注視鏡中的自己，疼愛你看見的那個人。

第二個疼愛自己的重要因素是，停止評斷、比較、批判自己。你的本來面目是獨一無二的，它是神聖的。停止評斷、批判、比較，是疼愛自己的開始。

這兩項練習將會眞正幫上忙。

+ 何時該就醫 +

假使你很重，而且好久沒運動，尤其如果你年過四十，在展開比走路費力的運動計畫之前，「一定要」先請教醫生。

喝熱水和蜂蜜：只要肚子餓，就喝一杯熱水加一茶匙蜂蜜和十滴萊姆汁。這將是進食的優質替代品，

O

有助於溶化脂肪。

輔助草本：這裡有一帖會幫你減重的草本配方：

配方		做法
胡黃蓮	三份	服用這帖混合配方二分之一茶匙，搭配一茶匙蜂蜜，一日二回，於餐前服用。
白花丹	三份	
喜來芝	兩份	
黃細心	五份	

此外，服用下述所有草本各一錠，搭配溫水，一日三回，於餐後服用：三果實沒藥錠、白花丹根粉、黃細心沒藥錠。

每晚服用三果實也有幫助。晚餐後至少一小時，用一杯煮沸的開水沖泡二分之一至一茶匙三果實，浸泡十分鐘後飲用。

慎選點心：兩餐之間如果想要咀嚼，就吃些葡萄乾，葡萄乾是溫和的輕瀉劑。不要吃玉米片，玉米片又鹹又油，而且一吃就停不下來；也不要吃爆米花。你也可以嘗試芹菜棒或胡蘿蔔條。

使用熱辣香料：用香料烹調。平息水能的膳食採用許多香料，例如，孜然、芫荽籽、甜茴香、小豆蔻、薑、肉桂、以及印度綜合香料「葛拉姆馬薩拉」（*garam masala*）。這些香料適合用來點燃胃火。

（水能膳食的相關細節，見第八章。）

與朋友共享：最好跟朋友們一起吃，尤其是跟瘦竹竿型和飲食習慣良好的朋友。有他們陪伴，你會開開心心的。但不要比較，心中想著：「我所有的朋友都是瘦子，而我卻肥嘟嘟的。」要有苗條的人作伴，跟他們一起活躍起來，這會幫助你減輕體重。

有幫助的瑜伽姿勢：某些溫和的瑜伽體位有幫助，包括：棕櫚樹式和三角式。此外，坐在地板上的時候，只要覺得舒服，儘可能前彎，目標是最終讓頭部觸碰到膝蓋。（一定要慢慢來。）魚式、駱駝式、眼鏡蛇式、牛式都是簡單、有幫助且你可以輕易做到的姿勢。請謹記，不要試圖立即將這些動作做到完美。（瑜伽姿勢圖解，見附錄四。）

讓脂肪隨著氣息離去：風箱式調息法（火的氣息）將會提升身體燃燒脂肪的速率，右側鼻孔呼吸法也有幫助（見第六章）。

不要在白天午睡：肥胖的人經常喜歡午睡，但這不是有用的做法。不要在白天睡覺，白天睡覺會減緩火力（新陳代謝），增加水能。更確切地說，要做些辛苦的體力勞動，少看電視。我常發現胖子總是定定地坐在長沙發上，看電視、喝汽水。

如果遵照上述這些建議，你一定可以掌控自己的體重問題。不要試圖一下子就大幅減重，那樣的做法幾乎難收長效。水型人有名的就是他們有能力做出穩定、有決心、前後一致的進步。因此要堅持不懈，假以時日，你一定會成功。

O

98 骨質疏鬆症（Osteoporosis）

骨質疏鬆症是由於風能增加，造成骨骼變稀薄、多孔性增加。骨骼多孔實屬正常，但因爲風能增強（年齡增長後的正常現象），多孔性也跟著增加。有時候，一個人喪失許多骨質，導致骨骼結構當中形成脆弱點，以致臀部、前臂、甚至脊椎可能相當容易骨折。在身體本身的重量底下，骨骼就可能破裂，或是輕微受傷也足以造成骨折。

骨質疏鬆症發生在女人身上的機率大過於男人。女人在停經後，骨質會迅速流失。這是因爲停經後的身體生產極少或完全不生產雌激素，而那是維持骨骼代謝的必需品，有了它才能利用鈣、鎂、鋅、以及其他物質建造骨骼。因此，停經後，女性容易骨質疏鬆。

男人同樣需要雌激素才能維持強健的骨骼，但睪丸素與攝護腺的分泌也扮演重要的角色。不過，男人可能因爲酗酒、吸菸過量、咀嚼菸草、攝取類固醇而造成骨質流失。

缺乏鍛鍊也會使骨質減少。在某種程度上，人需要以鍛鍊的形式對身體施加些許壓力。研究顯示，如果一個人被侷限在床上幾週，骨骼會變得十分脆弱。缺乏鍛鍊的不良效應一旦清楚顯現，配合太空中太空人的鍛鍊計畫也就跟著出爐。鍛鍊是骨骼的一種食糧。

對女性來說，只因爲年齡增長造成風能增強（我們在第二章談論過人生的各個階段），加上停經後雌激素中斷，兩相結合，就可以對骨質造成強大的傷害。

運動：每天溫和地運動三十分鐘，一週五天，可以幫助對治骨質疏鬆症。走路非常好，而且很足夠了，但也可以游泳、慢跑、或從事任何適合你的體質和體適能水平以及骨骼狀況的運動。

有人建議靠負重鍛鍊（甚至包括舉重）建構骨骼。雖然一般情形下，這個建議還算不錯，但對骨質疏鬆症患者而言，恐怕相當危險；如上所述，就連輕微受傷也可能導致骨質疏鬆症患者脆弱的骨頭破裂。因此，若要展開鍛鍊計畫，水中運動不失爲一種安全的好方法。當骨骼日益強健，負重鍛鍊（甚至包括溫和的舉重）才可能是可接受且有效果的。

鈣：從天然食物來源，例如，芝麻籽、黃豆、豆漿、牛奶、乳酪、胡蘿蔔、椰子，取得豐富的鈣質供給是相當重要的。取自牡蠣殼之類的鈣補充品可能也有幫助。你的每日劑量應該要囊括大約一二〇〇毫克的鈣，加上六〇〇毫克的鎂及六〇毫克的鋅，才能達到最大吸收、發揮最大功效。

杏仁奶也含有相當份量的鈣質。將十顆杏仁浸泡在水中放過夜，隔天早上剝去杏仁皮，與一杯溫熱的牛奶一起放入攪拌機中攪拌。（如果偏愛羊奶或豆漿，也可用它們代替牛奶。）攪拌好的杏仁奶倒入杯中，加入薑、小豆蔻、番紅花各一撮，一日飲用二回，於早餐前和就寢前。

每天早晨嚼一把白芝麻籽，可提供至少一二〇〇毫克的天然鈣。白芝麻籽不會造成動脈阻塞，不像仰賴乳製品取得鈣可能會造成阻塞問題。這是幫助停經後婦女預防骨質疏鬆的一個有效方法。

不過，單單攝取鈣可能還不夠，你還需要透過鍛鍊對身體系統施加些許壓力。

做瑜伽宜謹慎小心：如果骨質疏鬆症已開始成形，瑜伽鍛鍊就應該要溫和地完成，小心翼翼，因爲眞的有骨折的危險。

輔助草本：某些草本有助於彌補代謝循環中的雌激素。可嘗試下述配方：

配方	做法
蘆筍草　五份 印度葛根　三份 野生山藥　兩份	這些草本是雌激素與黃體素的食品前驅物。你可以各加入八分之一份的海螺殼粉與珊瑚殼粉到這個配方中，此兩者內含碳酸氫鈣的天然來源，可以幫助預防骨質疏鬆。 服用這帖混合配方四分之一茶匙，搭配溫熱的不論是牛奶、羊奶、或豆漿，一日二回。把這當作每天的養生劑量，長期服用不間斷，可幫助預防骨質疏鬆。

99 飲食過量（Overeating）

同時參見408頁「肥胖」與286頁「飲食失調」。

因爲辛苦工作，尤其是體力勞動，有些人需要大量進食，才能補充身體所需。對這樣的人來說，飲食過量可能會偶爾出現。但多數飲食過量的發生是因爲情緒性因素，而且這才是我們在此所要顧及的。

食物滋養身體；愛滋養靈魂。當你與親愛的朋友或親密的家人相聚時，可能會快樂到忘記進食。那時，你覺得不需要食物，因爲你接收到更高層的食糧——愛。

但是當一個人沒有接收到那份愛或感覺到那份快樂時，這人就寂寞了，或是覺得被拒絕或不被愛。食物可能變成愛的替代品。因此，為了壓抑寂寞、哀慟、悲傷、或是沮喪的感覺，進食等於是飲食過量的情緒和心理成因。據統計，飲食過量發生在女性身上的機率高過男性。

從阿育吠陀的觀點，由於情緒的因素和壓力，「普拉納」風能（譯註：風能分成五種，prana vata 最為重要，控制著其他四種）刺激胃火，而這個刺激活化了胃。這類刺激被詮釋或經驗成飢餓，而那是人們可以吃進更多食物的原因。

有許多方法可以處理飲食過量的問題。稍加留意，就可以克服飲食過量。

- **表達你的感覺：**首先，你必須放下寂寞和不被愛的感覺。把你的感覺寫下來，表達出來，如此，阻塞在太陽神經叢的能量會開始釋放，然後情緒性飢餓將會逐漸消退。
- **靜心與呼吸：**每當你在情緒上感到飢餓，就靜靜地坐著，觀照你的氣息，或是做十至十五分鐘的「嗖哈」靜心（見125頁）。清涼調息法（將舌頭捲成管狀，透過管狀舌頭將氣息吸入腹部）也相當有幫助（見118頁）。或是做十二次深呼吸，然後喝一杯溫水。這會幫助消解情緒上的飢渴，避免飲食過量。
- **瑜伽：**拜月式、駱駝式、眼鏡蛇式、脊柱扭轉式之類的瑜伽鍛鍊，將會幫助你控制情緒性因素造成的飲食過量（見附錄四圖解）。
- **走出對食物的渴求：**每當興起對食物的渴求感，就迎著清新的空氣輕快地步行二十分鐘，會幫助降低這些渴求。

吃得清淡：如果覺得一定要吃，就吃些清淡食物。嘗試一些容易消化的薄脆餅乾，或是某種穀片，或者小米或黑麥之類的穀物，要不然就喝些果汁。貫徹低脂膳食（見第八章，水型人的膳食指南），如此，想吃的時候就不必否定自己，何況清淡的食物不會讓人發福或增肥。

吃香蕉：將一根熟香蕉切片，搭配一茶匙印度酥油和一撮小豆蔻，食用後對平息情緒性、強迫性的飲食習慣相當有效。

測試飢餓法：飢餓的時候，這裡有個方法，可以找出到底是情緒性渴求，還是眞正的生物性需要：喝些甘草茶、洋甘菊茶、或薄荷茶。如果是情緒性飢餓，這種溫暖的舒心茶會幫忙調理，然後你會覺得舒服些。如果你眞正肚子餓而需要食物，這茶也不會減低你的食慾。

針對甲狀腺機能亢進：如果飲食過量是由於甲狀腺機能亢進，這是新陳代謝失調，阿育吠陀建議採用回春沒藥。這帖草本複方可幫助調節新陳代謝，平息過度活躍的甲狀腺。

喝婆羅米奶：感覺餓的時候，喝一杯加入二分之一茶匙婆羅米煮沸的溫熱牛奶，可以幫助你控制飲食過量。

吃得太飽時：在沉重的鐵鍋上烘烤一茶匙芫荽籽和一茶匙甜茴香籽，完全不加油（要不斷地翻攪，以免燒焦），加一撮鹽，放涼後食用，可幫助療癒消化不良。

對治飲食過量造成消化不良的另一個方法是：喝一杯加入半顆檸檬原汁的水；飲用前，加一撮小蘇打粉，攪拌後快快喝完。

100 體重過重（Overweight）

參見408頁「肥胖」。

101 經前症候群（PMS）

同時參見383頁「月經不順」。

經前症候群的類型

在阿育吠陀中，經前症候群分成三類：風型、火型、水型。

- 風型的特徵是下背部痠痛、下腹部疼痛、鼓脹、焦慮、恐懼、失眠、情緒波動。
- 火型經前症候群包括：胸部柔軟、尿道炎、蕁麻疹、熱潮紅、易怒，有時排尿有灼熱感。
- 水型經前症候群涉及水分滯留（胸部脹大、變軟）和嗜睡，因此這類女性愛喝咖啡。

P

運用下述阿育吠陀方法和預防措施，經前症候群可以得到成功的照護。

◆**重要提醒**：所有案例均可在預期月經開始前一週便採用這套預防方案。

風型經前症候群

- 飲用十根粉茶（二分之一茶匙十根粉浸泡在一杯熱水中十分鐘），可加些蜂蜜調味，一日二回。
- 月經開始前一週，每天空腹食用約十顆櫻桃。
- 服用一錠回春沒藥或健美沒藥，一日二回。
- 也可以服用一大匙蘆薈膠加一撮黑胡椒，一日三回，於進食前服用。

火型經前症候群

- 服用下述混合草本：

配方		做法
蘆筍草	兩份	服用這帖混合配方二分之一茶匙，搭配溫水，一日二回。
婆羅米	一份	
香附子	一份	

- 服用一大匙蘆薈膠加一撮孜然粉，也頗具功效。

水型經前症候群

- 製作下述混合草本：

配方		做法
黃細心	兩份	服用這帖混合配方二分之一茶匙，搭配些許溫水，一日三回。
胡黃蓮	一份	
香附子	兩份	

- 預期月經開始前一週，每天空腹食用約十顆櫻桃。
- 也可以服用一大匙蘆薈膠搭配一撮三辣藥（由等量的黑胡椒、蓽茇、薑構成的傳統阿育吠陀配方）。

適用於所有體質的方法

- 溫暖的印度酥油鼻腔滴劑（兩側鼻孔各五滴）刺激天然荷爾蒙，可幫助調節身體系統的平衡。
- 腹部脹氣和抽筋時，所有體質類型均可將一塊溫暖的蓖麻油敷布敷在下腹部。蓖麻油的特性之一是會產生緩慢、持續的熱度，具舒緩作用和療效。做法：加熱大約三大匙蓖麻油，將油倒在一條手帕或其他軟布上，把油均勻地鋪在布上，再將這塊敷布敷在下腹部。如果有熱水瓶，可將熱水瓶置於敷布上方保溫。不建議用電熱敷墊。

◆**重要提醒**：溫暖的蓖麻油敷布也可幫助緩解充血以及子宮內膜異位的不適。

預防之道

- 要確定這個月有規律地運動鍛鍊，包括半小時走路或其他有氧運動，一週至少五天。瑜伽伸展操也有幫助。不過，阿育吠陀建議，月經真正來臨時，不要做任何的運動鍛鍊或瑜伽，應該儘可能休息、閱讀、放鬆。
- 若要維持健康與平衡，請遵照適合你的體質類型的飲食指南（見第八章）。

102 早洩（Premature Ejaculation）

同時參見359頁「陽萎」。

對於一再早洩的男性來說，性愛會變成夢魘。由於恐懼性愛表現不當，他可能會逃離伴侶，導致情愛關係困難重重。

早洩主要肇因於風能惡化。風能，加上它敏捷迅速與對觸覺高度敏感的特性（就像火能對光非常敏感一樣），導致更快射精的傾向；一般而言，風能體質的人無法長時間做愛。當風能在風型人身上不當增加時，早洩便是家常便飯。

也可能涉及神經質、恐懼、或焦慮等心理性、情緒性因素，但這現象多半也是惡化的風能帶來的。因此，療癒的主要途徑是平衡風能。

另一個可能的原因是高膽固醇（以及相關病況——高血脂）。有這個問題的男性，膽固醇沉積物出現在陰莖和整套生殖系統的血管中。這些血管變厚、變窄（局部缺氧），導致到達陰莖和攝護腺的供血量不足，造成缺乏括約肌控制，從而促成早洩。

早洩可以得到控制。這裡有幾個對治早洩的有效方法：

按摩陰莖：輕輕地按摩陰莖。在二十八公克芝麻油中加入五至十滴芥籽油。經過稀釋的芥籽油具有發熱的效力，可使血管擴張，促進血液循環至陰莖。

> ◆**重要提醒**：性交前一小時左右做這樣的按摩，行房前務必徹底清洗陰莖，否則伴侶纖細的肌膚可能因炙熱的芥籽油而感覺被灼傷。也可以使用蓖麻油，這會改善括約肌的張力。

- 特定的藥用油，例如，婆羅米酥油、蘆筍草酥油、或印度人蔘酥油，也可以用來在做愛前按摩恥骨和龜頭。

練習：練習刺激性器官，使其來到射精那一刻，但不要射精。然後坐直（可以的話，呈蓮花坐姿），透過提肛契合法提升能量，這是以一連串緊繃放鬆動作將肛門向內吸拉。重複大約十遍的提肛契合法，如此將自己的性器官訓練到準備周全但不射精的程度。若要在這件事上成功，你必須小心謹慎地練習。

做愛之前，先如此練習約一至兩小時。

> ◆**重要提醒**：這不是自慰，也不是為自慰背書。

- 也可以透過收縮臀部的肌肉，學習控制射精。
- 找出位於龜頭中央的「嘛瑪急穴」（一個如同指壓按摩點的能量中心），在龜頭底部。輕輕地按壓那個點，同時將肛門向內吸，憋住五秒鐘，放開。就這樣做十遍，會提高流至陰莖的供血量，幫助維持勃起。在行房前一小時左右做這樣的練習。

瑜伽姿勢：有幫助的瑜伽體位包括：弓式、魚式、駱駝式、蓮花提升式、金剛坐姿。

膳食建議：如前所述，早洩是一種風能失調，因此，有這個問題的男性應該要堅守舒緩風能的膳食（見第八章指南）。如果你有高膽固醇，就遵照低膽固醇膳食；假使你有糖尿病，就要將糖分攝取量保持在低檔。大部分男性糖尿病患飽受早洩之苦。

有效的草本：製作一帖草本配方：

配方	做法
印度人蔘	混合等量的上述草本，服用這帖混合配方二分之一茶匙，搭配溫羊奶，一日二回。如果找不到羊奶，牛奶也可以，但羊奶的功效較佳。
心葉黃花稔	
印度葛根	

- 人蔘也有幫助，它的屬性與阿育吠陀草本印度人蔘類似。於午餐和晚餐飯後服用二分之一茶匙，搭配溫羊奶。再次強調，如果找不到新鮮羊奶，牛奶也行。

杏仁奶：將十顆杏仁浸泡在水中過夜，隔天早上去皮後，將杏仁放進攪拌機，加一杯熱牛奶以及薑、小豆蔻、番紅花各一撮（番紅花是溫和的催情劑）。每天早上喝杏仁奶，晚上還可以製作第二杯。

治療攝護腺：早洩時常伴隨攝護腺炎之類的攝護腺問題，或者，早洩可能是問題正在形成的警訊。若要解決這個問題，可用蓖麻油按摩攝護腺區。做法：將少量的蓖麻油（芝麻油也有幫助）塗抹至會陰部（介於肛門與睪丸之間），先以圓形動作按揉，最後從肛門朝陰莖基部輕撫。不要大力按壓，輕輕地撫觸即可。

P

103 攝護腺問題（Prostate Problems）

在中年男人身上，攝護腺肥大十分普遍，造成若干不舒服的症狀。譬如說，患者可能爲了排尿而一夜醒來好幾次。這人可能排尿困難，因此可能耗掉好些時間才開始排尿，或是尿流可能緩慢，或者最後「稀稀疏疏的」。這人可能會發現，解尿的需求突然間就出現，或是經常感覺到需要排尿。當膀胱在解尿時沒有完全排空，這情形就會發生；儘管滯留在膀胱中的尿液可能不是很多，但殘餘的尿液會造成需要排尿的感覺。

另一個有時會形成的問題是攝護腺炎。攝護腺發炎不但具有如上所述許多相同的症狀，而且還會出現排尿時有灼熱感。

草本療法

在對治攝護腺問題方面，若干草本療法頗具功效。

● 製作這帖阿育吠陀草本配方：

配方		做法
黃細心	兩份	服用四分之一茶匙，搭配些許溫水，一日二回，於餐後服用。持續服用至症狀消退為止。
喜來芝	八分之一份	
刺疾藜	兩份	

- 也可以使用人蔘、洛神花、或馬尾草茶，多數天然食品店均有茶包和散裝草本販售。這些茶可以一天喝上好幾回，隨心所欲。可依照包裝上的指示沖泡，或者如果採用散裝草本，可將大約一茶匙混合配方加入一杯沸騰的熱水中，浸泡五分鐘，放涼後飲用。
- 孜然－芫荽籽－甜茴香茶也會幫助緩解灼熱感和其他症狀。等量的草本混合後，將一茶匙浸泡在一杯熱水中五至十分鐘，一日飲用二回或三回。
- 另一帖有助於療癒攝護腺腫大的阿育吠陀草本複方是黃細心沒藥，每次服用一錠，一日二回。
- 製作等量混合的印度葛根與印度人蔘，服用二分之一茶匙，搭配溫水，一日二回或三回。

何時該就醫

由於攝護腺癌是根據上述症狀做出可能罹患的診斷，因此你應該要就醫，請醫療專業人員判定問題的根源。如果原因是良性的，上述方法可以有效地用來自我療癒。

其他有助益的療法

- **推油按摩：**輕輕地按摩攝護腺區也有幫助。做法：將少量蓖麻油或芝麻油塗抹至會陰部（介於肛門與睪丸之間），先以圓形動作按揉，最後從肛門朝陰莖基部輕撫。不要大力按壓，輕輕地撫觸即可。
- **瑜伽傳統療法：**如果你操練瑜伽中的提肛契合法，以一連串的緊繃放鬆動作將肛門向內或吸或拉，將

P

會有所幫助。早晚各做大約十遍的提肛契合法，應該要坐著操練。蓮花提升式對攝護腺問題也有幫助（見附錄四圖解）。

104 皮疹與蕁麻疹（Rashes and Hives）

皮疹與蕁麻疹指出火能過剩或身體內的熱氣，阿育吠陀的方法是由內外雙向提供冷卻效應。

立即緩解：不論皮疹的原因爲何，過敏、蚊蟲叮咬、或其他原因，芫荽汁都會立即見效。做法：新鮮芫荽葉洗淨，剁碎，放進攪拌機中，加入三分之一杯水後攪拌。把芫荽汁喝掉，葉泥可直接敷在皮膚上。

局部用溶液：下述方法可直接塗抹在皮膚上，將會舒緩和療癒皮疹與蕁麻疹：

- 如果有新鮮椰子，剖開椰子，將椰子水敷在皮疹上。
- 甜瓜對皮疹與蕁麻疹也具舒緩效用。吃些甜瓜，同時用剩下的內側厚皮（不是外面的粗皮）擦揉皮膚。若是西瓜，食用紅色部分，用外殼內側的白色厚皮擦揉肌膚。
- 針對皮疹、蕁麻疹、以及其他噁心之類的高火能症狀，將一茶匙芫荽籽、二分之一茶匙孜然、一茶匙天然原糖浸泡在一杯熱牛奶中，一日飲用一回或二回。
- 也可以用檀香粉和薑黃粉混合在羊奶中製成膏藥，對肌膚具有療效。配方很簡單：

配方		**做法**
薑黃粉	一份	以上述比例將大約一茶匙粉末充分混合，加入足量的羊奶，製成膏藥，塗抹於患部。牛奶也可以，但羊奶功效較佳。請注意：用過此膏藥後，肌膚有一段時間（多達三或四天）會看起來黃黃的。
檀香粉	兩份	

內服：這裡有一帖具功效的配方，可以幫助肌膚從內部回復健康：

配方		**做法**
芫荽籽	兩份	將這帖混合配方二分之一茶匙浸泡在一杯熱牛奶中，一日飲用一回或二回，直到症狀治癒為止。
孜然	一份	
天然原糖	兩份	

105 直腸出血（Rectal Bleeding）

同時參見342頁「痔瘡」、231頁「內出血」。

許多因素可能導致直腸出血，包括：痔瘡、火能惡化造成直腸區發炎、肛裂或腸息肉、排便乾硬傷到直腸黏膜、由於便祕導致拉傷、肝硬化對直腸靜脈造成過大壓力、充血性心臟衰竭。在懷孕最後階段，分娩時嬰兒推出的時間過長，對直腸血管施壓，導致出血。對於常吃纖維含量少的精緻食品的人來說，直腸出血也相當普遍。吃熱辣食物可能容易產生便祕和直腸出血。

不論原因爲何，下述建議將會幫得上忙：

用涼水沖洗：每次排便後，用涼水沖洗肛門口。這會幫助止血，而且如果有發炎、發癢、龜裂，這麼做可將症狀減至最小。

塗抹印度酥油或蓖麻油：可幫助舒緩血管的刺痛感。

飲用蔓越梅汁或石榴汁：兩者都是止血劑，都有幫助。一日二回，每回一杯。

避開熱辣食物：遵照平息火能的膳食（見第八章）。也要避開發酵食品、酸味水果、柑橘類水果、含酒精飲料。

保持糞便柔軟：這有助於將刺痛和出血症狀減至最小。以下是保持糞便柔軟的三種方法：

- 就寢前，喝一杯溫熱的牛奶，搭配一茶匙純印度酥油。這是一帖非常溫和的瀉藥。
- 就寢前，服用加入一茶匙印度醋栗或二分之一茶匙三果實的溫水。將草本浸泡在熱水中五至十分鐘，放涼後再喝。
- 晚上時，將一茶匙洋車前子麩皮加入一杯溫水中服用。這樣的散裝瀉藥會幫助軟化糞便，避免肛門血管承受壓力。

使用維他命K：如果出血嚴重（也就是血量大或是一再出血），可根據包裝上建議的劑量服用維他命

K補充劑。此外，也可以在大部分的健康食品店買到維他命K乳霜，塗抹至肛門口即可止血。

平息火能：若要減輕火能，可服用維他命E補充劑，喝蔓越莓汁和/或香芹汁。

預防措施：若要避免將來肛門出血，可遵照下述建議：

- 嚴格遵照平息火能的膳食：戒絕酸味水果、柑橘類水果、發酵食品、或是熱辣食物。
- 可能的話，避開辛苦的體力勞動。
- 做腹部瑜伽鍛鍊，例如，滾胃法（見499頁說明）。
- 後續瑜伽姿勢應該會促進排泄，幫助預防肛門出血：駱駝式、眼鏡蛇式、牛式、脊柱扭轉式。
- 服用下述草本配方：

配方		做法
蘆筍草	五份	這帖混合草本二分之一茶匙搭配溫水，一日服用二回，持續一個月，可幫助預防肛門出血。
珊瑚殼粉	八分之一份	
寬筋藤萃取精華	八分之一份	

何時該就醫

如果這些方法在一週至十天內沒有止住肛門出血，最好去看醫生。如果血流量大，要儘早就醫。那樣的出血恐怕是某嚴重疾病的症狀。

R

106 肛門發癢（Rectal Itching）

肛門發癢有好幾種可能的原因，一是蠕蟲和寄生蟲，例如，蛔蟲和蟯蟲。發癢也可能肇因於痔瘡、發炎性潰瘍、酵母菌感染、或是眞菌感染。過多的毒性（大腸中的毒素）也會導致肛門發癢。

蠕蟲型：如果蠕蟲是問題所在，可用下述草本配方徹底清除蠕蟲：

配方		做法
白花酸藤果	五份	服用這帖混合草本四分之一茶匙，一日二回，於飯後搭配溫水服下。
匙羹藤	兩份	
三辣藥	八分之一份	

此外，每晚服用二分之一茶匙三果實，加在一杯溫水中飲用（飲用前先浸泡五至十分鐘）。

酵母菌感染型：如果有酵母菌感染，將些許優格塗抹至肛門，然後用清水沖洗肛門。

痔瘡型：如果問題在痔瘡，不妨洗個小蘇打浴，讓痔瘡浸泡在加了三分之一杯小蘇打粉的溫水中，然後用苦楝油塗抹痔瘡。（同時參見342頁「痔瘡」。）

真菌感染型：將一些茶樹精油與苦楝油混合在一起，直接塗抹至肛門區，可療癒肛門發癢。

預防之道從膳食著手：避免熱辣食品、發酵食品、含酵母麵包，並且完全遠離含酒精飲料。

107 鼻竇問題（Sinus Problems）

鼻竇是個充滿空氣的腔室，位於鼻子兩側。有十個鼻竇腔，一側五個，全都與鼻子相連結，佈滿超精細的黏膜。鼻竇不斷地將液體排至鼻子，其主要功能是保持鼻腔潮濕，另外還負責在我們說話的時候放大聲量。

由於過敏、傷風、或細菌感染，成人與孩童的鼻竇有時會被阻塞或感染，這是水能過剩的症狀，可能因許多因素而惡化，包括：冰冷飲料、乳製品、吸菸。

鼻竇問題可能引發各種併發症，從竇性頭痛、打鼾、呼吸困難，到口臭、耳朵感染、睡眠呼吸中止症。遇嚴重病例時，鼻竇性感染可能導致腦部感染、腦膜炎、或骨髓炎。

減充血草本：當鼻竇阻塞且充血時，暢通鼻竇就很重要。新鮮的薑汁（或是剛磨碎的薑泥）與一茶匙蜂蜜混合，一日服用二回或三回，將會相當有幫助。

你可以準備這帖安全、有效的減充血配方：

配方		做法
冰糖綜合粉	五份	飯後服用這帖混合草本四分之一茶匙，搭配溫水，一日二回或三回。
三辣藥	八分之一份	
摩訶甦達善粉	三份	

S

抗菌草本：爲了幫助預防二度感染，可混合等量的下述抗菌草本：

配方	做法
金印草	將**00**號大小的膠囊填滿上述混合草本，一次吞服兩錠，一日三回。
奧沙（*osha*）	
薑黃	
苦楝	

鼻腔滴劑與洗鼻液：將二分之一茶匙鹽巴溶解到二分之一杯微溫的水中，製成溫和的鹽水溶液。用滴管爲兩側鼻孔各注入五滴溶液，或是將一些溶液置於手掌中，然後用力吸入鼻孔。視需要重複幾次，以此保持鼻竇清爽。（一天數次亦無妨。）

這裡有一套更具威力的方法，可以用來療癒嚴重的鼻竇充血與疼痛。你可能不樂於這麼做，但這方法有效。做法：用蒜茸鉗將新鮮的蒜汁擠出，拿滴眼管吸取一些蒜汁，各注入幾滴到兩側鼻孔。頭部保持後仰約五分鐘，讓蒜汁發揮功效，然後坐起來，讓蒜汁流到衛生紙上，你將會很訝異你的鼻竇感覺起來有多清爽。如果需要，可一天做一次；針對嚴重的鼻竇發作，可一天做到三次，分別在早上、下午、晚上。

藥用蒸氣清理鼻竇法

用這個簡單的方法可幫助徹底清理疼痛、阻塞的鼻竇，你會很驚訝功效有多大。加熱大約一杯水，加入三至五滴尤加利精油，熄火，取一條毛巾蓋在頭上，彎身靠近煮好水的鍋子，吸入此水的蒸氣。

也可以同樣方式使用薑。取二點五公分新鮮生薑，剁碎，放入大約一杯水中煮沸。然後拿毛巾蓋在頭上，同時吸入薑水蒸氣。這對暢通鼻竇非常有效。（如果沒有新鮮生薑，也可用薑粉代替。）

竇性頭痛：可嘗試將二分之一茶匙肉桂與足量的水混合，製成軟膏，局部塗抹。

防治對策：這裡有幾種方法，可以幫助你在未來免於鼻竇問題：

- 避開乳製品，尤其是乳酪、優格、冰淇淋。
- 避開冰冷飲料。
- 避免接觸寒冷的天氣。
- 不要吸菸。
- 將些許溫暖的印度酥油注入兩側鼻孔，然後用力吸，一天一次。可用滴眼管或乾淨的手指頭將酥油滴入。

S

• 定期服用下述草本配方：

配方		做法
冰糖綜合粉	五份	服用這帖混合配方四分之一茶匙，搭配溫水，一日三回，於餐後服用。持續服用三個月。
摩訶甦達善粉	三份	
雲母粉	八分之一份	

108 阿育吠陀肌膚護理法（Skin-Ayurvedic Care）

阿育吠陀有許多維持肌膚健康與美麗的絕妙建議。你會在這裡發現一部分，其他建議以及各種皮膚問題療法，你可以在探討「痤瘡」（見182頁）、「頭皮屑」（見268頁）、「皮膚乾燥」（見280頁）、「皮疹與蕁麻疹」（見428頁）和其他章節中發現。

下述建議將會幫助你保持肌膚健康、容光煥發、皎好美麗。

推油按摩：每天推油按摩全身，就保持肌膚健康與美麗而言，功效絕佳。如果是風型人，或是風能失衡，可用芝麻油；如果是火型人，或是火能失衡，可用葵花油；如果是水型人，或是水能失衡，可用玉米油或加拿大芥花籽油。輕柔地推油按摩可維持肌膚的美麗與質地。

食用薑黃：若要擁有美麗的肌膚，可每天服用一錠薑黃。阿育吠陀傳統認爲，如果懷孕婦女經常食用薑黃，寶寶將會擁有燦爛光滑的肌膚。

從膳食中攝取足量的鐵：如果皮膚看上去蒼白，可能是貧血的徵兆。喝些胡蘿蔔汁，食用煮熟的甜菜根，這會賜給你天然的鐵質，應可改善肌膚色澤。（見195頁「貧血」的進一步建議。）

多吸收陽光：用適合的生命能量精油塗抹肌膚（風型人用芝麻油，火型人用椰子油或葵花油，水型人用玉米油），然後躺在陽光下一陣子——十至十五分鐘，或是最多半小時，將會改善循環，增強肌膚色澤。

> ◆**重要提醒**：日光浴應該在正午以前或下午晚點（三點鐘以後）進行，這時，太陽光不是那麼的直接。此外，在高海拔區，晒傷的危險較大，所以，在高山區要留意限制曝晒時間。

使用藥草油：如需好用的臉部乳液，可在臉上塗抹一些苦楝油或婆羅米油。對所有體質而言，這兩種油都是可以接受的。

藤金合歡洗髮精：如需洗髮，可用內含藤金合歡（*shikakai*）的洗髮精。

苦楝皂：用苦楝皂或檀香皂沐浴。

少用肥皂：通常對肌膚有裨益的肥皂使用方式是：一週只用一或兩次，不要每天用。在熱帶氣候，人們汗流得多，汗水中的鹽分和礦物質卡在肌膚裡，必須每天洗肥皂浴。但在比較寒冷的國家，沒有流那麼多的汗，所以常洗肥皂浴通常是沒有必要的。

當然，這要視一個人的職務而定。從事辛苦的體力勞動且大量流汗的人需要某種肥皂。但為了保持柔軟與光澤，不要洗掉使肌膚含油的油脂腺分泌物就相當重要。如果每天用肥皂，油脂會被洗掉，皮膚會變得乾燥。

火型人可能較常需要肥皂，或許一週三次，一來因為火型人容易出汗，二來因為火型肌膚往往比較油。

搭配適合自己體質的水溫：大致上，建議火型人洗涼水，水型人洗溫水，風型人洗熱水。風型人時常血液循環不良，而熱水可以改善循環，有助於保持肌膚的健康與美麗。

溫和的毛巾按摩：沐浴完後，用毛巾輕擦臉部與身體的肌膚。這會改善皮膚的血液循環、移除死亡的皮膚，使肌膚看起來年輕。

居家臉部拉皮法

從下巴到額頭，輕輕地按壓，便可自己進行居家臉部按摩和拉皮。

將兩根食指擺在一起，兩根拇指擺在一起。兩根食指置於下嘴唇與下巴之間，兩根拇指放在下巴底下，然後食指加上底下的拇指，輕輕地按壓，沿著下巴骨上行。來到耳朵時，向上行至耳朵前方，讓拇指跟隨在後。持續上行，直至拇指就在太陽穴之後，即耳朵上方。這裡有一個「嘛瑪急穴」。來到這個點時，輕輕地按壓，微微地上提，持續約三十秒。這個程序將會刺激控制臉部肌肉的神經，且會改善臉部肌肉的色澤，幫助去除臉部肌膚的皺紋。重複七遍，一天做一次，最好在早上。

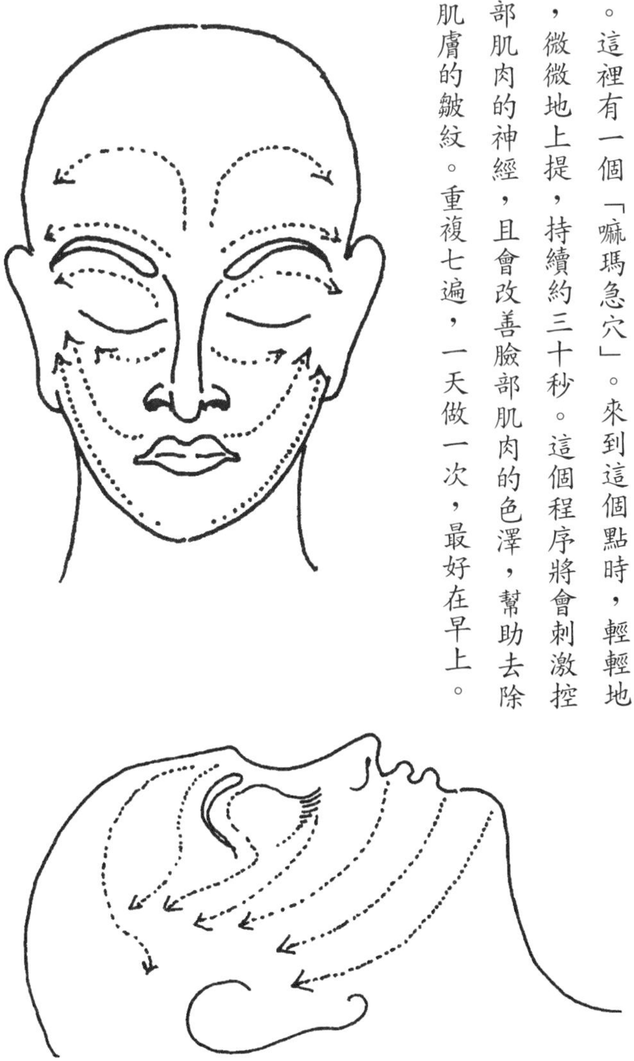

臉部拉皮按摩

新鮮櫻桃面膜：晚上就寢前，先將新鮮的櫻桃泥塗抹至臉部當面膜。敷十五分鐘，可緩解乾燥的肌膚，使你容光煥發。

微笑可幫助肌膚變年輕：面帶微笑有助於保持臉部肌肉與皮膚的色澤；別人可能會說，你看起來比實際年齡年輕十歲！

S

109 睡眠呼吸中止症（Sleep Apnea）

呼吸中止是指呼吸一時暫停。睡眠呼吸中止症是在深度睡眠中，呼吸短暫中斷（有時一夜中斷數次），這在年幼孩童身上相當常見，但也會出現在某些成人身上，還可能發生在高海拔區。睡眠呼吸中止症時常伴隨鼾聲如雷與不正常的呼吸模式。

呼吸中止發生在年紀較大的孩童與成人身上比較不會危及生命，但因爲每次呼吸停止，患者的睡眠便會短暫中斷，有時一夜中斷幾十次，所以相當耗損體力。呼吸中止症使心血管系統和呼吸系統緊繃，可能導致血液中二氧化碳過多；也可能由於睡眠不足，造成醒時嗜睡和易怒，無法聚精會神。

根據阿育吠陀的說法，發生睡眠呼吸中止症是因爲「塔帕卡（*tarpaka*，滿足）水能」阻塞了「普拉納（生命氣息）風能」。因此，方法著重在控制過剩的水能。

控制水能法：第一個方法是蓽茇。服用四分之一茶匙蓽茇、一茶匙蜂蜜、以及一茶匙印度酥油，早上和晚上空腹時服用。

- 可以用三辣粉（內含等量的蓽茇、黑胡椒、薑）代替蓽茇。
- 如需有效的解充血藥，可服用一茶匙蜂蜜加入二分之一茶匙冰糖綜合粉與四分之一茶匙光果甘草，一日二回。這帖配方既可用作充血療法，又可當作預防措施。

發生在早產兒身上的睡眠呼吸中止症

早產兒有時會罹患睡眠呼吸中止症。因爲這些寶寶的下視丘呼吸中心尚未完全成熟，有時孩子可能會完全停止呼吸，身體變青或變紫。

如果發生此情況，不要驚慌，但要迅速行動：如果給寶寶的腳底搔癢，或在橫隔膜區的腹部上灑些涼水，寶寶就會開始再度呼吸。

這毛病可能會造成嬰兒猝死症候群，是需要立即醫療救護的嚴重病症。但當呼吸控制中心成熟時，寶寶的睡眠呼吸中止症應該就會消失。

鼻腔滴藥：早晨和睡前，在兩側鼻孔各注入五滴溫暖的婆羅米酥油或純印度酥油。

針對肥胖：睡眠呼吸中止症的主要原因之一是體重超重太多。如果這是問題所在，可用下述草本配方對治肥胖：

配方		做法
胡黃蓮	一份	服用這帖混合配方四分之一茶匙，搭配溫水，一日二回或三回，分別在早餐、午餐、晚餐前。
白花丹	一份	
喜來芝	八分之一份	

S

• 經常走路或做其他鍛鍊，也會幫助肥胖的人呼吸得更加順暢。要注意，如果你很重，而且已有好一陣子沒運動，千萬不要從事對你來說可能太過劇烈的鍛鍊。堅持走路，或者如果想做更多的運動，先請教你的醫生。

改變睡姿：凡是睡眠呼吸中止症患者，只要實驗不同的睡姿，看看症狀是否減輕，都會收到不錯的成效。尤其是常有習慣趴睡或雙手放在胸前仰睡的肥胖者，可以嘗試靠左側臥睡。只需這樣改變一下，就可以療癒或至少減輕問題。

保持室內濕潤：有時候，乾而熱的空氣會給鼻子帶來窒息感，而這可能是睡眠呼吸中止症的原因。溫暖、濕度宜人的空氣最適合。最好採用熱水增濕器；不推薦超音波增濕器。

帕奇卡瑪排毒療法：在阿育吠陀醫師的監督下，讓睡眠呼吸中止症患者接受「帕奇卡瑪」淨化療法（見80頁）會有所幫助。這包括推油按摩、催瀉療法、鼻腔滴藥等等。這個療程是淨化兼回春。

110 吸菸（Smoking）

同時參見186頁「上癮」。

對吸菸上癮有兩個主要原因：尼古丁中毒與壓力。一旦某人變成吸菸者，這人必須達到「適」量的尼古丁毒性，才能維持大腦以及正常消化和排泄的適度運作。此外，遭逢壓力或情緒困擾時，吸菸者會習慣性地伸手拿根菸。因此，需要兩套策略雙管齊下：排除尼古丁毒性，同時處理壓力。

草本香菸：若要逐步戒菸，阿育吠陀建議你準備下述混合草本。這不但會幫助你降低壓力水平，還會為你的身體進行排毒。

配方	做法
婆羅米 甘松 玫瑰花瓣粉	等量混合上述草本。從幾根香菸著手，移除掉每根香菸三分之一的菸草（從點菸那一頭），換上這個混合草本。想吸菸的時候點一根，吸入混合草本，等吸到菸草的部分時就停下來。不久後你會發現，想吸菸的慾望開始減低。

鋪天蓋地法：這裡有另一套有幫助的做法：將幾滴婆羅米酥油直接滴在香菸上，然後點燃。產生的煙將會非常強烈，那會除去你想吸菸的慾望。

飲用花草茶：有壓力的時候，不要吸菸，改而準備並飲用等比例的甘松、洋甘菊、婆羅米製成的茶飲。

配方	做法
甘松　一份 洋甘菊　一份 婆羅米　一份	將這帖混合草本一茶匙浸泡在一杯熱水中飲用。要慢慢喝，一小口一小口的，可以幫助緩解想吸菸的慾望。

S

用咀嚼代替吸菸：每當吸菸的慾望升起時，改而咀嚼一或兩小片鳳梨乾混合二分之一茶匙蜂蜜。

透過靜心減壓：如想做好壓力管理，可以每天花些時間靜心。假使知道某套修煉法，就好好運用。也可以嘗試第七章解釋過的空碗靜心（見124頁）。多數人發現，當壓力降低時，吸菸的慾望就自然而然地減少了。

瑜伽姿勢：瑜伽體位有幫助。可嘗試拜月式連續動作，以及蝗蟲式、弓式、肩倒立式、犁式、棕櫚樹式。（瑜伽體位圖解，見附錄四。）

呼吸鍛鍊：名為「火的氣息」的調息法，將會在努力戒菸的過程中幫上忙。（詳細說明，見118頁。）

111 喉嚨痛（Sore Throat）

喉嚨痛肇因於喉嚨受到刺激與發炎。採用阿育吠陀的方法，通常相當容易療癒這個症狀。

咕嚕咕嚕漱喉嚨：咕嚕咕嚕地漱喉嚨或許是最簡單的方法，而且是相當有效的一種。阿育吠陀建議，用一杯熱水（不要熱到可能會燙傷喉嚨）加入二分之一茶匙薑黃粉與二分之一茶匙鹽巴混合。早晨和晚上都用這個混合液咕嚕咕嚕地漱喉嚨。

喝薑黃奶：喝一杯加入二分之一茶匙薑黃粉煮沸過的熱牛奶，對喉嚨痛也頗有助益。

具舒緩功效的花草茶：另一帖功效絕佳的療法是薑—肉桂—甘草茶，以下述比例混合：

配方		做法
薑	兩份	將這帖混合草本一茶匙浸泡在水中五至十分鐘，一日可飲用三回。
肉桂	兩份	
甘草	三份	

食物禁忌：喉嚨痛的時候，不吃乳酪、優格、冰淇淋之類的乳製品很重要。也要避開發酵食品。

> ◆**重要提醒**：一杯溫暖的薑黃奶（如上所述）算是例外。一定要避開「冰鎮」的乳製品，這類食物容易產生黏液，使喉嚨痛更加惡化。

瑜伽姿勢：傳統上建議操練名為雄獅式的瑜伽姿勢來療癒喉嚨痛。瑜伽手印也相當有效。（見附錄四瑜伽圖解。）

呼吸鍛鍊：也可以練習「蜂鳴式調息法」，如第六章（見119頁）所述。

何時該就醫

假使已經試過這些方法，喉嚨痛還是持續好幾天，就要請教醫療專業人員。

112 痙攣性大腸症候群（Spastic Colon）

若要對治痙攣性大腸症候群，可以使用367頁「腸躁症」建議的方法。除此之外，可嘗試下述阿育吠陀草本配方：

配方		做法
蘆筍草	四份	服用這帖混合草本約四分之一茶匙，搭配溫水，一日三回，於餐後服用。
興渠八味粉	八分之一份	
印度藏茴香	四分之一份	
白花丹	一份	

113 扭傷與拉傷（Sprains and Strains）

腳步不慎踏出路邊，走路時失去平衡（穿高跟鞋尤其容易發生這種事），摔倒而必須伸手撐扶，諸如此類，均可能導致腳踝、手腕、或髖關節突然間扭曲，造成扭傷或拉傷。

雖然扭傷和拉傷類似，但其實有所區別。扭傷會影響韌帶，屬於火能症狀，肇因於過度伸展、甚或是韌帶撕裂，而且涉及疼痛、腫脹、瘀青變色。拉傷會影響肌肉，是由於風能，而且不會產生瘀青變色，雖然有疼痛相隨。

包紮法：只要有拉傷或扭傷，就應儘可能用彈力繃帶將患部包紮起來。

喝果汁：喝些鳳梨汁或石榴汁。這些果汁內含酵素，具有抗刺激與消炎的作用，會幫助平息火能，加速療癒的過程。

浸泡法：如果腳踝扭傷，可將那隻腳浸泡在一盆加了自製芥菜籽茶袋的熱水中。做法：用手帕、薄紗棉布、或其他輕薄布料將兩茶匙棕色芥菜籽包起來，然後把茶袋浸泡到熱水中。

若要消腫，可將受傷的腳浸泡在熱水中十五分鐘，每一加侖水加入兩大匙鹽。

塗抹具療效的膏藥：用二分之一茶匙薑黃粉與二分之一茶匙鹽，加入足量的水（要用涼水），製成膏藥。將膏藥塗抹在傷處，可幫助消腫。

S

如果是拉傷，不是扭傷，可用「熱」的薑黃粉與鹽軟膏幫助平息風能。

草本療法：如果無法分辨究竟是拉傷還是扭傷，可服用二〇〇毫克的回春沒藥錠，一日二回；這帖草本配方將會幫助療癒這兩種病症。

◆**重要提醒**：如果想要避免扭傷和拉傷腳踝，就不要穿高跟鞋。

114 胃痛／肚子痛（Stomachache）

同時參見361頁「消化不良」。

胃痛／肚子痛是一種非常模稜兩可的症狀。許多原因均有可能：胃酸過多、胃酸過多性消化不良、便祕、吃錯食物、甚至是肝臟中的毒性。所有這些以及其他因素，都可能造成各種腹部疼痛。

若要聰明而有效地對治胃痛／肚子痛，首先我們必須排除盲腸炎、小腸炎、胃炎、腹絞痛之類的嚴重病因；你可能需要醫師的協助，才能判定這類病因。但針對常見的胃痛／肚子痛，阿育吠陀提供許多簡單、天然、有效的居家療法。

草本療法

- 將三分之一茶匙孜然粉、一撮興渠（阿魏）、一撮岩鹽混合在一起，充分咀嚼，並搭配溫水服下。
- 若胃痛/肚子痛與腹瀉相關聯，可用一些新鮮生薑汁擦揉肚子，塗抹在肚臍周圍。
- 可嘗試阿育吠陀草本海螺殼綜合錠。一般市面上包裝成錠狀，一次服用一錠，一日二回，早晚各一。它會好好照顧疼痛的胃/肚子。
- 如果找不到海螺殼綜合錠，可服用大蒜綜合錠，每回一錠，一日二回，於進食後服用。
- 另一個有幫助的草本是印度藏茴香，通常可以在印度雜貨店買到。做法：將二分之一茶匙印度藏茴香與四分之一茶匙小蘇打粉混合在一起，咀嚼這個混合配方，搭配一些溫水服下。
- 如果這個方法沒有緩和胃痛/肚子痛，可將一些烤過的甜茴香籽、孜然籽、芫荽籽混合在一起，然後好好咀嚼大約二分之一茶匙這樣的混合草本。（需個別烘烤這些種子，也就是一次烘烤一種，放在沉重的鑄鐵平底鍋中烘烤，同時不斷地翻攪，才不會燒焦。之後再將三味種子混合在一起。）
- 若要緩解消化不良，可服用四分之一杯新鮮洋蔥汁加二分之一茶匙蜂蜜和二分之一茶匙黑胡椒。

花草茶

- 製作一些孜然—芫荽籽—甜茴香茶。將三味草本等比例混合，每杯水加入二分之一茶匙，一日喝二回至三回，可幫助舒緩疼痛的胃/肚子。
- 另一種簡單的茶可以用等量的常見西方花草白芷（*angelica*）、洋甘菊、紫草製成。混合三味花草，將大約二分之一茶匙的混合草本浸泡在熱水中。

S

預防胃痛／肚子痛的最大關鍵

多數時候，胃痛／肚子痛是由於消化不良和消化火低落。這裡有四種方法可以點燃消化火：

- 薑是強化消化火的最佳草本之一。做法：每餐飯前，將一些新鮮生薑剁碎或磨碎，加入幾滴萊姆汁和一撮鹽，吃下這個混合草本。或是只切一薄片生薑，撒上一撮鹽，然後嚼碎。
- 薑茶也會增加胃火、緩和胃痛。做法：將一些新鮮生薑（磨碎、剁碎、或切片）煮沸，或是用薑粉製茶，一日喝二回或三回。
- 飯前喝一杯草藥酒「德拉克沙」，可幫助點燃消化火。做法：用兩至四大匙「德拉克沙」，與等量的水混合。也可以啜飲幾口深紅色的波特酒（port）或是另一種甜葡萄酒。
- 活化胃火的另一個簡單方法是用常見的香料月桂葉。做法：將二分之一茶匙壓碎或磨碎的月桂葉，浸泡在一杯熱水中大約十分鐘，製成茶，加入一撮小豆蔻，於飯後飲用。

其他方法與建議

飲食清淡：如果胃痛，應避免吃任何難消化的餐點、豆類、肉類、以及小麥之類較難消化的穀物。最好以大米和綠豆仁組成的「基恰里」為主食，較容易消化。（基本的基恰里食譜，見377頁。）兩餐中間，喝一些果汁。

對治長期消化不良：針對長期消化不良且經常胃痛的人，可準備下述混合草本：

配方		做法
三辣藥	一份	飯前服用四分之一茶匙，加些蜂蜜和新鮮薑汁。如果沒有新鮮生薑，就用蜂蜜。這帖混合草本可幫助增強消化火。
白花丹	兩份	
胡黃蓮	一份	

暫時別運動：胃不舒服的時候，阿育吠陀建議應儘可能只是休息、閱讀、放鬆，直到症狀消除爲止。不建議運動鍛鍊，包括瑜伽體位。

115 壓力（Stress）

壓力是心身症，日常生活中的許多原因均可能導致。塞車、必須大排長龍、或是面對困難的工作情境，這時，我們可能會感到有壓力。壓力的一個常見原因是：覺得有太多事要做，而可做事的時間太少。失業是另一個潛在的根源，汙染問題和犯罪行爲也是可能的原因，就連日復一日在電視上看見犯罪故事也會積累壓力。不幸福的關係、專橫的配偶、管路系統有缺陷、學校考試、職業倦怠——這份原因清單其實是沒完沒了的。

S

因此，壓力可能觸發過敏、氣喘、疱疹、高膽固醇、高血壓，甚至可能導致心臟病。它可能引起風能、火能、或水能失衡，取決於個人的自然體質。

一般而言，風型人可能罹患風能惡化的壓力反應，例如，焦慮或恐懼，甚至是恐怖症或焦慮精神官能症。火型人在遭逢有壓力的情境時，火能會增強，而且通常以憤怒的形式對壓力做出反應；他們也可能苦於高血壓、消化性潰瘍、潰瘍性大腸炎、以及其他火能失調。處於壓力下的水型人可能罹患甲狀腺功能減退、新陳代謝緩慢，甚至是血糖增加，導致糖尿病前期症狀；他們往往一吃再吃，以致變得肥嘟圓胖。

放鬆地休息一下：爲了預防壓力積累，第一道防線是在遇到潛在有壓力的境遇時，保持冷靜不衝動。做長而深的呼吸，讓壓力隨著氣息吐出。好好地放鬆。請人按摩一下，或是用數十公克溫暖的油從頭到腳擦揉全身，爲自己做推油按摩。風型人應該用芝麻油，火型人應該用葵花油，水型人應該用玉米油。按摩完後，淋個熱水浴或洗個熱水澡。心智技巧部分，例如，正面意象訓練、祈禱、唱歌與念誦、靜心、以及有規律的瑜伽鍛鍊等等，對減輕和療癒壓力均相當有效。

分析你的壓力源：將生活中覺得有壓力的事情分成兩類：可有所作爲的，以及無法有所作爲的。如果可以有所作爲，那就採取行動！如果什麼也做不得，那就臣服、接受吧！當我對某個情境完全無能爲力時，就必須臣服於它，然後在接納之中，平靜存在了。

監視你的負面思維：壓力往往是恐懼造成的，而恐懼多半奠基於想像。觀照你的負面思維，用正向思維取代它。只是改變思維或態度，就可以減輕許多的壓力。

檢視你的角色與目標：在你的職務和目標之間找到適當的契合點。當工作與個性格格不入時，工作壓力對許多人來說就是可怕的負擔。如果你熱愛自己正在做的事，就沒有壓力；如果你不愛自己正在做的事，而且還必須完成，那就是非常有壓力的。因此，你必須發現自己眞正的角色和目標。

泡個具舒緩功效的澡：泡個生薑—小蘇打澡是相當舒緩身心的。在泡熱水澡時，加入三分之一杯生薑與三分之一杯小蘇打粉，可以達到更大的放鬆與療效。

具放鬆功效的油品：就寢前，用一些婆羅米油擦揉腳底和頭皮。雙眼各滴一滴純淨的蓖麻油（不含防腐劑），同時用一些油擦揉腳底，可收鎮定、舒緩之效。

使用藥用鼻腔滴劑：用婆羅米酥油或純印度酥油進行鼻腔滴藥，於兩側鼻孔各滴入五滴酥油。（見499頁相關說明。）

飲用減壓茶：將等比例的洋甘菊、紫草、白芷製成茶，是放鬆而舒心的。婆羅米茶也一樣，可將一杯沸騰的開水加入二分之一茶匙婆羅米製成茶。也可嘗試用等量的下述花草製茶：

配方		做法
婆羅米	一份	將二分之一茶匙浸泡在一杯熱水中十分鐘，可以一日喝二回或三回，做好壓力管理。
旱蓮草	一份	
甘松	一份	
鋪地穿心草	一份	

S

瑜伽伸展操：某些特定的瑜伽體位對管理壓力相當有效，尤其是肩倒立式、犁式、脊柱扭轉式、蝗蟲式。雄獅式對緩解壓力也有效。（瑜伽體位圖解，見附錄四。）

靜心：坐成蓮花式或輕鬆坐式（雙腿舒適地交盤），面朝東方，然後靜心。只要觀照自己氣息的流入與流出，或是做「嗖唅」靜心（見125頁）。

讓壓力隨著氣息離去：「勝利調息法」具有深度的鎮定效果，有助於緩解壓力。做這套呼吸鍛鍊時，可以坐直操練，也可嘗試仰躺成大休息式（見120頁）。

好好哭一場：如果你有許多悲痛和哀傷，把有壓力的感覺哭出來，將會有所幫助。哭泣是絕佳的情緒釋放。

笑聲是良藥：大笑是另一帖抒解壓力的好方法。嘗試看看，即使一開始很勉強。就直接開始大笑！不久，真正的笑聲將會到來，緊張與壓力將隨之得到釋放。

以靜心展開一週：許多人在週一時會經驗到額外的壓力，他們必須長途跋涉去工作，展開另一個星期，做著自己不喜歡的職務。事實上，週一心臟病發的病例較多。若要幫助自己在這個關鍵時間減輕壓力，請記住，週一是月亮日，而月亮代表心靈。因此，上班前，用十五至二十分鐘的靜心開始週一早晨和未來一整週。若要保持低壓力水平，定期每天靜心，早、晚各一次，是你能夠做到的其中一件最美好的事。

116 晒傷（Sunburn）

晒傷是皮膚細胞急性發炎的症狀，由於過度暴露於太陽（或太陽能燈）的紫外線輻射所致。這類發炎可能溫和，也可能嚴重，視曝晒的程度而定。

不過，可能還涉及更多。許多人將大量化學產品用在肌膚上和身體內——化學除臭劑、化學肥皂、化學香水、咳嗽藥、以及數不清的其他藥品。這些物質全都會削弱肌膚。當一個用了大量這些產品的人躺在太陽底下，就更容易被灼傷。

此外，根據阿育吠陀的說法，火型體質的人通常肌膚較爲白皙，也比較容易晒傷。晒傷嚴重時，患者可能會有許多症狀，包括：頭暈、噁心、起泡、對光線過度敏感、脫皮。一再地晒傷可能會造成肌膚提早老化、起皺紋，使這人顯得蒼老，彷彿烤過的馬鈴薯。阿育吠陀有許多建議，既可預防晒傷，又可在晒傷時有效地治療。

舒緩晒傷的局部療法

- 在晒傷的部位塗抹蘆薈乳霜。也可以使用純淨的蘆薈膠（不添加防腐劑），或者如果你有機會使用蘆薈植株，可取一片輕輕地擦揉在晒傷的部位。
- 椰子油對舒緩晒傷肌膚也有效。

S

- 取一塊紗布，浸入涼涼的牛奶或羊奶中，直接塗抹在晒傷部位。如果沒有牛奶或羊奶，可用一塊布浸在涼水中，但奶的效果較佳。
- 局部塗抹苦味酥油。
- 將一些萵苣磨碎，把菜泥直接塗抹在晒傷處。
- 將一只冰袋或一袋冰凍食物（例如，玉米、豌豆、或其他豆類）置於患部上，可以冷卻肌膚。但不要讓冰持續觸碰肌膚超過一或兩分鐘。
- 將一些新鮮奶油（來自牛奶或羊奶）直接塗抹在晒傷的肌膚上。
- 將等量的檀香粉與薑黃粉加一些涼水混合，製成軟膏，輕輕地塗抹在晒傷部位，這具有冷卻的效果。註：至少有幾天時間，這個軟膏會將肌膚染成黃色，也會染黃它所觸碰到的任何衣物。

預防晒傷的方法

- 上午十點至下午三點，應避免或儘量減少暴露在陽光底下。那是太陽發揮熱力的尖峰期。
- 將你被太陽直接照射的時間限制在半小時內。在高海拔區，恐怕就連半小時也稍嫌太久。
- 走到太陽底下之前，先替身體裸露在外的部位塗抹苦楝油。苦楝是很好的陽光阻斷劑，有助於保護肌膚。

◆**重要提醒**：如同本書所述，「苦楝油」並不代表純粹的苦楝萃取液，而是幾滴苦楝油與芝麻油或另一種溫和的油混合而成。市售苦楝油就是這樣製成的。

- 喝椰子水或椰子奶。
- 遵照舒緩火能的療程。不要洗蒸氣浴或讓自己過熱。吃平息火能的食物，尤其避開辛辣和發酵食物（見第八章）。
- 淋浴前、後，先在肌膚上塗抹苦楝油。椰子油也有助益。

117 妊娠水腫（Swelling (Edema) During Pregnancy）

同時參見289頁「水腫」。

懷孕期間，增大的子宮對骨盆腔的血管施加壓力，致使血管收縮，導致雙腳腫脹。腫脹也可能是由於缺乏蛋白質、鐵質、或運動所致，也可能是因爲高血壓或血液循環不良的關係。不論原因爲何，重要的是療癒的方法。

有效的草本療法

- **喝孜然—芫荽籽—甜茴香茶**：將等比例的三味草本混合，每一杯熱水各用四分之一至二分之一茶匙的草本，一日飲用二回或三回。

S

飲用利尿茶：如果腫脹嚴重，用利尿草本製成的某些花草茶可以幫助刺激腎臟。製作黃細心茶或刺蒺藜茶，或是等比例結合兩者，然後將一茶匙混合草本浸泡在一杯熱水中，一日飲用二回或三回。此茶飲將會充當溫和的利尿劑，消除水腫。

何時該就醫

在某些極端病例中，於懷孕末期，胎盤釋放毒素，造成以血壓升高和末端腫脹為特徵的症狀，可能會出現蛋白尿、痙攣、昏迷。這個危險症狀稱為「子癇」或「妊娠毒血症」。這是不能居家治療的，需要立即而專業的醫療監督與照護。

不過，下述草本配方可以作為輔助療法，幫助緩解痙攣：

配方	做法
婆羅米 甘松 鋪地穿心草	等量混合三味草本，用二分之一茶匙的混合草本製茶，一日飲用二回。

註：如果全身腫脹（就男性而言，包括陰莖與陰囊腫脹），這是非常嚴重、會危及性命的症狀，需要立即治療。

高血壓造成的水腫：

配方	做法
山楂莓 西番蓮 三果木	將上述草本等比例混合，然後用一茶匙製茶，一日服用二回，於餐後服用，直到情況正常為止。這帖簡單的茶飲將會有效地調節血壓。（如需更多建議，見349頁「高血壓」。）

如果貧血是問題所在：水腫可能是由於貧血。葉酸性貧血在懷孕期間很普遍，缺鐵性貧血也屢見不鮮。你可以去檢驗，看看是否有這些缺失；如果有，供應缺失的成分將有助於減輕或消除水腫。如需建議，見195頁「貧血」。

缺乏蛋白質：缺少蛋白質也可能是罪魁禍首。如果你判定情況是這樣，那就多吃富含蛋白質的食物，例如，黃豆製品。

緩解水腫的其他建議

運動：每天走路二十至三十分鐘將可促進血液循環，幫助減輕水腫。

少鹽：鹽會促使身體保留水分，引發水腫。

抬腳：躺下時，將枕頭墊在雙腳下方。這麼做會排掉水分，幫助逐步減輕水腫。

S

118 阿育吠陀牙齒與牙齦護理法（Teeth and Gums-Ayurvedic Care）

根據阿育吠陀的說法，牙齒是骨骼的副產品。蛀牙以及牙齦萎縮，都是骨骼系統中風能惡化的徵兆。

缺少礦物質：牙齒的問題往往與缺乏鈣、鎂、鋅相關聯。若要預防未來有問題，或是減輕某方面的缺失，可以這麼做：

- 每天早上嚼一把鈣質含量豐富的白芝麻籽，然後刷牙時不用牙膏，如此，殘餘的芝麻籽會擦揉牙齒，擦亮並潔淨牙齒。
- 也可以食用礦物質補充品，內含大約如下的一日劑量：每錠含鈣／一二〇〇毫克、鎂／六〇〇毫克、鋅／六〇毫克。

按摩牙齦：每天用芝麻油按摩牙齦，可使牙齒更健康、更美麗。喝一口溫暖的芝麻油，左右來回漱口兩至三分鐘。不要吞下去，將油吐出，然後用食指輕輕地按摩牙齦。這是防止牙齦萎縮、牙齒感染、以及蛀牙的絕佳預防措施。

草本牙齒清潔劑：阿育吠陀牙醫學建議，可用苦味和澀味草本清潔牙齒。採用的主要草本有苦味的苦楝，以及澀味的珠仔樹、青木香、木橘。混合粉狀的苦楝與等量的任何澀味草本，可以製成絕佳的清潔劑，然後用混合草本照常刷牙。也可以在天然食品店或大部分的阿育吠陀草藥供應商購買內含這些草本的市售牙膏和牙粉。

此外，你也可以找到用烘烤過的磨細杏仁殼製成的牙粉。這些對維護牙齒健康非常有幫助。

用茶樹精油保護萎縮的牙齦與敏感的牙齒：牙齦萎縮，以及牙齒對冷、熱溫度敏感，代表牙齒根部受到細菌感染。你可以這麼做：

- 若要對治感染，可將一根乾淨的牙刷沾濕，直接滴幾滴茶樹精油在牙刷上刷牙，然後用一根棉花棒將一些茶樹精油塗抹到牙齦裸露的部分。這個方法會幫助阻止牙齒進一步受到感染，而且會調理疼痛和對冷、熱的敏感。
- 也可以將一些茶樹精油塗抹到牙線上，這會幫助你觸及某些牙刷搆不到、但可能受到感染的深層牙周囊袋。（也可使用經茶樹精油處理過的市售牙線。）

充分咀嚼：阿育吠陀強調充分咀嚼食物的重要性，這不僅會幫助消化過程，還會刺激牙齦。

吃無花果：若要強健牙齒和牙齦，可嘗試吃四顆無花果，充分咀嚼，一日一回。

咬牙法：輕輕地咬牙五或六次，幾近咬緊牙關的地步——但是要輕柔的，才不至於打碎牙冠！據說這可以刺激與牙齒相關聯的能量經絡。

119 肌腱炎（Tendinitis）

進行奔跑或跳躍之類的劇烈運動和體育活動時，可能會拉傷肌肉，造成肌腱發炎，導致肌腱炎或黏液囊

T

炎。這個病症也可能起因於不斷重複以至於造成壓力的非劇烈活動。腕隧道症候群就是一例，肇因於一天幾小時重複同一個工作，例如，在電腦鍵盤上打字。

輕微症狀的對治法

冷敷：在肌腱炎的部位用冰袋或冷凍蔬菜等進行冰敷，可將發炎狀況減至最輕。

塗抹冷涼的膏藥：將等量的檀香粉和薑黃粉製成膏藥。做法：將兩種粉末以足量的水混合，製成軟膏，塗抹在痛處。

此外，以鹽巴和薑黃粉製成的軟膏也相當有效。

輕柔地伸展：小心翼翼、輕輕地伸展患部的肌肉，會逐漸幫助促進血液循環，療癒疼痛與發炎。

服用消炎草本：服用一些消炎草本將會加速療癒。可製作如下配方：

配方	做法
回春沒藥　兩份 茜草　兩份 香附子　兩份 青牛膽　三份	於餐後服用這帖草本四分之一茶匙，搭配溫水，一日二回或三回。

急性或慢性症狀的對治法

熱敷：對於非常疼痛的急性肌腱炎、以及慢性肌腱炎，均可應用具舒緩效用的熱力，例如，鎮痛油

（具穿透性的熱性油膏）或溫水敷布。潮濕或濕潤的熱度可有效地將疼痛或發炎減至最輕。

推油按摩：用摩訶那羅延油輕輕地按摩患部，然後將患部浸泡到溫水中。

120 耳鳴（Tinnitus）

◆**重要提醒**：用來改善聽力的同一套方法，絕對適合用來對治耳鳴，因此，除了下述建議，請查閱333頁「失聰」。

草本療法：根據阿育吠陀的說法，耳鳴是風能失調所致。若要緩解這個根本原因（神經系統中的風能惡化），可準備以等量紫草、肉桂、洋甘菊製成的茶，每杯水浸泡一茶匙這樣的混合草本，一日飲用二回或三回。

- 此外，可於進食後服用健美沒藥二〇〇毫克，搭配溫水，一日二回或三回。
- 用溫暖的芝麻油輕輕地擦揉乳突骨（位於耳朵後方），可能會有幫助。一天試個二回，早、晚各一次，持續一週，看看是否有效。
- 蒜油往往有效。晚上睡前，將三滴蒜油滴入耳朵。（如何準備蒜油之類的油品，見附錄二。）

121 腳趾甲感染（Toenail Infection）

當一個人的腳趾甲厚實、粗糙，這人會把腳趾甲剪成凸出的弧形，因爲長到邊緣的腳趾甲可能會開始穿透皮膚，劃破軟組織，而這可能會導致發炎、腫脹、疼痛，也可能會感染。通常，風型人和水型人的趾甲長得比較強壯，因此比較容易腳趾甲感染。太緊的鞋會對腳趾甲造成壓力，也有可能導致腳趾甲感染。

長期的解決之道不過是將腳趾甲剪齊，或是剪成略呈半月形（內凹的弧形）。這可讓腳趾甲得以直接向前生長，而不是長到兩側的皮膚裡。

如果腳趾甲已經開始長到皮膚底下，可將腳浸泡到溫水中，軟化腳趾甲。趁腳趾甲柔軟時，將腳趾甲清潔乾淨，再把對半混合的茶樹精油與苦楝油塗抹在腳趾甲底下，然後將腳趾甲剪齊。

爲了預防再度發生，可穿不緊的軟鞋，同時將腳趾甲剪齊，或剪成淺淺的半月形。

122 牙痛（Toothache）

同時參見460頁「阿育吠陀牙齒與牙齦護理法」、322頁「牙齦疾病」。

牙痛可能肇因於牙齦萎縮、蛀牙、胃酸過多造成的敏感、和/或感染。

如果高酸是問題所在，這人除了牙痛的毛病，往往還罹患心口灼熱與胃酸過多性消化不良。你可以藉由遵照舒緩火能的膳食，尤其避開辛辣食物、泡菜、柑橘類水果、發酵食品（見第八章），控制高酸。

當已有蛀牙或牙齦萎縮，牙齒的根部可能已經裸露出來，這些滿佈神經的部位變得對冷或熱敏感。（對冷敏感是牙齦萎縮的徵兆，對熱敏感則代表受到感染。）

不論是哪一類牙痛，均可用棉花棒將一些茶樹精油或丁香油塗抹在痛處。或者可將一小塊可食用的天然樟腦（絕非人工合成樟腦，那個有毒），置於疼痛的牙齒旁邊，唾液會與樟腦混合，緩解牙疼。（製作藥用油的相關指南，見附錄二。）

不過，可不要因消除疼痛就感到心滿意足了。如果有蛀牙，一定要好好照顧。此外，爲了避免將來牙齒有問題，可遵照460頁「阿育吠陀牙齒與牙齦護理法」中針對健康的牙齒與牙齦所提出的建議。

123 潰瘍（Ulcers）

胃腸道潰瘍是火能失調。火能是熱的、銳利的、具穿透力，當火能惡化時，足以腐蝕內臟器官的表層或軟組織。襯在食道、胃、十二指腸、或大腸內的黏膜，可能因爲火能過剩而出現潰瘍。

火能體質或火能失調的人，或是血型是O型兼Rh陽性的人，比較容易罹患潰瘍。潰瘍患者可能經驗到疼痛、心口灼熱、噁心、嘔吐、背部中段痠痛、以及肩膀痠痛。

平息火能的膳食：處理高度火能，潰瘍便可得到有效的療癒。如果你有潰瘍，要嚴格遵照平息火能的膳食：避開熱辣食物、發酵或酸味食物、酸味水果、柑橘類水果（如需完整的飲食指南，見第八章）、遠離酒精、菸草、咖啡，並且不要服用阿斯匹靈或類固醇，這兩者會加速胃黏膜腐蝕。

草本配方：療癒潰瘍的有效草本配方如下：

配方	做法
蘆筍草　五份 光果甘草　三份 海螺殼粉　八分之一份 珊瑚殼粉　八分之一份	服用這帖混合草本二分之一茶匙，搭配一些溫水，一日二回，於午餐與晚餐飯後服用。

- 就寢前，服用一茶匙洋車前子麩皮，搭配一杯溫熱的牛奶，也頗有裨益。

減輕壓力：壓力常是潰瘍的成因，或是使潰瘍變得複雜的因素。若要消解壓力，可用下述草本爲自己製作定心茶：

配方	做法
甘松	等比例混合上述草本，將約二分之一茶匙混合配方浸泡在一杯沸騰的開水中製成茶，於睡前一小時左右飲用。
婆羅米	
鋪地穿心草	

瑜伽姿勢：瑜伽體位可以幫助你放鬆與緩解壓力，對潰瘍有裨益。尤其推薦下述有助於緩和潰瘍的體位：抬腿、駱駝式、眼鏡蛇式、弓式、橋式、脊柱扭轉式。（見附錄四瑜伽姿勢圖解。）

讓壓力隨著氣息離去：「清涼調息法」是具有冷卻、舒緩功效的呼吸鍛鍊，將會有所幫助。持續「月亮呼吸」（只透過左側鼻孔呼吸）五至十分鐘，具有冷卻的效果，可能也有助益。呼吸鍛鍊如第六章所述。

晚餐早早吃，而且吃得少：潰瘍患者晚上不宜晚吃，而且最好少量多餐。不要讓胃空太久。至少要吃早餐、午餐、晚餐，如此，胃部分泌的酸才能被用來消化。

有效的草本止酸劑：現在有許多人會用止酸藥物來對治潰瘍。在阿育吠陀中，最佳的止酸劑結合了下述草本：

U

配方	做法
婆羅米 甘松 光果甘草	等比例混合後，每杯水加入二分之一茶匙製成茶，於午餐和晚餐後飲用，可幫助抑制酸分泌、預防潰瘍。

124 尿失禁（Urinary Incontinence）

尿失禁主要是風能失調，肇因於膀胱肌肉無力，尤其是膀胱括約肌。如果這方面變弱、難以控制，患者可能會或多或少喪失排尿的自主權。

尿失禁的另一個原因似乎是經常使用洗手間，尤其西方世界更是如此。有些人看見洗手間就進去，不管是不是有急需。他們顯然認爲（或許是潛意識認爲）：「也許要好一會兒才有下次機會。」但膀胱肌肉卻因此變弱，並且喪失了保留大量尿液且只在眞正需要時才排尿的能耐。

尿失禁在女性之間更常見，機率高過男性，這是因爲女性的尿道很短。當女性咳嗽、打噴嚏、或是緊張、甚至是大笑時，膀胱都可能會漏出一些尿液。

透過某些草本、周期性油灌腸法、以及特定的瑜伽鍛鍊，這個狀況便可得到控制。我們先來談談瑜伽鍛鍊。

瑜伽

提肛契合法：這個鍛鍊涉及使用會陰肌肉將肛門向內吸，繃緊臀部的肌肉，這會同時強化膀胱括約肌。重複提肛十至十二次，一日二回或三回（在坐下的時候）。

其他瑜伽姿勢：坐成金剛坐姿（見附錄四圖解）將會有幫助，前彎式、肩倒立式、犁式同樣有裨益。

草本

準備下述混合配方：

配方	做法
印度人蔘　五份 心葉黃花稔　三份 印度葛根　兩份	服用二分之一茶匙，搭配溫水，一日二回，於餐後服用。

- 每天吃一把白芝麻籽，搭配一些石蜜或天然紅糖，可強化膀胱，幫助矯正尿失禁。

其他方法與建議

芝麻油灌腸法：用溫暖的芝麻油進行「藥物灌腸療法」，一週一次。做法：將大約一杯油注入直腸，試著憋住至少五至十分鐘。如果油漏出來，不要擔心。芝麻油灌腸法是平衡風能最有效的方法之一。

避開酒精和咖啡因：咖啡因是利尿劑，可以增強排尿的需求。因此，尿失禁和尿急在咖啡飲用者或其他咖啡因飲料使用者（例如，茶或可樂）當中是相當常見的。酒精飲料也會促成尿失禁。因此，如果你有任何排尿控制問題，最好避開咖啡因和含酒精飲料。

平息風能的膳食：由於尿失禁主要是風能過剩，因此，遵照平衡風能的膳食將會有所幫助。（見第八章飲食指南。）

125 酵母菌感染（Yeast Infections）

酵母菌感染是火能與水能失調混合造成的。若要療癒，首先必須遵照適當的膳食，不可以增強火能或水能。嚴禁糖、發酵食品、含酵母麵包。理想上，最好遵照舒緩火能、但不激起水能的膳食。管理此一平衡的最佳方法是：查閱適合各個生命能量類型的膳食圖表（見第八章），然後選擇水能與火能均落在「宜」欄的食物。

草本療法：可幫助療癒酵母菌感染的一帖強效草本配方如下：

配方		做法
薑黃粉	四分之一茶匙	服用這帖完整的混合配方一茶匙，搭配溫水，一日二回，直到症狀消失為止。
甘草粉	二分之一茶匙	
匙羹藤	四分之一茶匙	

用灌洗法療癒陰道酵母菌感染：如果酵母菌感染位於陰道，你會發現，用甘草茶灌洗有幫助。做法：將一大匙甘草粉加入約四百七十毫升的水中煮沸五分鐘，放涼後過濾，用這茶灌洗陰道。你很快就會發現效果。

◆**重要提醒**：如果生殖器有濃稠的排出物，外帶發癢與灼熱感，灌洗時最好用三果實茶代替甘草茶。採用同樣的程序：取一大匙三果實，加入四百七十毫升的水中煮沸，放涼，過濾，然後用此茶灌洗。

【結語】

為自己的健康負責：如何將阿育吠陀的智慧整合到日常生活中

阿育吠陀是一套全面性的健康方法，包含生命與生活的各個層面。身體、心智與靈魂，工作與關係，飲食與外在環境，一年四季與日常作息，身體鍛鍊與靈性修習——所有這一切以及許多其他因素，在古典阿育吠陀經文中都被詳細探討了。

從最深處的靈性關懷（我是誰？我從哪裡來？我的人生目的為何？），到最實用而世俗的事物（我該如何療癒喉嚨痛？做多少運動最適合我？我應該吃什麼食物？），活躍了五千年的阿育吠陀傳統擁有切實可行且意味深長的答案。

阿育吠陀是一套自然醫學系統，它並不是要探討治療症狀，雖然它在這方面肯定斐然有成。更準確地說，它是在談論如何建立創造健康與療癒的生活之道。若要善用阿育吠陀（以及本書），你必須將它的原理付諸行動。健康出問題的時候才趕快查詢本書第三部分的方法，其實是錯失了阿育吠陀的豐富與美麗。這是一部完整的生命科學，可以使每一個人變得健康又快樂。

如果我說，將阿育吠陀納入你的生活是非常簡單的，那麼我講的不是實話。事實並非如此。你可能必須學習一些新的原理，同時了解自己的體質特性、你的身心類型。基於所學到的，你可能會想在日常作息中做出改變，例如，早點醒來，或是改變所做運動的總量與類型。你可能斷定，更改自己的膳食是明智之舉，或許該放下一些你喜愛但可能不適合你的食物。這類生活習性的改變並不會一夕之間發生。

話說回來，如果我沒說，你朝向阿育吠陀的生活型態邁進的每一小步，對你的身體、心智、意識，都會產生立即且正向的效應，那麼我講的也不是實話。

若要將阿育吠陀納入生活中，你必須從某處開始。許多人發現，最容易的是從遵照一些適合自己體質的膳食指南開始。然後逐步地，一點一滴的，你可以採納某些日常作息的建議，調整自己的日常作息，使之更加融入大自然，或是採用一些阿育吠陀建議的呼吸鍛鍊或靜心修習。

阿育吠陀的基本假設是，每一個人都有力量療癒自己。我們每一個人都有那份能力與自由，可以在生病時恢復自身健康，或是維持活著的生氣與喜悅。我們可以做到這點，只要了解自己的身體與身體的需求，同時照顧那些需求，因爲需求會改變，以回應不斷變化的外在環境與我們內在的感情世界。針對這點，意識是關鍵所在，亦即：時時刻刻覺察正在發生的一切。

在本書中，我討論了一百二十五種健康狀況，從痤瘡到酵母菌感染，從頭痛到香港腳。在各大症狀類別中，我逐一描述了數百種較小的徵兆與症狀。這些徵兆與症狀不過是身體的語言，藉由呈現頭痛、腹瀉、發燒、牙痛、關節疼痛、失眠、情感焦慮、恐懼、或不安全感，身體正在對我們說話，讓我們知道有事情不對勁、有什麼失衡了，需要我們去關注。那是三大生命能量——風能、火能、水能——的語言。

阿育吠陀說，不論我們經驗到的是什麼症狀，都是在表達生命能量失衡。若要回復身體健康，我們必須重建平衡，透過三大生命能量變魔術，偏愛這個或平息那個，才能在「失衡體質」（目前的生命能量狀態）與「自然體質」（個人體質的原始狀態）之間達致和諧。

阿育吠陀教導我們如何閱讀這個徵兆與症狀的語言。譬如說，當身體有過熱的徵兆——皮疹、心口灼熱、脾氣火爆，這時我們知道火能已過剩，需要加以平息。同樣地，失衡的風能可能透過失眠、便祕、或焦慮對我們說話，而水能失衡可能以嗜睡、飲食過量，或是肺部、鼻竇、胸部充血來傳達它的存在。

我們絕不應該漠視這個三大生命能量的語言，它是健康與快樂的基礎，也是身體不健康的根據。

在本書中，我嘗試與讀者分享如何調理那些症狀——不只是根據症狀，而且是徹底地、根本地、基礎地。我嘗試告訴你，如何將這些症狀用作催化劑，在三大生命能量的範圍內，以及身體、心智、意識之間，重建平衡。

透過不論什麼方法，在身體、心智、意識之內，以及風能、火能、水能之間創造平衡，這就叫做「療癒」。本書的宗旨是要在你努力療癒的過程中幫助你，讓你可以在生活中達致全然的健康。

在健康與療癒中，醫師與病人之間存在著等量的責任分擔。在本書中，其實，每一位讀者都同時擔負起這兩方面的責任。藉由善用自己的洞見、感知、觀察、判斷，你正在成為自己的醫生兼療癒師；而藉由遵照本書為了帶來療癒而給出的建議，你正扮演著病人的角色。你是療癒師，同時也是接受療癒的人。

要好好利用這門知識，才能將健康、和諧、幸福、快樂帶進自己的生命中。

【附錄一】

來自大自然的能量：善用金屬、寶石、色彩、香氣的療癒屬性

阿育吠陀教導說，存在的一切事物都被灌注了「宇宙意識」的能量與智慧。那是因爲所有形式的物質，包括有機體與無機物，都不過是這個最微妙的創造能量的外在顯化。物質是被困陷住的意識之光。生命必不可少的活力從宇宙的源頭（一切物質的本質）流出，顯化成大自然的無數形式與現象。

阿育吠陀的經文說得很清楚，大自然的所有物質都包含了這個宇宙的創造智慧，據此，一旦運用得當，便具有療癒的價值。也因此，在追求創造和維持完美的健康時，阿育吠陀醫學善用大自然與日常生活中的幾乎每一樣事物，包括：食物、呼吸、運動、靜心、關係、瑜伽、按摩、以及經過調節的日常與季節作息，此外還運用了數千種草本與草本配方。

除此之外，阿育吠陀還利用金屬、寶石、色彩、香氣的療癒屬性，這些包含特殊而強效的能量形式，可以被用來達成療癒的目的。這些古代典籍中清楚描述過的方法，數千年來，大部分已被安全且成功地用於療癒；不過西方世界向來少有人知曉並讚賞，一直到晚近才改觀。這篇附錄將提供一段簡介，說明這些療癒方法。

金屬

基於醫療的目的，傳統上，金屬被加工成小劑量內服的形式，之前經過嚴格且廣泛的淨化，使其無法對

身體的重要器官產生任何的毒性。下述建議很安全，因爲並不涉及攝取眞正的金屬。

銅

銅可以緩和過剩的水能、減少脂肪，是肝臟、脾臟、淋巴系統的優質補品，而且有助於對治貧血。若要對治糖尿病以及肝臟和脾臟疾病，可將幾枚銅質錢幣徹底清洗乾淨，放進約九百五十毫升的水中煮沸（或是將九百五十毫升的水置於銅製容器中煮沸），直至剩下一半的水。服用兩茶匙這樣的銅水，一日三回，持續一個月。買一只銅製飲水杯也有幫助，每晚將銅製水杯注滿純淨的水，隔天早晨飲用此水。

金

金會強化神經系統與心臟，促進記憶和智能，同時增強耐力。金對虛弱的肺臟也有好處。金也有助於抒解學生的考前緊張、緩和關節炎、調節心律不整。

準備藥用金水，便可好好利用金的能量。要用純金（最好是二十四K），例如，金戒環。將此金放進兩杯水中，煮沸至蒸發掉一杯水。服用一茶匙這樣的金水，一日二回或三回，可以爲心臟增添能量、強化心智能力、喚醒純粹的意識。（這個過程不會傷害你的金子。）

你也可以烹煮黃金米飯。煮飯時，將一塊黃金放入飯鍋中，然後照常煮飯。等飯煮好了，先將黃金拿出來，再將飯端上桌。

◆**重要提醒**：黃金具有發熱的屬性，火型人宜少用。

銀

銀具有冷卻的屬性，對療癒火能過剩有裨益。銀可增強氣力和耐力，有助於平衡風能。消瘦憔悴、長期發燒與發燒後虛弱、心口灼熱、腸道的發炎症狀、大量經血，全都可以因爲銀而得到幫助。銀是防腐、抗菌、消毒的。可遵照上述製作金水的指南製作銀水，然後服用一茶匙，一日二回至三回。飲用在銀製容器中加熱過的溫熱牛奶，可以增強氣力與耐力。

鐵

這種金屬對骨髓、骨骼組織、肝臟、脾臟有裨益；鐵可增加紅血球的產量，幫助對治貧血。鐵也可以增強肌肉與神經組織，而且具有回春的功效。如需額外補充鐵質，可嘗試用鑄鐵鍋烹調。不過，體內鐵質過多是有害的，因此用鐵務必謹慎。雖然女性在來月經的那些年間可能會缺鐵，並且可能因額外的鐵質而受益，但西方社會需要額外補充鐵質的男性少之又少。長期的嚴格素食主義者可能是例外。

寶石

寶石內含療癒能量，可以因爲將寶石當飾品配戴（例如，當戒指或項鍊）而得到啓動，或是置於水中放過夜，隔天飲用此水。寶石可以活化體內的生命能量中心（各個脈輪），直接影響風能、火能、水能。寶石可以被用來平息或活化特定的身體器官，也可以增強或中和一個人占星命盤中特定行星的效應。

在詳細探討特定寶石的效用之前，有幾點重要的通則如下：

- 寶石容易吸收擁有者的特性與能量振動，因此在使用任何寶石之前，先行淨化是有裨益的。將寶石置於鹽水或牛奶中浸泡兩天應該就夠了，這麼做不會損害寶石。
- 配戴寶石時，寶石應該經由鑲嵌底座的小窗口觸碰肌膚，如此，寶石的微妙能量才能直接與身體的能量交流。
- 把寶石戴在哪裡，這點很重要。有幾則建議如下：

鑽　石：無名指
珍　珠：小指
紅珊瑚：無名指
翡　翠：小指
蛋白石：無名指
黃寶石：食指
藍寶石：中指

阿育吠陀一般建議將戒指戴在右手，不過在西方世界，如果想順應傳統把婚戒戴在左手，也是無妨。

- 經過加工或化學處理的寶石，可能不具有相同的療癒能量。最好找到沒有瑕疵或裂痕、乾淨且沒有加工過的眞正寶石。考慮購買寶石時，一定要拿放大鏡好好檢查裂痕或缺陷。
- 可能的話，寶石應該是三至五克拉，不過一克拉的鑽石就夠大了。太小的寶石產生不了太大的效用。

● 除非你既懂寶石，又懂吠陀占星學，否則投資金錢購買寶石時，最好先請教專家。不適合你的寶石、或是寶石戴錯部位，都可能造成負面影響。

以下是主要寶石的部分特徵。

紅寶石

在占星學上，紅寶石代表太陽；它是保護生命的石頭，可延年益壽（尤其是對風型人和水型人來說）、帶來繁榮。紅寶石可增強專注力、賜給人心智的力量，還能夠強化心臟。紅寶石可平息風能與水能，但可能會提升火能。石榴石具有與紅寶石相同的振動，它們是窮人的紅寶石。可將紅寶石與石榴石製成戒指，戴在無名指上或是串成項鍊配戴。

珍珠

紅寶石代表太陽，珍珠象徵月亮，它們具有冷卻的效果，以及鎮定、療癒的振動。珍珠平衡所有的生命能量，不過它們的冷卻作用對火能尤其有益。珍珠賦予心智平和、恬靜；珍珠粉用於內服，可有效療癒許多疾病。藉由製作珍珠水，你可以得到珍珠的許多增強效果。做法：將四或五顆珍珠置入一杯水中，放過夜，隔天早上飲用。

黃寶石

代表天神朱比特的黃寶石，帶來踏實、穩定與智慧。它可幫助鎮定風能與火能，可能會稍微增強水能特性；它可強化心臟，也能建立肺臟與腎臟能量。黃寶石應該始終戴在食指上，這是朱比特的手指。黃玉是窮人的黃寶石，具有許多相同的特性，也可帶來類似的好處。

藍寶石

這顆美麗的寶石代表土星，也帶來那個非常靈性的星球的好處。代表土地與鐵的農神撒登（Saturn，即「土星」）授予開悟。藍寶石可鎮定風能和水能，而且能刺激火能；它逐步建立肌肉與骨骼系統，幫助療癒關節炎。將藍寶石戴在右手中指，最好採用銀質鑲嵌底座。不要又戴藍寶石又戴鑽石，那會製造出不和諧。

青金石

這顆寶石具有類似土星的能量，超凡而神聖，將力量賦予身體、心智、意識，且使配戴者得以意識到更高的靈性振動。它可強化眼睛，鎮定風能與火能，有助於療癒焦慮、恐懼、以及心臟虛弱；它對肝臟與皮膚病也有好處。青金石應該要鑲嵌在金質底座中，然後戴在小指上，或是串成項鍊配戴。

翡翠

這顆強而有力的寶石帶來繁榮與靈性覺醒，可鎮定風能與火能，安頓神經系統，緩解神經質。翡翠象徵水星，可提升寫作能力、加強演說的力量、增進智能。翡翠最好鑲嵌在金質底座中，然後戴在小指上。

鑽石

這顆非常強大的寶石可防止未老先衰、延年益壽、強化免疫力；它的能量爲心臟、大腦、更深層的身體組織帶來微妙的能量振動。它是最適合回春的寶石，不但帶來繁榮，更可以提升靈性。

鑽石的生命能量效用會隨著顏色而改變。紅鑽石擁有刺激火能的火熱能量；藍鑽石具冷卻作用，可鎮定火能，同時增強水能。清澈、無色的鑽石可鎮定火能，但會增強風能與水能。

鑽石象徵金星，眞正有助於建立關係中的親密連結，而且理所當然地與婚姻相關聯。鑽石刺激身體的「生殖組織」，藝術、音樂、浪漫、性愛，全都與鑽石形影相隨。要配戴鑲嵌在金質底座中的鑽石，要麼鑲成項鍊配戴，要麼鑲成戒指戴在無名指上。但請注意：劣質鑽石可能會對身體造成負面影響。

紅珊瑚

這顆來自大海的寶石代表火星，可鎮定火能，幫助一個人控制憤怒、仇恨、嫉妒。珊瑚爲肝臟、脾臟、心包帶來能量。將你的紅珊瑚串成項鍊配戴，或是當成戒指鑲嵌在銅質（最佳）、銀質、或白金底座中，配戴在無名指上。紅珊瑚可賦予氣力並傳達優雅。

蛋白石

這顆半寶石代表海王星，可強化骨髓與神經組織以及生殖組織，也能夠改善視力、退燒、鎮定火能，適合緩解偏頭痛。蛋白石強化靈性的感覺、增強奉獻力、幫助開展直覺；對海王星落在黃道十二宮的第三、第四、第六、第十、或第十二宮的人，尤其有利。蛋白石應該鑲嵌在金質或銀質底座中，配戴在無名指上。

貓眼石

這顆寶石適合緩解過敏、一再傷風與充血、過敏性氣喘；可平息水能與風能，同時微微增強火能；也協助療癒腎功能障礙。貓眼石強化覺知，幫助一個人不要陷入情緒之中。從事心理療癒工作的人，應該在無名指或小指配戴鑲嵌於金質底座中的貓眼石，這會幫忙保護他們免於負面影響。

水晶

這些寶石擁有像愛神維納斯一樣的振動能量，有點像鑽石，可鎮定風能、改善感知的品質、增強溝通、強化直覺。你可以把水晶串成項鍊配戴，或是將水晶鑲嵌在銀質或金質底座中，配戴在無名指上。

縞瑪瑙

這顆寶石非常適合療癒風能失調。它對老年人、衰竭性疾病、神經功能障礙有好處，也可幫助療癒癲癇、帕金森氏症、甚至是精神分裂。縞瑪瑙可引發安靜、深沉的睡眠，但卻能防止嗜睡；它對記憶有好處，也可增進正向思考。縞瑪瑙促使生活平和而快樂，強化關係中的愛；它具有像太陽一樣和天神朱比特一般的能量振動。這顆寶石應該鑲嵌在銀質底座中，配戴在無名指上。（如果你的太陽星座是射手座或雙子座，最好不要配戴縞瑪瑙。）

玉石

玉石可延年益壽，增強腎臟能量，據說能將成功賜予配戴者。這顆石頭也有益於增強說話的力量，幫助預防白內障，同時強化攝護腺。可將鑲嵌在銀質底座中的玉石戒指戴在小指上。

紫水晶

紫水晶是代表頂輪的寶石，有益於心智清明。若要帶來繁榮，紫水晶應該要鑲嵌在金質底座中。也可以用金項鍊串起紫水晶，戴在脖子上。配戴紫水晶，以及將紫水晶安置在床鋪的四個角落，可以幫助神經肌肉萎縮的病患。有些紫水晶的顏色較深，使這類紫水晶具有像土星一樣且類似藍寶石的能量。紫水晶賜予尊貴、愛、慈悲、希望，幫助使用者控制情緒，適合療癒風能與火能失衡。

藍晶

藍晶可以代替象徵水星的翡翠，能夠減輕心智魯鈍、增進幸福與智慧、強化說話的力量、提升記憶力。這顆寶石也具有像維納斯一樣的特質；已婚男女適合配戴藍晶，可強化關係中的愛。藍晶應該要鑲嵌在銀質底座中，配戴在小指上。

請謹記，包括上述所有例子在內，單是配戴正確的寶石並不足以調理某一生命能量的失衡狀態。你需要留意自己的膳食、靜心、做適合的運動與瑜伽姿勢，同時有意識、認真盡責地照管好自己的健康，日復一日，時時刻刻。

更多關於上述寶石與其他寶石以及如何配戴的資訊（鑲嵌底座、正確的手指等等），全都呈現在我的著作《脈搏的祕密》（*Secrets of the Pulse*）第八章中。

四種有助於平衡生命能量的平價寶石

雖然本附錄討論的部分寶石，花費適量金錢便可購得，但對此時的你來說，可能許多寶石的價格全都高不可攀。假使情況如此，這裡有四種有助於平衡身心的平價寶石。

當風能過剩時，可以使用粉晶來增進平衡。粉晶的暖性色彩與能量，可以緩解神經質、肌膚乾燥、便祕、腸胃脹氣、下背部痠痛之類的風能病痛。

針對惡化的火能，可使用紅珊瑚或珍珠。它們的冷卻能量將會幫助療癒火能失調，例如，憤怒的情緒、各種發炎症狀、大腸炎和結膜炎之類的「炎症」、以及胃酸過多。

水能可以因配戴石榴石而得到平衡。這顆寶石的深紅色彩可活化體內的能量，同時減輕水分滯留、嗜睡、抑鬱、體重過重等水能過剩所造成的結果。

色彩

阿育吠陀療法也善用色彩固有的療癒屬性。因爲彩虹的基本顏色與身體的組織和生命能量密切相關，因此，色彩的振動能量可以被用來幫助建立心靈與身體的平衡。

色彩不過是光，而光是得自每一粒原子的輻射能量。光與色彩的來源是太陽。在我們的太陽系中，我們感知到的不論什麼色彩都是來自陽光。每一個色彩都有不同的波長、頻率和振動；當我們在陽光底下放置一面稜鏡時，彩虹的七道色彩就可以被分離出來，但全部七個色彩等量存在才會給出白光，欠缺任何一色便將是黯淡、陰暗的。因此，黑色是負向的顏色，而白色是正向的顏色。

爲自己的衣著以及居家和職場環境選擇適當的色彩，你就可以影響自己的健康與幸福。此外，如果你將彩色透明紙或塑膠包裹住一罐水或一杯水，然後將此水放置在太陽光底下四小時，這水就被注入了那個色彩的振動，飲用此水將會帶來有益的結果。

紅色

紅色是暖性、刺激的，可以緩解惡化的風能，減輕過剩的水能。不過，因爲它的發熱效應，過度接觸紅色可能會使火能惡化，導致結膜炎之類的發炎性病痛。紅色與我們的血液相關聯，它會刺激紅血球的形成，改善血液循環，也幫助維持膚色，爲神經組織與骨髓帶來能量。粉紅色的效應柔和些，可增進愛與平靜，但也可能導致水型人嗜睡。

橙色

橙色像紅色一樣，是暖性、具療效的能量；它是刺激感官的色彩，爲性器官帶來能量與氣力。矛盾的是，在選擇保持無欲的靈修追求者身上，橙色可幫助棄絕享樂，將性能量蛻變成「無上的意識」。橙色可平衡風能與水能，但可能會使火能惡化；它具有抗菌和抑菌的屬性，可以阻止細菌生長。

黃色

黃色可緩解過多的風能和水能；它可增進理解與智能，幫助能量提升至頂輪，達成靈性上的了悟。黃色是減充血藥，幫助緩解水能充血，也可以充當抗菌劑。過度接觸黃色會導致過多的膽汁積累，致使火能增強。

綠色

這個色彩具有鎮定心靈與身體的效果，還可以創造清新的感覺；它對情緒具有舒緩的作用，將能量帶到心輪，讓心臟產生幸福的感覺。綠色可以鎮定與平息過剩的火能，也可以使風能和水能惡化。綠色可幫助療癒潰瘍，促進肉芽組織的生長。

藍色

藍色是冷卻的色彩，可緩解惡化的火能；它對身體和心靈具有鎮定之效，可幫助修正肝臟失調。寶寶有黃疸時，可將寶寶置於藍光底下，這會幫助寶寶更快痊癒。藍色是「純淨意識」的色彩。過度接觸藍色可能導致風能和水能惡化，也可能引發充血。

紫色

這是「宇宙意識」的色彩，帶來意識的覺醒；它在身體內創造輕盈，幫助打開感知的門戶。紫色可緩解過多的火能和水能，但可能會使風能惡化。

金色和銀色

金色屬於太陽的顏色，是對風能和水能有益的暖性色彩。

銀色與月亮相關聯，它是冷卻的，可舒緩火能。

對各種體質類型有裨益的色彩

針對每一種體質類型，某些色彩具舒緩與平衡的作用，有些色彩則會導致惡化。茲將有益健康的色彩概述如下：

- **風型人：**風型人應該將深色與冷卻色彩（例如，藍色、棕色、黑色）的使用量減至最少。另一方面，非常熾熱、鮮明的顏色，可能會過度刺激容易亢奮活躍的風型人。因此，風型人的最佳選擇是溫暖的粉彩、日光黃、以及綠色，加上一些暖性的紅色與橙色。
- **火型人：**涼爽、柔軟的色彩最適合你的身心健康與平衡。藍色和紫色／紫羅蘭色極優，還有銀色（包括銀飾珠寶）和藍綠色。務必留意紅色和橙色，可能會燃起火能，也要將黃色和金色減至最少，並且避開黑色。
- **水型人：**亮麗、活潑、大膽的色彩有益於平衡水能，連帶平衡水型人嗜睡以及心智和生理沉重的傾向。紅色、黃色、橙色、金色都很好。即使你覺得穿綠色、深藍、或白色看起來很不錯，但從健康的角度，這些顏色並非最適合你。

香氣

每一個人都有五感，五感與五大元素相關聯。聲音與聽覺和空元素有關，色彩與視覺和火元素有關，味覺與水元素有關，嗅覺與氣味和土元素有關，觸覺與風元素有關。這五感是人類的感知通道，也可以作為療癒之用。

芳香療法採用從花卉、植物、樹木、青草製成的薰香和精油，將香氣透過嗅覺傳遞至大腦，為的是將療癒能量帶給心靈與身體。阿育吠陀教導說，嗅覺直接與生命能量的平衡和失衡相關聯，某些香氣具加熱、冷卻、或中和的效用。

舉例來說，麝香和指甲花屬熱性，可鎮定風能和水能，但會激發火能。樟腦屬涼性，芳香馥郁，但後勁卻是熱性的；它也可以鎮定與平息風能和水能，但可能會刺激火能。檀香的香氣是抗發炎而涼性的，可以鎮定和舒緩火能，但可能會增強水能或風能。

香根草（香根草的精華）是踏實、討喜、涼性的，有著香甜的氣味，可平息火能，但可能會激起水能與風能。茉莉也是涼性而甜蜜的，對火能有益，但可能會積累水能。

玫瑰的效應多少依花朵的顏色而定。深紅玫瑰是暖性的，白玫瑰和黃玫瑰則是相當涼性的。大致上，玫瑰花的香氣是抗發炎而舒緩的，具有催情的特性。玫瑰香氣可以用來冷卻火能，但可能會激起風能與水能。

香氣與生命能量的關係

- 風能可以因使用麝香、指甲花、樟腦之類甜蜜、暖性、踏實的香氣而得到平衡。其他對風能有益的香氣包括：柳橙、丁香、小豆蔻、薰衣草、松木、白芷、乳香。

●火能因爲使用涼性、鎮定、甜蜜的香氣而得到舒緩，例如，檀香木、香根草、茉莉、玫瑰。香葉天竺葵、檸檬草、甜茴香、胡椒薄荷、梔子、薄荷，也都有裨益。

●水能因使用暖性、帶些刺激效果的香氣而得到平息與均衡。麝香、指甲花、樟腦有幫助；一些比較刺鼻的香氣對水能也有助益，包括：尤加利、肉桂、沒藥、百里香、羅勒、迷迭香、鼠尾草。

【附錄二】

準備和使用草本、印度酥油與藥用油品指南

這篇附錄扼要地說明草本的準備工作，以及諸如藥用油與印度酥油之類的特殊療法，並針對這些用法提出建議。如需草本及其用法的完整敘述，以及草本療法準備工作的詳盡指示說明，請參閱維桑特·賴德醫師與大衛·弗洛里（David Frawley）醫師的共同作品《草本瑜伽》（*The Yoga of Herbs*）。

混合草本

採用完整的草本與食物

阿育吠陀堅信應使用完整的草本、食物和植株。經過分離的活性成分，或是化學製造的相似物，並不等同於天然、完整的食物來源。

該準備多少

如果要服用某一混合草本幾天、幾週、甚至是幾個月，爲了省時起見，你八成會準備極大的份量，然後每次使用時，服用四分之一至二分之一茶匙，除非另有指示。

本書中，草本混合配方以「份」數標示，而不是以毫克或茶匙計算。舉例來說，一帖配方可能需要：

草本一	兩份
草本二	三份
草本三	四分之一份

可根據你想要製作的份量來選擇自己的度量法。譬如說，如果用茶匙衡量，你將會用到：

草本一	兩茶匙
草本二	三茶匙
草本三	四分之一茶匙

如果你要大量製作供長期使用，可用大匙衡量。一至兩個月的份量可能需要七十至一百四十公克草本，也就是一個手掌大小的份量。再次強調，每次服用時，只依照建議，服用四分之一或二分之一茶匙。

哪裡可取得草本

本書中提及的大部分草本，均可在不錯的天然食品店以散裝或膠囊方式取得。永遠要設法購買沒被輻射汙染過的有機草本。特殊的阿育吠陀草本與草本配方，可在阿育吠陀學院（The Ayurvedic Institute）以及一些印度雜貨店購得。

草本服用方式

草本幾乎總是與媒介物或介質一起服用，以利身體吸收，同時將草本的特性帶到特定的組織或是患病的部位。阿育吠陀中最常使用的媒介物是水、牛奶、蜂蜜、蘆薈、印度酥油；有時也可能使用原糖。介質會變換，依據的是草本、正在療癒的疾病或症狀、你的體質、以及其他因素。通常所服用的草本劑量可能搭配一匙的印度酥油或蜂蜜，或是加入一杯溫熱的牛奶中混合，不然就是乾乾地置於舌頭上，搭配一些溫水或常溫水吞服。

本書中大部分的建議都會提到該用哪一種媒介物。如果沒有提及，就用溫水。我並不建議用膠囊，因爲味道很重要（見160頁說明）；但如果不得不用，也可以買一些00號大小的空素食膠囊（大部分天然食品店均可購得），用混合草本塡滿。這勝過完全不服用草本，何況旅遊或工作時，可能比較方便。

三果實的用法

三果實是由三種最重要的阿育吠陀草本——印度醋栗、欖仁、訶子——構成的神奇藥物。印度醋栗針對火能做工，欖仁針對水能做工，訶子針對風能做工。這個複方具有回春的功效，可增強所有三大生命能量和七大組織；它可平衡活力素、神采之光、生命氣息，同時也是優質、溫和的瀉藥。

晚上服用三果實，至少在晚餐後一小時。做法：將二分之一至一茶匙三果實粉加入大約一杯沸騰的開水中，浸泡十分鐘，或是一直浸泡到水涼到適合飲用。你可以先將草本過濾後再飲用，也可以直接把草本留在杯底。

一開始，你可能不喜歡三果實的味道——可能相當苦。但如果經常使用，健康勢必有所改善，最後你會發現那個味道不那麼讓人討厭了。

三果實也可以用下述方法服用：

1. 將二分之一至一茶匙乾燥的三果實粉置於舌頭上，搭配溫水服下。
2. 對有些人來說，三果實可充當溫和的利尿劑，假使晚上服用，可能會打亂睡眠。如果你是這種人，可以改成早上喝三果實茶，它會在大約一小時後起作用。
3. 如果實在討厭三果實的味道，可將三果實粉與蜂蜜混合，然後服用。

印度酥油

如何製作印度酥油

九百公克的奶油會製成約九百四十毫升的印度酥油。做法：將奶油（甜而不含鹽，最好是有機）置於沉重的中型鍋內，轉中火，加熱至奶油溶化爲止。注意不要讓奶油燒焦了。

接著把火轉小，一直煮到奶油沸騰，繼續用這個溫度燒煮。不要蓋上鍋蓋，因爲將水分煮出來並將固體奶油分離出來很重要。有一陣子，奶油會起泡，發出劈啪聲響，然後會逐漸平靜下來。偶爾用不鏽鋼鍋剷翻攪一下，刮一刮鍋底。

十二至十五分鐘後，印度酥油會開始聞起來像爆米花，而且會轉成迷人的金黃色。白色的凝乳會形成，從清澄的酥油中分離出來。當這些白色的凝乳轉變成淺棕色且沸騰平靜下來時，印度酥油就大功告成了。立即將鍋子拿開，遠離爐火，因爲這階段最可能燒焦。整個燒煮時間不宜超過十五至二十分鐘，依鍋子的種類與熱源而定。

讓印度酥油降溫至溫暖即可。固態的凝乳會沉澱到鍋底。將清澄的酥油倒入容器中，丟棄留在鍋底的凝乳。

如何保存印度酥油

印度酥油可以保存在廚房的架子上，不需要冷藏；它的藥用屬性據說是與日俱增的。不要用潮濕的湯匙將酥油舀出，或是允許任何的水進到容器內，因爲這會爲細菌創造環境，使它們得以滋長並破壞酥油。

印度酥油的效用

印度酥油可增強消化火，同時改善吸收與同化作用。它可滋養活力素（所有身體組織的細微精華）、增強大腦與神經系統、提升記憶力；潤滑結締組織，使身體更加靈活。酥油將草本植物的藥用屬性帶到全身七大組織，可平息火能和風能，適量食用對水能而言亦無妨。

◆**重要提醒**：高膽固醇或糖尿病患者宜謹慎使用印度酥油。

如何製作藥用酥油

印度酥油是高效能的「介質」（媒介物），可將草本運送到身體更深層的組織。因此，許多療法都是將草本放入酥油中煮成，譬如包括：蘆筍草酥油、婆羅米酥油、苦味酥油、三果實酥油等等。由於製作過程相當冗長，你八成寧可購買這些藥用酥油（以及其他藥用油）。但如果你想要親手製作，可依下述方式進行：

首先，製作酥油，如493頁所述。

其次，製作想要的草本湯劑：一份乾草本對十六份水煎煮，或是每杯水（二百二十六公克）加入大約十四公克的草本煎煮。用小火將草本慢慢煮到湯水縮減至原本份量的四分之一。舉例來說，四杯水縮減成一杯，或是一杯水縮減成四分之一杯。然後將草本濾出。這個過程要花幾個小時。煎煮好的湯劑可以用作備用草本湯劑，但在此例中，你要把這湯劑用來製作藥用酥油。

最後，將同等份量的印度酥油與草本湯劑混合，然後用小火燒煮，一直煮到所有的水蒸發爲止。

藥用油

藥用油（印度醋栗油、婆羅米油、旱蓮草油、蒜油、丁香油等等）都是用同樣的方法製作而成，除了在最後階段用一般油代替酥油。

苦楝油

苦楝油是以芝麻油（通常）或某樣其他油爲基底，燒煮苦楝葉製成。它不是純粹的苦楝萃取液，苦楝萃取液會太過強烈。苦楝油通常可向阿育吠陀產品供應商購得。

正確的用藥時間

通常用藥需用到症狀消失爲止。這可能要花上幾天至幾個月的時間，取決於疾病或症狀的嚴重性、已患病時間、你想要好起來的動機有多強、以及其他因素。

除了服藥之外，請同時檢視病症的根本原因。你可能需要重新思考你的飲食、日常作息、運動計畫等等。單單服用草本，卻沒有在生活方式上做出改變，恐怕不足以超越當初導致你生病的行爲模式。

因此，要好好運用你的常識。如果病症是慢性的，期待持續多年的某事在一週或一個月內消失不見，是不切實際的。另一方面，假使病情嚴重，而你勤於服藥，並做出適當的生活型態改變，症狀卻仍舊持續，那就需要去看醫生，請求協助。

【附錄三】

特殊的阿育吠陀療程

這篇簡明扼要的附錄，針對本書第三部分建議的一些阿育吠陀療程提供指南。

藥物灌腸療法（阿育吠陀灌腸）

阿育吠陀的藥物灌腸療法是，將芝麻油之類的藥物或十根粉之類的草本湯劑，注入直腸。藥用灌腸可平息風能，減輕許多風能失調，例如，便祕、腹部鼓脹、失眠、背疼、頸部疼痛、關節炎、坐骨神經痛、焦慮、以及各種神經失調。據說至少有八十種風能相關的失調，而藥物灌腸療法可以完全療癒其中百分之八十。此外，對於對治長期發燒、性功能障礙、腎結石、胃酸過多症、以及數不清的其他症狀，藥物灌腸療法也相當有效。

◆**重要提醒**：患有腹瀉、直腸出血、消化不良、咳嗽、呼吸困難、腹水症、大幅水腫、或是多發性痔瘡的人，不可使用藥物灌腸。糖尿病或貧血患者、老年人、以及七歲以下的孩童，也不應該接受藥物灌腸。如果有急性發燒、腹瀉、傷風感冒、麻痺、心痛、嚴重的腹部疼痛、或是消瘦憔悴，就不應該使用油灌腸療法。

使用藥物灌腸療法的最佳時間是早晨或晚上。應該要空腹，所以要等到進食後至少三小時。請確定環境是乾淨、溫暖、舒適的，地點最好在廁所附近你可以躺下的地方。需要一只灌腸袋或一根注射器、量杯、輕便電爐（不必放在浴室裡）、油和/或草本、毛巾。

藥物灌腸療法的一般程序是：先將約一百四十公克溫暖（不燙）的芝麻油注入直腸，憋住十分鐘，然後在不把油排出的情況下，注入經過混合的油與藥草茶，憋住至少三十分鐘。這個油、茶混合液，應該由另外的一百四十公克芝麻油與四百五十公克藥草茶構成，此茶的做法是將草本浸泡在熱水中，過濾並放涼至與體溫相當的溫度。在本書中，最常建議的草本配方是十根粉，對平衡風能尤其有效。

若要將液體注入直腸，請先注滿應該要吊掛在你所在位置上方約一公尺左右的灌腸袋。將管子中的所有空氣排出，接著扣住軟管上的夾子，然後身子向左側躺在地板上，左腿（位於下方）伸直，右腿屈起（為了舒服起見，可準備一張厚毯子或幾條毛巾，方便躺在上面，而不是躺在冰冷的地板上）。用油或酥油潤滑注射器的尖端。務必確定肛門區乾淨且經過潤滑。謹慎而緩慢地將注射器的尖端插入直腸中，然後鬆開夾子，讓所有液體流入。等灌腸袋流空時，將注射器的尖端移開。

再次叮嚀，設法將油憋住十分鐘，然後如果可以的話，再憋住油/藥草茶混合液三十分鐘。將液體憋在體內的時候，採取雙手伏地、雙膝跪地的姿勢，持續好一會兒，並抬高臀部，這會使大腸放鬆。不時以逆時針方向的動作（方向以低頭看著自己的肚臍為準），輕輕地按摩大腸區：朝左側向上按摩，來到肋骨，橫著按到右側，然後往下。（這與食物行進的方向相反，目的在將灌腸液向上推，進入大腸較前段的部位。）

當憋住液體的時間達到建議的時間（或是如果你發現就是憋不住了），這時就坐到馬桶上，讓液體和糞便排出。

藥物灌腸之後幾小時，你可能希望在內褲裡鋪上衛生棉，因爲可能會有一些殘餘的油滲出。你可能會注意到，本書中討論過的某些症狀，只建議油灌腸法，或是只用十根粉灌腸，偶爾還只用溫水灌腸。針對該症狀，請遵照所建議的方法。

對某些人來說，注入的液體會出不來。那不過是代表這人的大腸非常乾燥，所有注入的液體均被吸收了。這是完全自然的現象，沒什麼好擔心。

鼻腔滴藥

鼻腔滴藥是在鼻腔內投入藥草油、酥油、或是細微粉末。如果在某家阿育吠陀診所接受帕奇卡瑪排毒療法中的鼻腔滴藥法，你會仰躺在一張桌子上，頭向後仰，鼻孔「朝天」。少量的某種合適粉末，或是三至五滴某種藥用油或酥油，會被放進你的鼻孔中。

自己進行鼻腔滴藥時，只要將小指（乾淨且指甲經過仔細修剪）浸到可能建議採用的酥油或任何一種藥草油中，接著用你的小指輕柔地按摩鼻腔內側，然後輕輕地吸氣，讓油向上走。

滾胃法

滾胃法是一種按摩內臟器官的簡單方法，尤其是按摩大腸、小腸、肝臟、脾臟。此法也可以維護腹部的火，幫助保持大腸潔淨。

雙腳站立，打開與肩同寬，稍微屈膝。如下頁圖所示向前彎，雙手分別置於兩側膝蓋上。吸氣，深而長，然後逐步將氣息吐出。氣息完全吐出後，屏住氣息。

收縮腹部肌肉，在腹壁上形成繩索狀的結構，然後輪流用右手和左手施壓，便可將腹部肌肉從右移到左，再從左移到右。重複七遍這個動作。

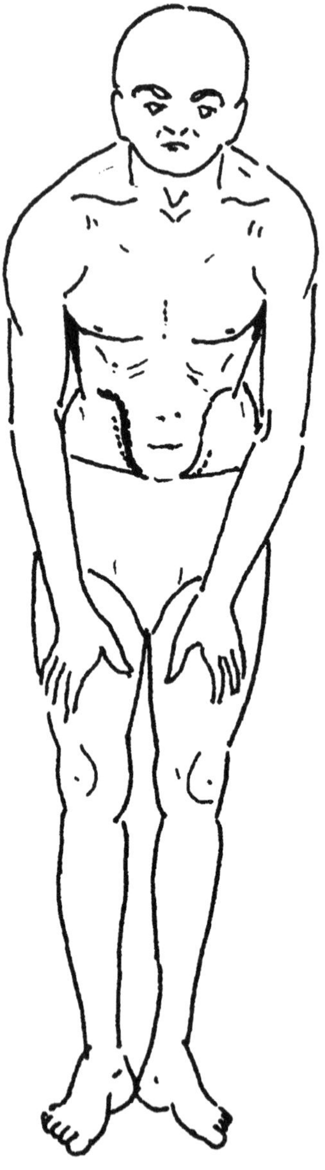

滾胃法

【附錄四】

圖解瑜伽體位

本書從頭到尾，我不斷地為風能、火能、水能、以及各種病痛建議特定的瑜伽體位。雖然這裡提供了所建議的瑜伽姿勢的簡單圖解說明，但瑜伽教學並不是本書的宗旨，它已超出本書範圍。從書面的說明與一些圖解，你無法真正學到如何恰當地練就瑜伽體位。

如果你已經學到如何練就瑜伽體位，這些圖解將會幫助你重現記憶。若是第一次學習瑜伽姿勢，請求教於合格的瑜伽教師。

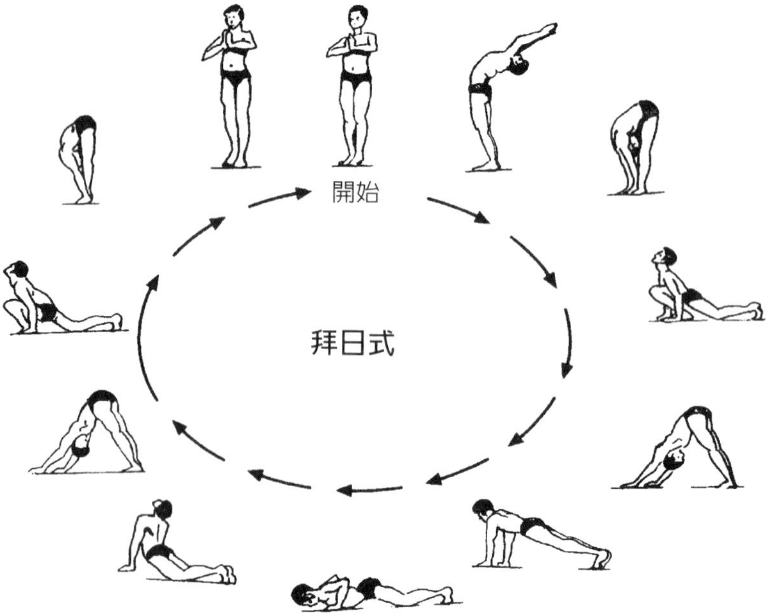
開始
拜日式

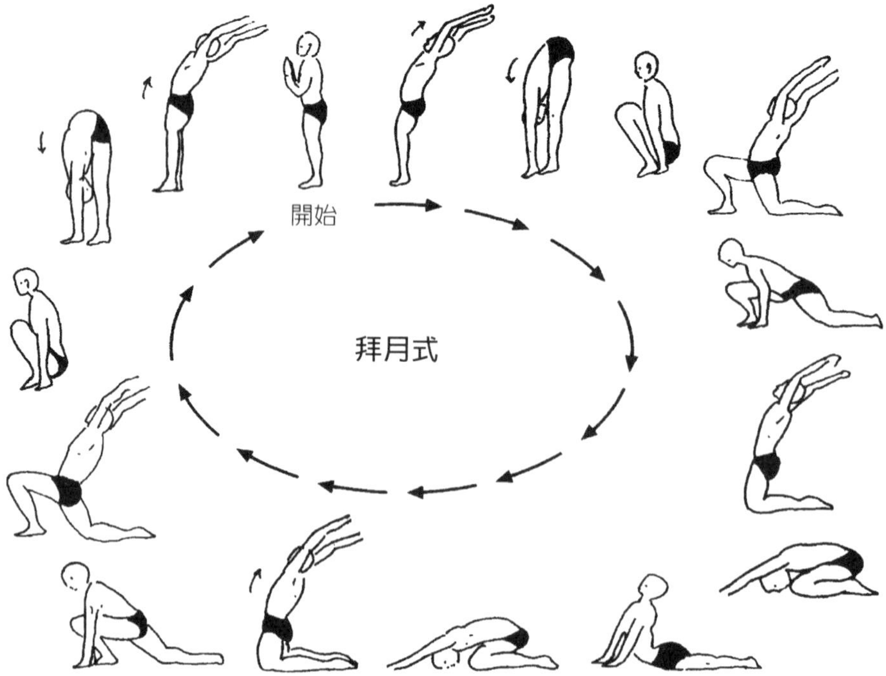
開始
拜月式

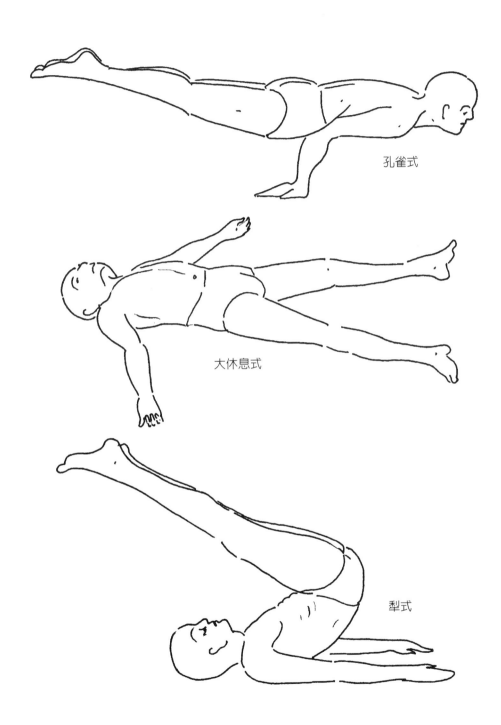

孔雀式

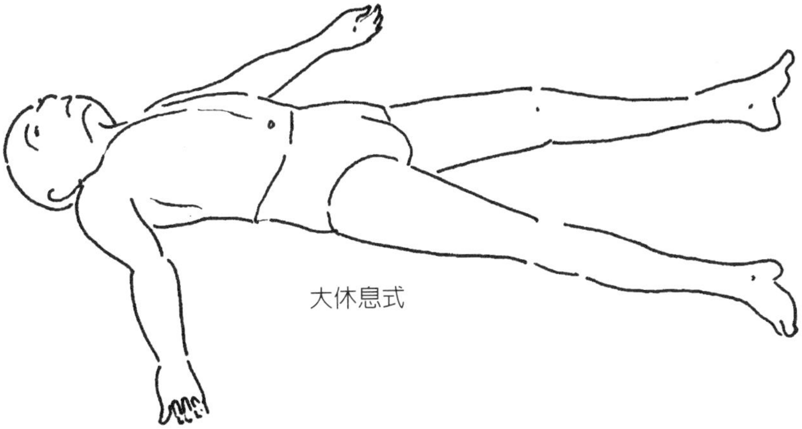

大休息式

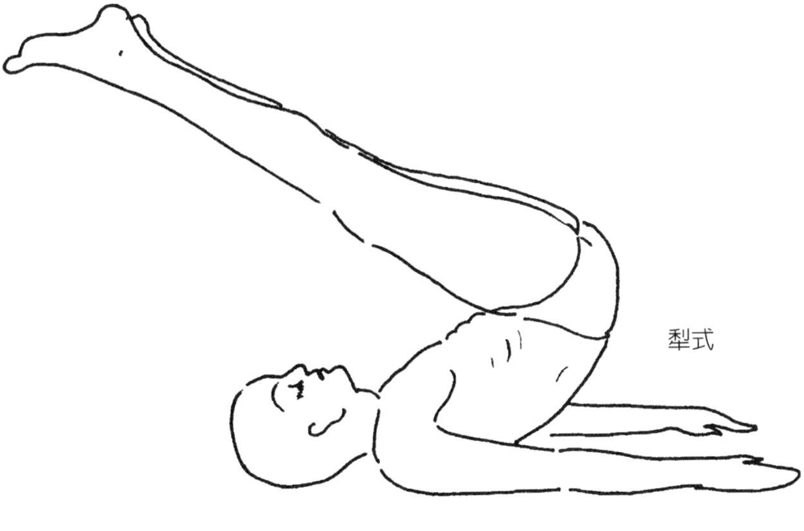

犁式

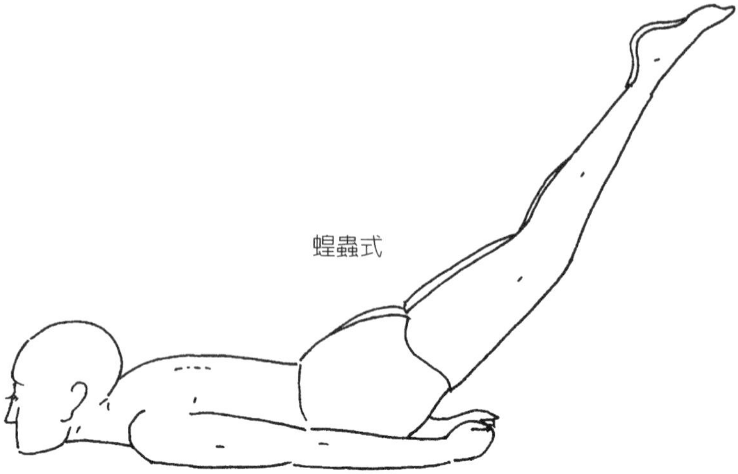

蝗蟲式

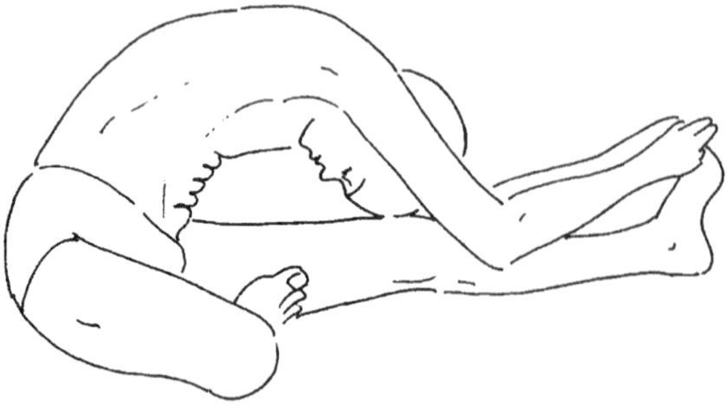

單側頭碰膝式／大手印法

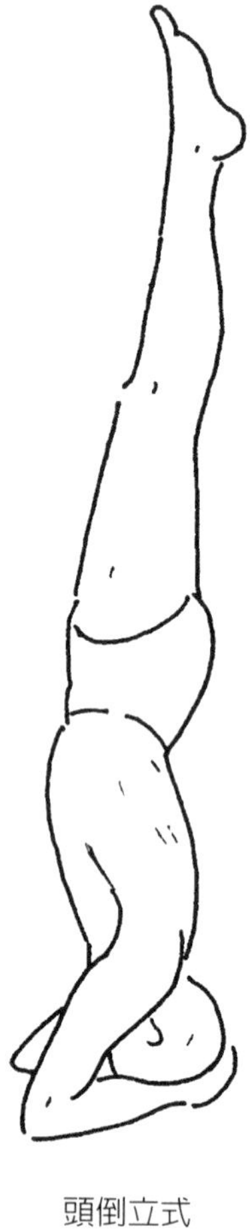

頭倒立式

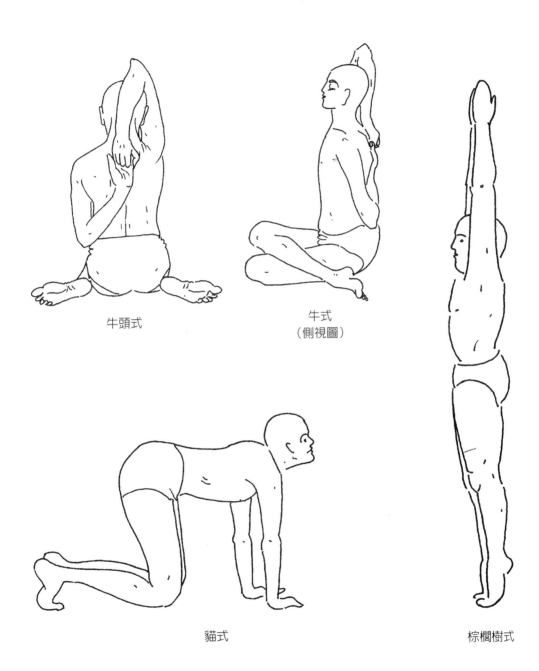

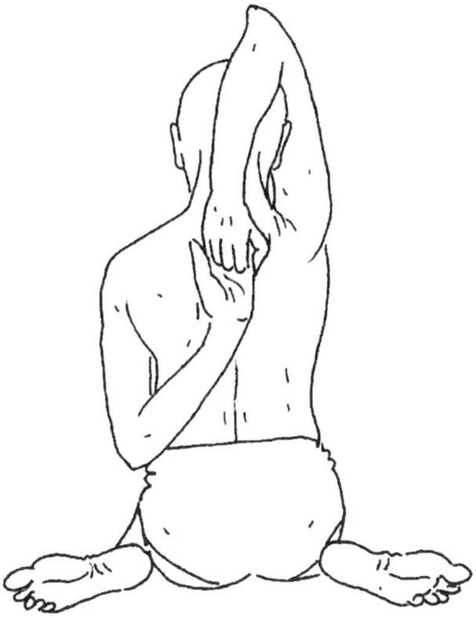

牛頭式

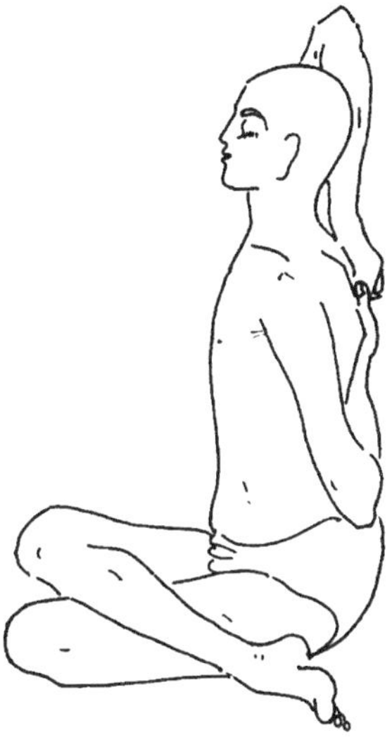

牛式
（側視圖）

棕櫚樹式

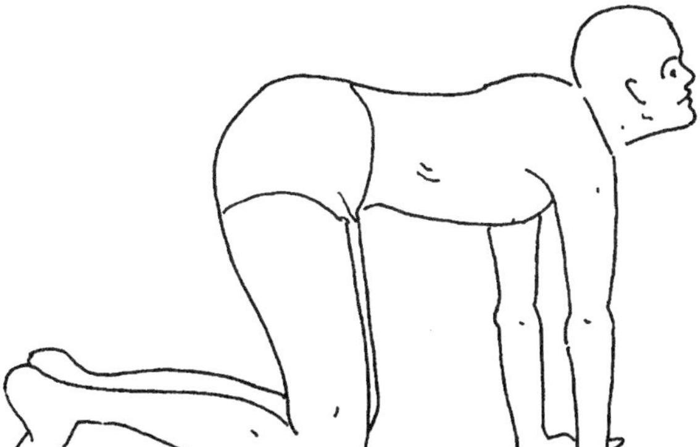

貓式

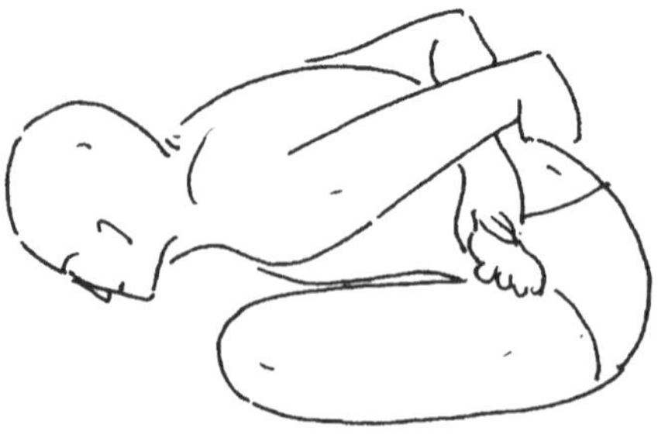

蓮花式加前彎／
瑜伽契合法

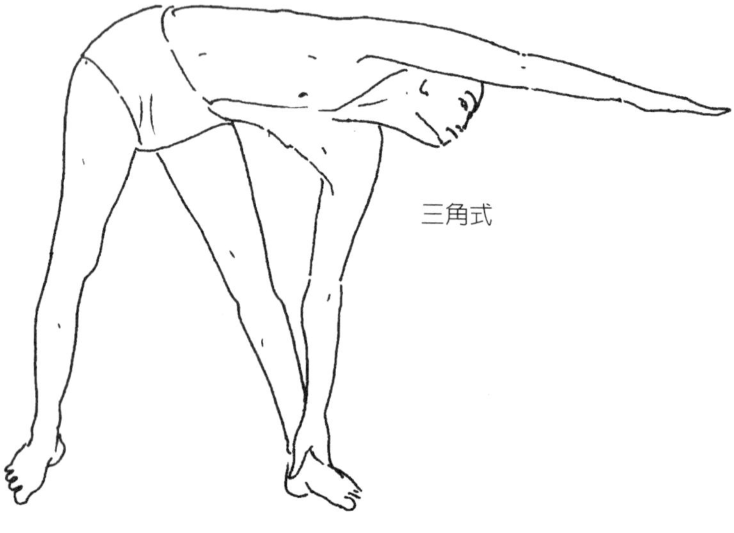

三角式

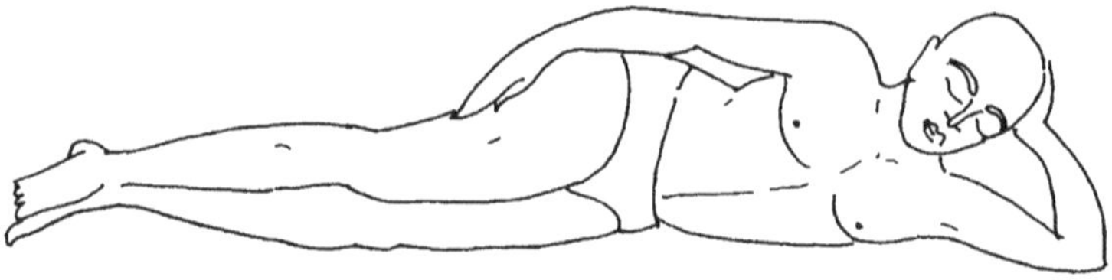

左側頭枕手放鬆式／那羅延式

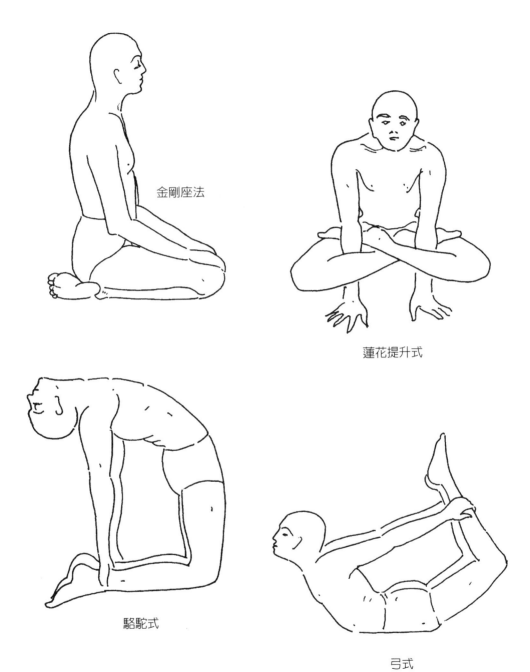

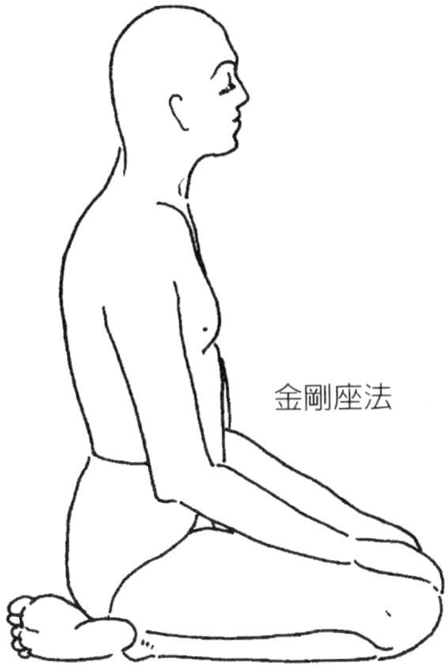

金剛座法

蓮花提升式

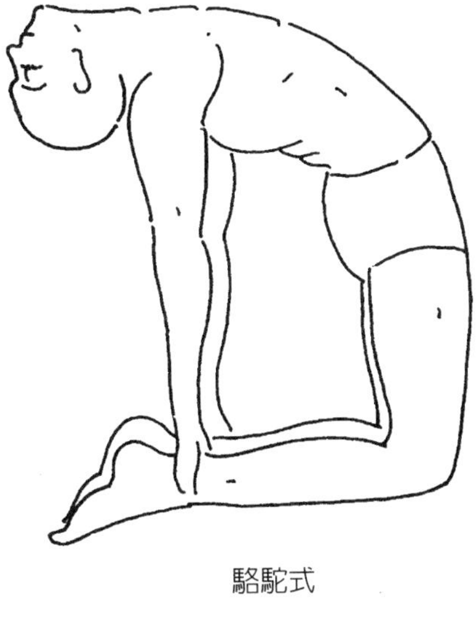

駱駝式

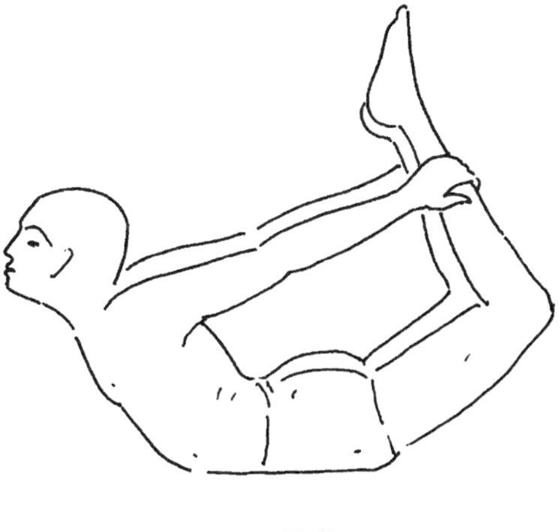

弓式

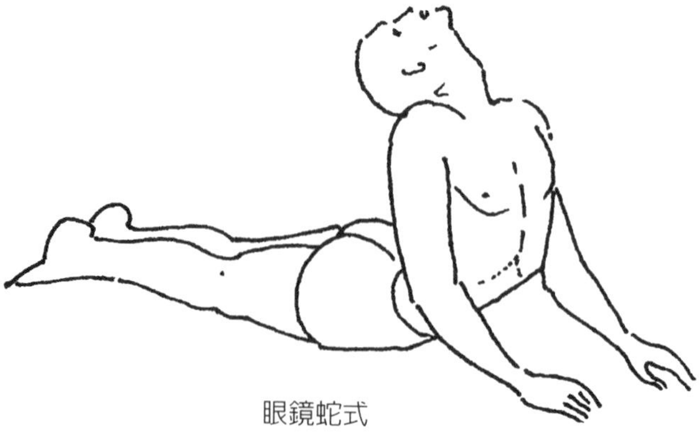

眼鏡蛇式

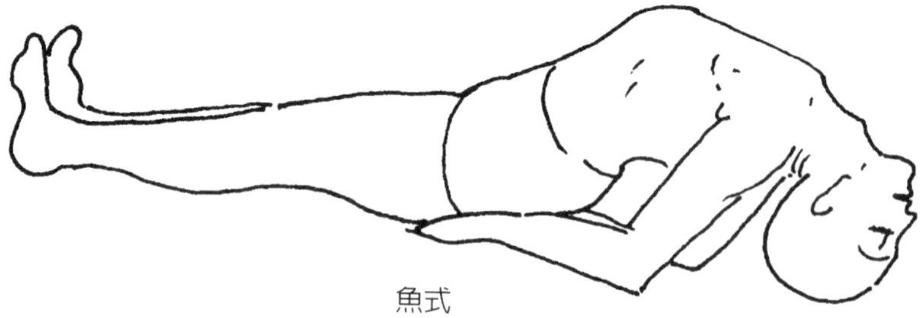

魚式

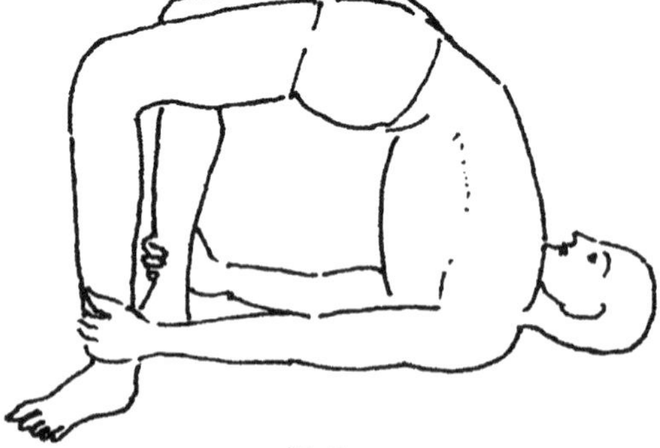

橋式

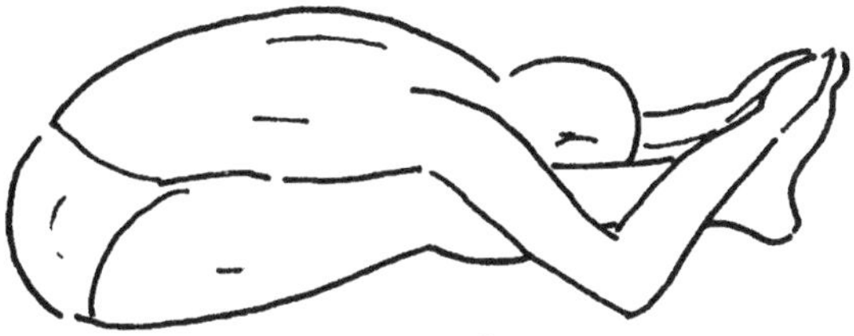

前彎式

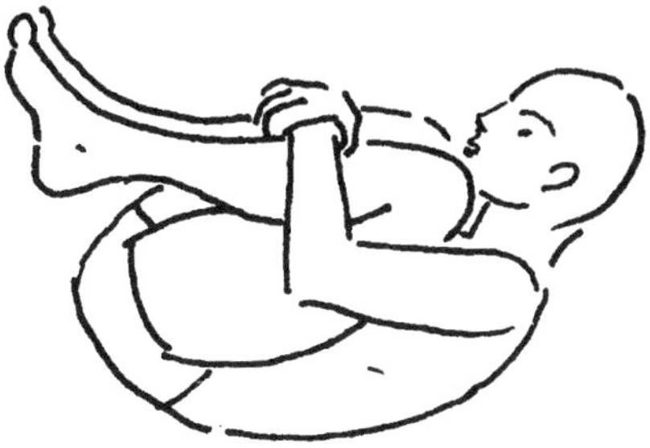

膝胸式

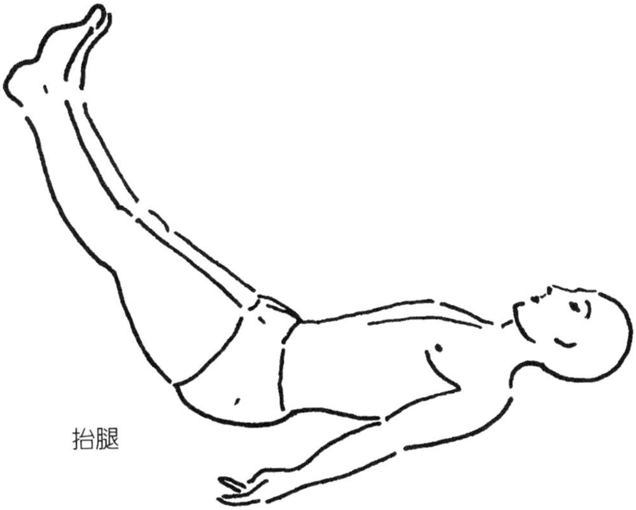

抬腿

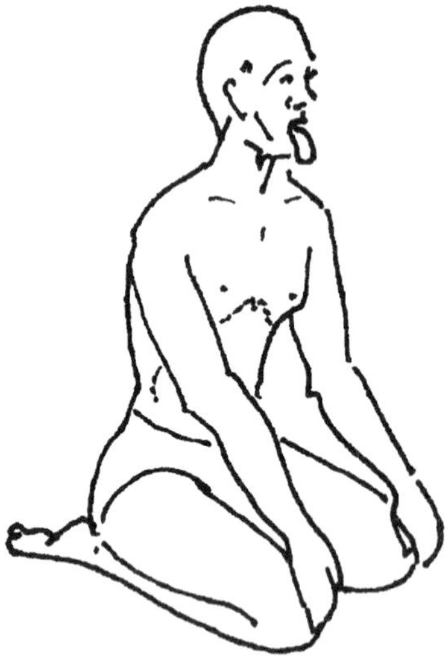

雄獅式

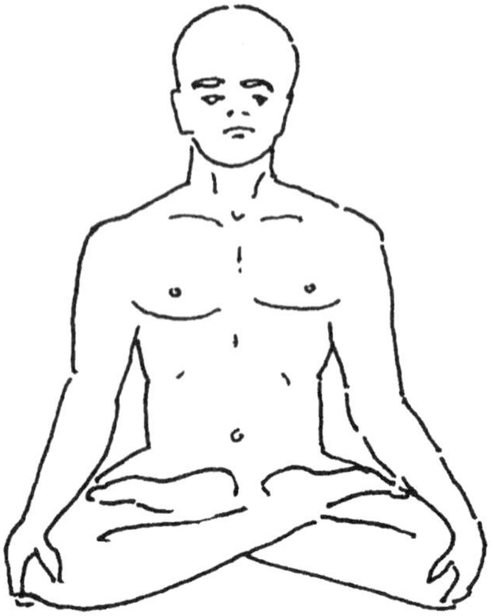

蓮花式

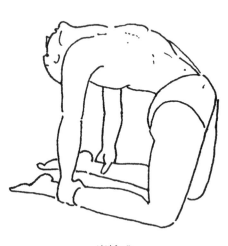

半輪式

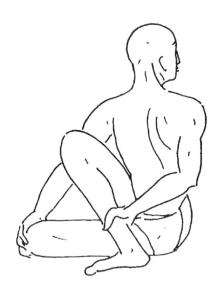

脊柱扭轉式

致謝

作者想要感謝一些人，多虧他們的奉獻與洞見，將阿育吠陀的知識帶到人世間；尤其是作者的老師們，他們慈愛地帶路，分享知識與經驗。作者也想要表達對以下人士的感激，沒有他們的貢獻，這本書不會存在。感謝深愛著他的妻子烏莎（Usha），以及子女普拉納夫（Pranav）與阿帕兒娜（Aparna），感謝他們在本書寫作期間給予的愛、耐心與支持。感謝韋恩·沃納（Wynn Werner）以及阿育吠陀學院（Ayurvedic Institute）的幕僚們協助提供原始大綱、各種草稿，並在這個過程中提出重要的論點。感謝傑克·佛倫（Jack Forem）提出本書的構想，同時協助以清晰而怡人的風格撰文、安排與編輯材料。在和諧書屋（Harmony Books）出版社方面，感謝萊絲莉·梅瑞迪斯（Leslie Meredith）與彼德·哥薩迪（Peter Guzzardi）相信這個提案，也感謝喬安娜·伯吉斯（Joanna Burgess）的細心關注，使本書得以出版。

詞彙表

- **三大生命能量**（*TRIDOSHA*）：身體、心智、意識範圍內的三大組織或智能代碼；人身的三大體液：風（風能）、火／膽汁（火能）、水（水能）。
- **三果實**（*TRIPHALA*）：重要的阿育吠陀複方，由三味草本：印度醋栗、欖仁、訶子構成。它是最好的瀉藥兼腸道補品，也是達致平衡的回春補藥，對風能、火能、水能都有好處。
- **三辣藥**（*TRIKATU*）：由薑、黑胡椒、蓽茇（長胡椒）構成的阿育吠陀複方，可燒掉毒素、排除身體毒素，同時促進消化、吸收與同化。
- **女性生殖組織**（*ARTAVA DHATU*）：女性的生殖組織，七大身體組織之一。
- **小豆蔻**（CARDAMOM）：來自某熱帶植株的刺鼻香料。
- **介質**（APUPANA）：物質（例如，牛奶、水、印度酥油等等），擔任服用草本的媒介。
- **水能**（KAPHA）：三大生命能量之一，結合水元素與土元素。水能是形成身體結構（骨骼、肌肉、肌腱）的能量，它提供「黏膠」，將細胞連結在一起。水能供應水分給所有的身體部位與系統，潤滑關節、濕潤肌膚、維持免疫力。平衡時，水能被表達成愛、平靜、寬恕；失衡時，則導致依戀、貪婪、妒忌。
- **火能**（PITTA）：三大生命能量之一；對應於火元素和水元素；有時被稱作火的法則或膽汁原理；支配消化、吸收、同化、新陳代謝、體溫。平衡時，火能可增進理解與智能；失衡時，火能可激起憤怒、仇恨、妒忌。

● **失衡體質**（VIKRUTI）：個人的目前狀態，相對於受孕時的「自然體質」；也可能表示失調。

● **生命氣息**（*PRANA*）：攸關生死的生命能量，沒有它，生命便無法存在；它是細胞的智能從一個細胞流動到另一個細胞；相當於東方所說的「氣」。

● **生命能量**（DOSHA）：身體的三大心理/生理運作法則（風能、火能、水能）。它們決定每一個人的體質，維持人體的完整性。生命能量統轄一個人對變化的回應；當這人被打亂時，就會啓動疾病程序。

● **石蜜**（JAGGERY）：未精煉的糖，用甘蔗莖榨汁製成。

● **先知**（*RISHI*）：預言家，吠陀聖賢。古代的先知們感知並/或記錄吠陀詩歌。這些開悟的聖賢分享他們的知識、醫藥、哲學、靈性教誨。

● **印式養生飯「基恰里」**（KITCHARI）：混合印度香米、綠豆仁、香料煮成，容易消化，蛋白質高，常被用作單一食品斷食法的營養食品。

● **印度奶茶**（CHAI）：通稱；常指某種用奶和糖製成的調味紅茶。

● **印度香米**（BASMATI RICE）：一種有香氣的長米，源自於印度喜馬拉雅山的山麓小丘，容易消化，營養豐富。

● **印度酥油**（GHEE）：澄清奶油；製作方式：溫和燒煮無鹽奶油並去除奶的固體沉澱。

● **回春療法**（*RASAYANA*）：回春療法爲身體的細胞、組織、器官帶來更新、再生與重建，使細胞長壽，強化免疫力與耐力。

● **宇宙智能「馬哈德」**（MAHAT或MAHAD）：「大道」，智能，宇宙的智力面向；也包含個人的智力，稱爲「菩提」（Buddhi）。

● **肌肉組織**（*MAMSA DHATU*）：七大身體組織之一，血漿和血液製造出來的，主要功能在於提供體力、協調性、運動、覆蓋材料、形狀、以及保護。

● **自我「阿罕卡拉」**（AHAMKARA）：字面意思是「我/形成者」；小我；意識到分離的自己；「我存在」的感覺。

● **自然體質**（*PRAKRUTI*）：一個人與生俱來的性質，或是身心相關、攸關生命的體質。「自然體質」是一個人天生既定的體質，反映出三大生命能量（風能、火能、水能）在受孕時所確立的比例。

● **血液組織**（*RAKTA DHATU*）：血液是七大組織的第二位，主要包含將生命能量帶到所有身體組織的紅血球。此舉將氧氣或生命功能提供給所有的身體組織。

● **血漿組織**（*RASA DHATU*）：七大組織的首位，從已消化的食物中得到滋養，且在吸收之後，經由特定的通道循環整個身體。它的主要功能是提供養分給身體的每一個細胞。

● **沒藥**（*GUGGULU*）：若干草本製劑的主要成分，例如：健美沒藥、回春沒藥等等。沒藥取自某種小樹的樹脂，具有許多有用的療癒效果，包括：有益於神經系統、滋補增益、對肌肉組織起抗發炎作用、可幫助增加白血球數（對免疫系統有好處），而且是鎮定神經、使人回春的補藥。

● **男性生殖組織**（*SHUKRA DHATU*）：第七個組織；男性生殖組織。

● **豆仁**（DAL）：凡是乾燥的豆子、豌豆、或扁豆，都叫「豆仁」。大部分的豆仁是去皮又裂莢的，方便烹調，而且更容易消化。

● **帕奇卡瑪排毒療法**（PANCHAKARMA）：從身體消除過剩生命能量與/或毒素的五種方法，用途在於內在淨化，分別是：催吐療法、催瀉療法、藥用油或湯劑灌腸、血液淨化、以特定藥物進行鼻腔滴藥。

拉昔（LASSI）：以優格、水、香料製成的提神飲料，常在用餐後供應，作爲消化劑。可甜可鹹。

芫荽葉（CILANTRO）：新鮮的芫荽葉。這款草本被廣泛用在印度料理中，因其宜人的香氣與涼爽的味道而備受重視；可平衡辛辣料理。

金剛菩提子（*RUDRAKSHA*）：「濕婆的眼淚」；乾燥的種子，來自金剛菩提樹的果實。據說有益於生理上的心臟與靈性上的心，可幫助靜心與「開啓心輪」。

阿育吠陀（AYURVEDA）：生命的科學；源自梵文，*ayur*，意爲「生命」；*veda*，代表「知識」或「科學」。《吠陀經》（*The Vedas*）是可信而古老的印度靈性經典。

「阿格尼」/火（**力**）（AGNI）：攸關生命的火，賜予供身體運轉的能量。「阿格尼」調節體溫，幫助食物的消化、吸收、同化；它將食物轉化成能量或意識。

拜日式（*SURYA NAMASKAR*）：搭配協調的呼吸，以流暢的順序完成一連串的瑜伽姿勢。

故障空間（*KHAVAIGUNYA*）：身體的器官或組織內某個虛弱或有缺陷的空間，病症可能由此開始。

毒素（AMA）：一種致病的有毒物質（存在身體系統與細胞中），由未被消化的食物所製造，是許多疾病的根本原因。

活力素（*OJAS*）：所有身體組織的純淨本質；水能的精細本質；維持免疫力、氣力、生命力。活力素在心智官能中創造喜樂與覺知，統轄身體的免疫功能。如果活力素枯竭，就會導致死亡。

苦味酥油（*TIKTA GHRITA*）：特定的阿育吠陀複方，用澄清奶油加各種苦味草本製成；醫藥專用。

茄科植物（NIGHTSHADE）：某科植物的通稱，包括：番茄、馬鈴薯、茄子、菸草、矮牽牛、顛茄，具有強烈的藥物屬性。經常食用可能會打亂生命能量的均衡狀態。

- **風能**（VATA）：三大生命能量之一，結合空元素與風元素；它是與身體運動相關聯的微妙能量，統轄呼吸、眨眼、肌肉和組織運動、心臟脈動、細胞質和細胞膜的所有運動。平衡時，風能可促進創造力和靈活性；失衡時，風能會製造恐懼與焦慮。
- **風箱式調息**（*BHASTRIKA*）：一種呼吸法（調息法），過程中，空氣被動地被吸入，然後強行被推出，如同在風箱裡；可增加熱度，促進血液循環。
- **悅性**（*SATTVA*）：悅性是原質的三大屬性之一，代表光、清明、感知的純淨；它是純淨覺知的本質。
- **神采之光**（*TEJAS*）：火元素的純淨本質；火能的精細本質，支配物質轉化成能量，以及食物、水、空氣轉化成意識。
- **粉末**（*BHASMA*）：特殊的阿育吠陀複方，在準備和純化的過程中被燒成灰粉；此粉末具有極高的效力，可將生命氣息「普拉納」釋放到身體系統中。
- **脈輪**（*CHAKRAS*）：身體內的能量中心，與支配身體功能的神經叢中心相關聯。每一個脈輪都是意識的一處貯藏庫。
- **骨骼組織**（*ASTHI DHATU*）：七大身體組織之一；具體地說，就是支撐身體的骨骼組織，它保護身體、給予身體形狀，使身體持久。
- **骨髓與神經組織**（*MAJJA DHATU*）：骨髓與神經組織是七大身體組織之一。它是油滑、柔軟的，主要功能是潤滑身體、填滿骨骼、滋養「生殖組織」；在通訊傳達方面扮演重要的角色。
- **梵咒**（MANTRA）：具靈性意義與力量的神聖字詞，它超越心智，帶來喜樂。
- **清涼調息**（*SHITALI*）：一種冷卻身體系統的調息（氣息控制）方法；透過捲起的舌頭吸氣，吐氣是緩慢、穩定、完整的。

- **細粒原糖**（TURBINADO）：純甘蔗製成的細粒糖。
- **組織**（*DHATU*）：身體的結構、建造、基本組織。阿育吠陀中定義了七大組織，包括：血漿、血液組織、肌肉組織、脂肪組織、骨骼組織、骨髓與神經、男性與女性生殖組織。
- **惰性**（*TAMAS*）：原質的三大屬性之一；特徵是陰暗、慣性、無知；負責睡眠、嗜睡、遲鈍、無意識。
- **「普茹克瑞提」／原質**（*PRAKRUTI*）：P若為大寫，是指「宇宙的創造力」，原始的物質。
- **「普茹夏」／原人**（*PURUSHA*）：無選擇、被動的覺性；純粹的「宇宙生命」。
- **番紅花**（SAFFRON）：金黃色的香料，來自某特別番紅花屬的柱頭。品質最好的番紅花生長在西班牙與喀什米爾。
- **發病機制**（*SAMPRAPTI*）：疾病的發病機制；整個疾病過程，從原因，經過各個階段，到疾病的完全顯化。
- **黑紅糖**（SUCANAT）：用純粹甘蔗汁製成的顆粒狀天然原糖。
- **椰子水**（COCONUT WATER）：椰子裡面的天然汁液。
- **椰奶**（COCONUT MILK）：將白色的椰子肉磨碎，與一杯水混合製成。
- **瑜伽**（YOGA）：瑜伽的深層意義是：較低自我與較高自我的結合、內在與外在的結合、死亡與不朽的結合。瑜伽姿勢（體位）可促進健康、彈性、純淨，有助於達成瑜伽的狀態。
- **聖羅勒**（*TULSI*）：印度的聖羅勒。這個草本是黑天神的神聖植物，據說可以開啓人心與大腦，賜予愛與奉獻的能量。

● **蜂鳴式調息**（BHRAMARI）：一種呼吸法（調息法），在吐氣和／或吸氣的過程中，出現柔軟的嗡嗡聲，像蜜蜂的聲音；此法可鎮定心靈，冷卻火能。

● **嘛瑪急穴**（MARMA）：肌膚上的一處能量點，擁有門戶接受器，並且連結內在的療癒通道。

● **綠豆仁**（MUNG DAL）：去皮又裂莢的小豆子；通常呈中等黃色；容易消化。

● **鼻腔滴藥**（NASYA）：透過鼻子給藥的方法；帕奇卡瑪排毒療法的五大方法之一。

● **數論**（*SANKHYA*）：印度哲學的流派之一，代表「分辨的知識」與「列舉」。它有系統地解釋了宇宙的演化，從宇宙聖靈「普茹夏」與原質「普茹克瑞提」，歷經創造的階段：宇宙智能、個體化的法則、心智、內在感知門戶、感知的目標、五大元素。*sat* 代表眞理，*khya* 意味了悟；因此，*Sankhya* 的意思是：了悟宇宙創造的理論，如此才能了悟人類生命的終極眞相。數論揭露了意識進入物質的旅程。

● **蓽茇**（*PIPPALI*）：學名：*piper longum*；黑胡椒的近親，有許多醫療方面的應用，尤其用於消化作用和呼吸系統。肺臟和肝臟的回春補品。

● **調息法**（*PRANAYAMA*）：藉由調節與管制氣息的各種技巧來控制生命能量，進而可以操控心智，增進一個人覺察與感知的品質；有助於所有類型的靜心。

● **輸管**（*SROTAS*）：身體的通道。

● **薑黃根**（TURMERIC ROOT）：生長在印度南部和亞洲的一種多年生植物的地下莖，有紅色與黃色，但只有黃色可以食用。它是最重要的內服和外用草本之一，也是大部分印度料理中的必需品。

● **藥物灌腸療法**（*BASTI*）：帕奇卡瑪排毒療法的五大潔淨法之一，經由藥草茶或油灌腸，讓過剩的風能從身體系統中排出，大大幫助療癒所有的風能失調。basti 的字面意思是「皮囊」，古時候用來進行藥物灌腸程序的裝置是用皮革製成的。

● **屬性**（*GUNAS*）：影響所有創造的三大屬性是：悅性、變性、惰性。「悅性」意味著本質、實相、意識、純淨、感知的清明；所有運動和活力均是由於「變性」；「惰性」帶來陰暗、慣性、沉重、以及唯物的態度。三大屬性在所有創造之中不斷地相互作用。此外，還要參考三大屬性的特性（硬／軟、熱／冷，等等）、七大組織、三大垢物。

● **變性**（*RAJAS*）：宇宙的創造力「原質」的三大宇宙屬性之一，「變性」是活躍、善變、動態的。

● **鷹嘴豆粉**（CHICKPEA FLOUR）：一種磨得很細的黃色粉狀物，也叫 gram。

國家圖書館出版品預行編目 (CIP) 資料

阿育吠陀療法：調整風、火、水能的黃金比例，找回出生時的健康體質設定 / 維桑特．賴德 (Vasant Lad) 著；繆靜芬譯．-- 二版．-- 臺北市：橡實文化出版：大雁出版基地發行，2023.09
面；　公分
譯自：The complete book of Ayurvedic home remedies : based on the timeless wisdom of India's 5000-year-old medical system.
ISBN 978-626-7313-34-3(平裝)

1.CST: 健康法

411.1　　112011369

BH0033R

阿育吠陀療法：
調整風、火、水能的黃金比例，找回出生時的健康體質設定

The Complete Book of Ayurvedic Home Remedies:
Based on the Timeless Wisdom of India's 5000-Year-Old Medical System

---

本書內容僅供個人療癒輔助參考之用，無法取代正統醫學療程或專業醫師的建議與診斷。如果您對健康狀況有所疑慮，請諮詢專業醫事者的協助。

作　　者　維桑特．賴德（Vasant Lad）
譯　　者　繆靜芬
責任編輯　田哲榮
協力編輯　劉芸蓁
封面設計　陳慧洺
內頁構成　歐陽碧智
校　　對　蔡昊恩

發 行 人　蘇拾平
總 編 輯　于芝峰
副總編輯　田哲榮
業務發行　王綬晨、邱紹溢
行銷企劃　陳詩婷
出　　版　橡實文化 ACORN Publishing
地址：10544 臺北市松山區復興北路 333 號 11 樓之 4
電話：02-2718-2001　傳真：02-2719-1308
E-mail 信箱：acorn@andbooks.com.tw
發　　行　大雁出版基地
地址：10544 臺北市松山區復興北路 333 號 11 樓之 4
電話：02-2718-2001　傳真：02-2718-1258
讀者傳真服務：02-2718-1258
讀者服務信箱：andbooks@andbooks.com.tw
劃撥帳號：19983379　戶名：大雁文化事業股份有限公司

印　　刷　中原造像股份有限公司
二版一刷　2023 年 9 月
定　　價　650 元
I S B N　978-626-7313-34-3

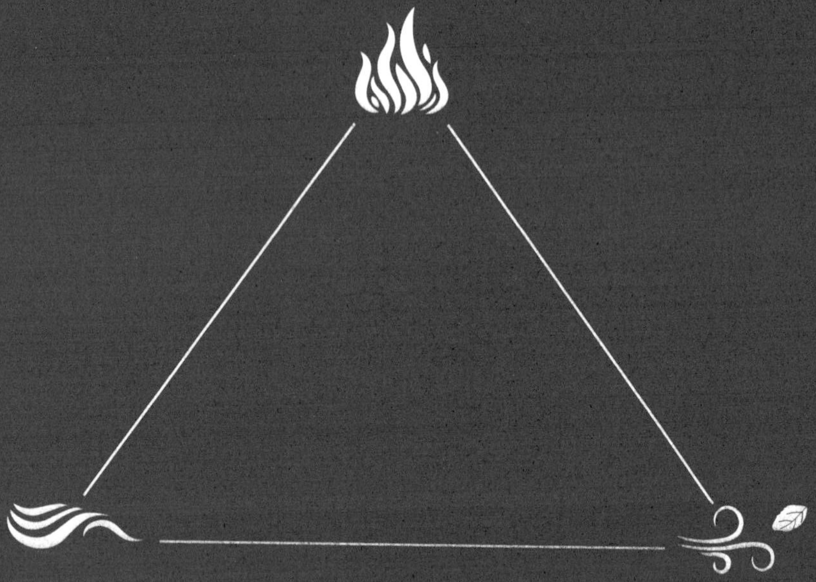